Estágios Iniciais da Doença de Alzheimer

PRIMEIROS PASSOS

PARA A FAMÍLIA,

OS AMIGOS E

OS CUIDADORES

Estágios Iniciais da Doença de Alzheimer

As mais recentes informações sobre:

▲ Como se inicia o Alzheimer

▲ Como reconhecer os sintomas iniciais

▲ O que você deve saber imediatamente

▲ O que deve planejar

▲ Como cuidar de si mesmo

PRIMEIROS PASSOS

PARA A FAMÍLIA,

OS AMIGOS E

OS CUIDADORES

DANIEL KUHN

Prefácio de David A. Bennett

São Paulo
2010

Editora Gaia

© 1999 by Daniel Kuhn

First published in the USA in 1999 by Hunter House Inc., Publishers

1ª Edição, Editora Gaia, São Paulo 2010

Diretor-Editorial
Jefferson L. Alves

Diretor de Marketing
Richard A. Alves

Gerente de Produção
Flávio Samuel

Coordenadora-Editorial
Dida Bessana

Assistentes de Produção
Emerson Charles Santos
Jefferson Campos

Assistente-Editorial
João Reynaldo de Paiva

Tradução
Magda Lopes

Preparação de Texto
Iara Arakaki

Revisão
Tatiana Y. Tanaka
Ana Carolina G. Ribeiro

Capa e Projeto Gráfico
Tathiana A. Inocêncio

Dados Internacionais de Catalogação na Publicação (CIP)
(Câmara Brasileira do Livro, SP, Brasil)

Kuhn, Daniel.
  Estágios iniciais da doença de Alzheimer: primeiros passos para a família, os amigos e os cuidadores/Daniel Kuhn; prefácio de David A. Bennett; tradução Magda Lopes. – São Paulo : Gaia, 2010.

  Título original: Alzheimer's early stages: first steps for families, friends, and caregivers.
  ISBN 978-85-7555-239-1

  1. Cuidadores – Aspectos psicológicos. 2. Demência. 3. Doenças de Alzheimer – Obras de divulgação. 4. Doença de Alzheimer – Pacientes – Cuidados e tratamentos. 5. Doença de Alzheimer – Pacientes – Relações com a família. I. Bennett, David A. II. Título.

10-05346
CDD-616.831
NLM-WM-200

Índices para catálogo sistemático:
1. Doença de Alzheimer : Neurologia : Medicina : Obras de divulgação   616.831

Direitos Reservados
EDITORA GAIA LTDA.
(pertence ao grupo Global Editora
e Distribuidora Ltda.)

Rua Pirapitingui, 111-A – Liberdade
CEP 01508-020 – São Paulo – SP
Tel.: (11) 3277-7999 – Fax: (11) 3277-8141
e-mail: gaia@editoragaia.com.br
www.editoragaia.com.br

Obra atualizada conforme o
Novo Acordo Ortográfico da Língua Portuguesa

Colabore com a produção científica e cultural.
Proibida a reprodução total ou parcial desta obra
sem a autorização do editor.

Nº de Catálogo: **3038**

Nota Importante

O material apresentado neste livro destina-se a apresentar uma análise dos recursos e informações relacionados à doença de Alzheimer. Todo esforço foi feito para proporcionar informações precisas e confiáveis. O conteúdo do livro foi compilado através de pesquisa profissional e consulta com médicos. Entretanto, geralmente cientistas e especialistas da área de saúde têm opiniões diferentes, e é importante apreciar o fato de que os avanços na pesquisa médica e científica ocorrem muito rapidamente e, por conseguinte, algumas informações prestadas neste livro podem se tornar ultrapassadas.

Visto isso, a editora, os autores, os editores e os profissionais citados no livro não podem ser considerados responsáveis por qualquer erro, omissão ou material superado. Os autores, os editores e a editora não assumem nenhuma responsabilidade por qualquer resultado da aplicação das informações contidas neste livro em um programa de autocuidado ou sob os cuidados de um profissional autorizado.

Dedicatória

À memória de Albert Kuhn, Gladys Curtis e a todos
os outros que vivem à sombra da doença de Alzheimer
e de demências relacionadas.

Sumário

Prefácio 9
Agradecimentos 13
Introdução à segunda edição 15
Introdução à primeira edição: por que escrevi este livro? 17
        Como este livro está organizado 19

Parte I: O que é a doença de Alzheimer?

1. A necessidade de um diagnóstico preciso 22
        O que é normal no cérebro que está envelhecendo? 22
        Como a doença de Alzheimer modifica o cérebro 24
        Obtendo um diagnóstico preciso 28
        O valor de um diagnóstico 31
        Revelando o diagnóstico 32
2. Sintomas dos estágios iniciais da doença de Alzheimer 35
        O que é memória recente? 36
        Sinais iniciais 36
        Um padrão emergente 38
        Outros sintomas preocupantes 42
        Um ou mais sintomas às vezes presentes 43
        Alterações não cognitivas ou comportamentais 46
3. Fatores de risco para o desenvolvimento da doença de Alzheimer 51
        Identificando os fatores de risco 51
        Fatores de risco definitivos 52
        Fatores de risco possíveis 57
        Explorando o papel da depressão 62
4. Progresso na prevenção e no tratamento da doença de Alzheimer 65
        Tratamentos atuais 66
        Progressos na prevenção e no tratamento 68
        Participando de ensaios clínicos de drogas e outros estudos 74
        Os limites da medicina 76

Parte II: Oferecendo cuidado

5. Como é sofrer da doença de Alzheimer?...80
    Algumas experiências e sentimentos comuns..81
    Graus variados de consciência dos sintomas..85
    A importância do ambiente social...89
    Do que realmente necessitam as pessoas com DA?..90
    O que alguns familiares têm a dizer..93
6. Como mudam os relacionamentos, os papéis e as responsabilidades......................95
    Aceitando o diagnóstico..96
    Assumindo o papel de liderança...97
    Quando seu parceiro tem DA..100
    Quando seu pai ou sua mãe tem DA...102
    Contando aos outros sobre o diagnóstico...105
    As reações dos outros...108
7. Tomando decisões práticas...111
    Garantindo a segurança na estrada...111
    Mantendo uma boa saúde..113
    Garantindo o bem-estar financeiro...116
    Situações de vida alternativas para a pessoa com DA.....................................117
    Fazendo a coisa certa..119
8. Melhorando a comunicação..122
    Dificuldades de comunicação..122
    Redefinindo seu relacionamento..128
    Maneiras de ouvir e falar com uma pessoa portadora de DA........................130
    De quem é o problema?..136
9. Ajudando uma pessoa com doença de Alzheimer a planejar o futuro...................138
    Encontrando tempo..138
    Considerações legais...139
    Financiando o custo do cuidado...142
    Repensando a situação de vida...144
    Encontrando os profissionais certos..147
10. Mantendo uma pessoa portadora de doença de Alzheimer ativa e saudável........150
    Envolvendo outras pessoas...151
    Escolhendo atividades apropriadas...152
    A importância das atividades da vida diária...154
    Atividades intelectuais..156

Viajando 157
Participando de eventos sociais 157
Relembrando 158
Práticas espirituais e religiosas 159
Ajudando a pessoa com doença de Alzheimer a manter a saúde física 159
Grupos de apoio, trabalho voluntário e outros programas de atividades 161
Estar cercado de bichinhos de estimação e plantas 163
Envolvendo as crianças 164

Parte III: Cuidando de si

11. Autorrenovação para a família e os amigos 168
    Ouvindo seu corpo e sua mente 169
    A importância da tristeza 172
    Aconselhamento individual e familiar 174
    Explorando os recursos espirituais 175
    Mantendo um diário 177
    Mantendo o senso de humor 178
12. Obtendo a ajuda que você pode precisar 180
    Usando os recursos da comunidade 181
    Participando de um grupo de apoio 181
    Utilizando a ajuda em casa 183
    Escolhendo um centro-dia para idosos 186
    Aprendendo mais sobre a DA 187
13. Vozes da experiência 190
    Perguntas e respostas 191
    Lições aprendidas 201

Epílogo – Defendendo a mudança 203
    A política da atenção à saúde 204
    O papel do governo 205
    O papel do setor privado 206

Notas 209
Associações e centros de referências relacionados à doença de Alzheimer no Brasil ... 223
Fontes de consulta 224
Índice remissivo 235

Prefácio

Há mais de 2.500 anos, as pessoas reconhecem que a velhice pode vir acompanhada por perda da memória e de outras capacidades cognitivas. Entretanto, a doença ou mal de Alzheimer e outras condições crônicas do envelhecimento só passaram a ser consideradas um problema de saúde pública no último quarto de século. Isso se deve principalmente ao enorme aumento na expectativa de vida conseguido no último século. Poucas pessoas estão morrendo jovens e a mortalidade infantil é mais baixa; temos melhor saneamento, imunizações e antibióticos; além disso, mais recentemente houve uma redução na mortalidade por doença cardíaca, derrames cerebrais e câncer. Nas últimas décadas, as tendências demográficas tornaram-se óbvias nos Estados Unidos, quando foi constatado que a população idosa estava aumentando rapidamente e o número de pessoas com doenças relacionadas à idade estava crescendo de modo significativo. Esse "envelhecimento da América" vai continuar ao longo do século XXI. O reconhecimento dessas mudanças demográficas conduziu à fundação do National Institute on Aging (Instituto Nacional do Idoso), em 1976, e ao estabelecimento dos primeiros centros de pesquisa da doença de Alzheimer nos Estados Unidos, em 1985.

Entretanto, mesmo com esse aumento da atenção para o problema, apenas uma pequena fração dos estimados 5 milhões de americanos com doença de Alzheimer recebe atualmente os cuidados do sistema de proteção à saúde. A grande maioria está vivendo em casa, sozinha ou com suas famílias, desenvolvendo lentamente problemas de memória, mas sem buscar ajuda. Nesses casos, existe uma espécie de conspiração entre a pessoa portadora da doença, sua família e amigos, e seu médico. Há um acordo silencioso de não falar sobre os problemas de memória até que a doença tenha progredido para um estágio mais avançado, quando os sinais e sintomas não podem mais ser ocultados e a condição não pode ser negada. Infelizmente, essa "conspiração" resulta na perda de um tempo precioso que poderia ter sido utilizado para evitar crises, fazer planos para o futuro, envolver a pessoa portadora da doença na tomada de decisão, e tratar os sinais e sintomas da enfermidade.

Por que existe tanta resistência em reconhecer, admitir e enfrentar a doença de Alzheimer de uma maneira aberta e direta? A resposta é complicada, mas essa resistência se deve em parte ao medo. Durante anos, o Alzheimer tem sido visto de forma exagerada como uma doença que consome a mente, destrói a capacidade para reconhecer familiares e amigos, conduz a uma incapacidade de controlar as funções do corpo, muda a personalidade e, finalmente, leva à institucionalização e à morte. De modo muito frequente, tenho ouvido declarações como "Mamãe não pode ter Alzheimer – ela ainda me reconhece!". Entretanto, a doença de Alzheimer não se desenvolve da noite para o dia. Você não acorda pela manhã com Alzheimer, como ocorreria com um derrame ou um ataque cardíaco. Alzheimer é uma doença insidiosa. Segundo Daniel Kuhn, "parece um estranho indesejado... que, lenta e gradativamente, dá a conhecer sua presença". Além disso, a doença não é necessariamente uma sentença de morte ou o anúncio de uma realidade terrível, pior que a morte. Um fato simples é que a grande maioria dos portadores de Alzheimer são pessoas idosas, que têm uma forma branda da doença e morrem de alguma outra coisa antes que ela progrida para estágios mais graves. As pessoas com Alzheimer brando, em estágio inicial, são em número muito maior do que aquelas em estágios finais da doença.

Agora que as imagens dramáticas da doença de Alzheimer em suas últimas fases captaram a atenção de cientistas, leigos e políticos, é chegado o momento de pensar em como a doença começa a se manifestar. A doença de Alzheimer tem um início, não um fim; e, como todos os inícios, é preciso dar os primeiros passos antes de dar o último. Os problemas encontrados no início da doença e a recomendação requerida nessa fase são muito diferentes do que é necessário no estágio mais avançado. Este livro nos esclarece sobre esses estágios iniciais. Kuhn procura substituir o medo pelo conhecimento, na esperança de que o conhecimento conduza à capacitação. Como é a doença em suas primeiras manifestações? Que tipos de problemas são encontrados de início pela pessoa por ela acometida, e por seus familiares e amigos? Como esses problemas podem ser tratados mais eficientemente? Este é o primeiro livro escrito principalmente para as famílias e os amigos das pessoas na fase inicial e branda da doença de Alzheimer. É um livro prático, que vai lhe dizer o que você pode e deve fazer e, em alguns casos, o que não deve fazer. Como um bom livro de culinária, ele dá orientação e conselhos, mas deixa espaço para a individualidade e a experimentação.

Este livro visa também reverter a desumanização que, infelizmente, está hoje em dia associada ao Alzheimer. Embora a doença deva ser temida e respeitada, não é motivo de constrangimento ou vergonha. Alzheimer é uma doença cerebral. É causada pelo acúmulo de proteínas anormais que conduzem finalmente à morte das células cerebrais responsáveis pela memória e por outras habilidades cognitivas, pelo comportamento e pela marcha. Não é provocada por comportamento deficiente. Este livro vai funcionar como um instrumento de argumentação para encorajar debates abertos e francos sobre a doença de Alzheimer branda entre os pacientes e seus familiares.

Prefácio

Dan Kuhn trabalha há trinta anos com pessoas idosas acometidas pela doença de Alzheimer e por outras condições relacionadas à idade avançada. Durante mais de dez anos ele realizou um trabalho valioso no Rush Alzheimer's Disease Center, em Chicago, um grande centro multidisciplinar dedicado à pesquisa, à educação e ao cuidado dos pacientes, financiado pelo Departamento de Saúde Pública de Illinois e pelo Instituto Nacional do Idoso. Atualmente continua seu trabalho no Mather Institute on Aging, divisão de pesquisa aplicada e educação da Mather LifeWays, organização não lucrativa dedicada a promover a vitalidade permanente entre as pessoas idosas. Este livro reflete a considerável experiência, sabedoria e reflexão de Dan. Ele tem melhorado diretamente as vidas de muitas pessoas portadoras da doença de Alzheimer e de seus entes queridos. É com grande orgulho que vejo o seu conhecimento compartilhado com aqueles que não tiveram a boa sorte de trabalhar a seu lado. Espero sinceramente que, através deste livro, Dan possa conseguir atingir e melhorar as vidas de muito mais pessoas portadoras da doença de Alzheimer, assim como as de seus familiares e amigos.

– David A. Bennett, M.D.
Diretor do Rush Alzheimer's Disease Center, Rush Presbyterian
St. Luke's Medical Center, Chicago, fevereiro de 2003.

Agradecimentos

Estou em dívida com muitas pessoas pela inspiração e ajuda na escrita deste livro. Agradeço profundamente aos meus ex-colegas do Rush Alzheimer's Disease Center de Chicago pelo apoio, especialmente a Anna Ortigara, Judy Jaglin, Jacob Fox, M.D., e David Bennett, M.D. Sou grato também aos meus atuais colegas do Mather LifeWays em Evanston, Illinois, sobretudo àqueles que trabalham no Mather Institute on Aging. Serei eternamente agradecido aos indivíduos e famílias que corajosamente enfrentaram a doença de Alzheimer e que me permitiram compartilhar do seu amor e do seu sofrimento. Sou uma pessoa melhor por causa de todos vocês.

Agradeço também aos muitos amigos que me proporcionaram comentários úteis e encorajamento neste empreendimento. Sou especialmente grato a Carly Hellen, Dorothy Seman e ao falecido Tom Kitwood por compartilharem comigo sua visão de um mundo melhor para pessoas portadoras da doença de Alzheimer.

Minha gratidão estende-se à excelente equipe e aos voluntários dos escritórios nacionais e das divisões locais da Associação de Alzheimer e da Sociedade de Alzheimer do Canadá. Sou grato também aos esforços dos muitos profissionais dedicados e voluntários dos centros de pesquisa que estão trabalhando em prol de um mundo sem a doença de Alzheimer. Uma nota especial de agradecimento às centenas de homens e mulheres que participam do Estudo das Ordens Religiosas e do Projeto Memória e Envelhecimento, sob o amparo do Rush Alzheimer's Disease Center, pela ajuda contínua no desvendamento dos mistérios da doença de Alzheimer.

Quero também expressar minha profunda apreciação por meus companheiros do Elmdale Share and Prayer Group, que têm nutrido a minha fé, e aos padres, irmãos e seminaristas agostinianos que prepararam meu caminho espiritual. Agradeço também a meus pais, Bill e Elaine Kuhn, pela ajuda quando eu mais precisei. Por fim, o amor além das palavras à minha querida esposa Nancy e aos nossos filhos Curtis, Elizabeth e Peter. Que seus filhos possam algum dia ler sobre a doença de Alzheimer apenas nos livros de história.

Introdução à segunda edição

Faz menos de quatro anos que a primeira edição deste livro foi lançada, mas o passo rápido da pesquisa no diagnóstico, no tratamento e na prevenção da doença de Alzheimer me obriga a fazer uma versão atualizada. Infelizmente, ainda não há cura ou meio comprovado de prevenção ao nosso alcance. Atualmente, muitas drogas estão disponíveis para tratar os sintomas da doença, e, certamente, mais drogas que prometem ser mais eficazes do que as atuais chegarão ao mercado nos próximos anos. Os cientistas estão encontrando maneiras de detectar a doença em seus estágios bem iniciais. Há hoje em dia um foco intenso no diagnóstico e no tratamento de pessoas com "deficiência cognitiva leve", um estágio intermediário entre o envelhecimento normal e a doença de Alzheimer. Por isso, há uma necessidade urgente de drogas para deter ou diminuir a velocidade da progressão usual da doença. A maior esperança para o futuro é a pesquisa relacionada à prevenção.

Nos últimos anos houve um aumento considerável na consciência das pessoas sobre a doença de Alzheimer. Devido em parte ao número crescente de indivíduos afetados pela doença, parece haver atualmente menos estigma e mais abertura para trazê-la à tona nas discussões privadas e públicas. As pessoas nos estágios iniciais da doença estão falando por si em números maiores do que jamais antes. Quando figuras públicas como Ronald Reagan, Charlton Heston e Ann Landers anunciam que foram diagnosticadas com Alzheimer, elas encorajam os outros a serem também mais abertos. Hoje em dia, familiares e amigos de portadores da doença também estão falando mais sobre o assunto e demandando mais pesquisa e melhores serviços.

Não obstante, a ignorância ainda prevalece na maioria dos lugares. As pessoas portadoras da doença com frequência não são diagnosticadas nem tratadas adequadamente. Suas famílias e amigos em geral não estão obtendo os benefícios da educação, do apoio e dos serviços apropriados. A sociedade ainda não se conformou com o alto custo de condições de saúde relacionadas ao envelhecimento, como a doença de Alzheimer. Uma melhoria no sistema do cuidado a longo prazo será exigida pelas pessoas da geração do *baby boom*, à medida que elas e seus pais vão envelhecendo. Vislumbres de esperança podem ser vistos no Programa Nacional de Apoio ao Cuidador Familiar dos Estados Unidos, que financia serviços novos e ampliados para as famílias que cuidam de idosos portadores de incapacidades.

Tem sido pessoalmente gratificante saber que muitos indivíduos e famílias foram ajudados pela primeira edição deste livro. Esta segunda edição contém um novo capítulo, extraído da experiência de familiares que atestam o fato de que, na verdade, há vida a ser vivida após um diagnóstico de doença de Alzheimer. Espero fervorosamente que esta edição o oriente e o ajude a viver a vida na maior plenitude possível através da jornada pela doença de Alzheimer.

– **Daniel Kuhn, MSW**
Fevereiro de 2003

Introdução à primeira edição: por que escrevi este livro?

Este livro destina-se a servir como um guia inicial para os familiares e amigos de pessoas que se encontram nos estágios iniciais da doença de Alzheimer. Embora já tenham sido publicados muitos livros ótimos sobre esse assunto, este é o primeiro escrito exclusivamente a respeito de seus estágios iniciais. Nele estão explicadas as últimas informações médicas sobre a doença, incluindo as possíveis causas e os tratamentos atuais e propostos. São também oferecidos conselhos práticos que ajudarão a enfrentar a doença agora e a realizar um planejamento para o futuro. Meu objetivo é esclarecer as preocupações comuns dos familiares e amigos que estão se defrontando pela primeira vez com essa doença perturbadora. Se você tem um parente ou amigo que foi recentemente diagnosticado com Alzheimer ou está tendo dificuldades com a memória, o raciocínio, a linguagem e outras funções cerebrais, este livro visa a ajudá-lo a lidar com os desafios imediatos.

A doença de Alzheimer parece um estranho indesejado nas vidas de todos que ela visita. Esse estranho não invade de repente as vidas dos indivíduos e das famílias, mas mostra sua presença de maneira lenta e gradual. É bom conhecê-lo o quanto antes, porque essa doença não só rouba a mente, mas também impõe a dependência de outras pessoas, especialmente da família mais próxima e dos amigos. A doença de Alzheimer pode durar de três a vinte anos, e familiarizar-se com os desafios de seus estágios iniciais pode ajudá-lo a prevenir ou minimizar as crises posteriores. Embora a vida com frequência se torne estressante para os familiares e amigos dos portadores da doença, é possível fazer os ajustes necessários com êxito se você começar o mais cedo possível.

A doença de Alzheimer é, na maioria das vezes, caracterizada apenas por termos mais sombrios, e alguém que esteja começando a se informar sobre a doença pode ser tomado pela desesperança. Os meios de comunicação tendem a estereotipar os portadores da doença como desamparados que requerem atenção constante. As pessoas nos estágios intermediário e tardio da doença são vistas como padrão, e as experiências de seus familiares são com frequência descritas de forma melodramática. Livros populares sobre a doença em geral se concentram em seus sintomas mais difíceis, fazendo apenas uma referência passageira aos estágios iniciais. As questões dos cuidados avançados descritas nesses livros podem ser amedrontadoras e depressivas para os que acabam de entrar em contato com a doença. São desafios futuros que podem não ter importância durante um longo tempo – se chegarem a ter.

O início da doença de Alzheimer é uma época fundamental para se desenvolver uma filosofia de cuidado e os modos de enfrentamento que vão promover uma boa qualidade de vida, tanto para o portador da doença quanto para a família e os amigos. Uma vez que você esteja munido de informações e conselhos oferecidos neste livro, a esperança e a autoconfiança vão substituir a preocupação e o medo. Embora o otimismo por si só não vá alterar o curso da doença, poderá influenciar uma adaptação mais saudável. Tenho testemunhado pessoalmente os efeitos positivos naqueles que adotaram o velho adágio: "Você não pode controlar o vento, mas pode ajustar suas velas.".

Uma cura da doença continua sendo uma ilusão, embora muitos progressos científicos tenham ocorrido nos últimos anos, e um número crescente de tratamentos e meios de prevenção esteja em desenvolvimento. E embora algum estigma ainda perdure, apesar do aumento da consciência das pessoas, ser portador da doença não deve ser motivo de vergonha ou constrangimento. O anúncio do ex-presidente Ronald Reagan, em 1994, de que ele havia sido diagnosticado com Alzheimer encorajou aqueles que estavam convivendo com essa enfermidade. Ao mesmo tempo, sua revelação levantou questões sobre a natureza da doença, particularmente aquelas relacionadas ao seu início.

Há não muito tempo, a doença de Alzheimer era ocultada da visão do público. Nos Estados Unidos, só agora a dimensão do problema está se tornando evidente para nós: quase 5 milhões de americanos atualmente são portadores da doença, e a previsão é de que esse número triplique até o ano de 2050. Infelizmente, devido à vasta ignorância sobre a doença, a maioria de seus portadores não está recebendo os benefícios de um diagnóstico e tratamento adequados, e seus entes queridos não estão recebendo informações úteis sobre como enfrentar a questão de maneira eficiente. A boa notícia é que a Associação de Alzheimer e organizações similares em todo o mundo estão trabalhando diligentemente para conscientizar mais o público, promover a pesquisa e proporcionar serviços aos indivíduos e às famílias afetados. Programas patrocinados pelo governo também estão favorecendo esses objetivos. Não obstante, muito mais precisa ser feito. Dadas as projeções para a disseminação futura da doença, estamos na verdade em uma corrida contra o tempo: a doença de Alzheimer pode muito bem se tornar o problema de saúde mais premente da geração do *baby boom* e de seus descendentes.

Como assistente-social e diretor de educação de duas organizações dedicadas à doença de Alzheimer, tenho sido privilegiado por ouvir as esperanças e os medos de milhares de indivíduos portadores da doença e, também, de seus parentes e amigos. De maneiras peculiares, eles têm expressado seus pensamentos e sentimentos sobre o modo de encarar essa experiência transformadora, e cito muitos deles nestas páginas (seus nomes foram trocados para proteger sua privacidade). Esses homens e mulheres têm sido meus melhores professores, e sou grato a eles por terem me ensinado muito sobre essa doença, especialmente sobre a importância de viver um dia de cada vez. Uma lição importante que aprendi é que não há maneira certa de enfrentá-la. Por isso, este livro não é um guia passo a passo para "corrigir" ou para ensinar a "melhor" maneira de lidar com essa doença. Ao contrário, no decorrer dele eu trato dos princípios gerais sobre as estratégias de enfrentamento e ofereço algumas sugestões específicas. Sempre que possível, baseei-me nas experiências pessoais de outras pessoas para ilustrar os pontos principais.

Muitos familiares e amigos que acabaram de entrar em contato com a doença têm se queixado para mim de que há poucas informações ou orientações prontamente disponíveis sobre seus estágios iniciais. Alguns admitem sentir certo constrangimento, pois suas preocupações parecem mínimas em comparação com aquelas das pessoas que estão lidando com os estágios tardios. Embora cada etapa da doença seja difícil, as fases iniciais podem na verdade ser as mais tumultuadas, em virtude da ignorância e da desinformação. Meu objetivo neste livro é dar esperança àqueles que se sentem confusos, preocupados, amedrontados ou oprimidos pela presença desse estranho em suas vidas. Talvez alguns *insights* extraídos da sabedoria coletiva de outras pessoas possam ajudá-lo a encarar os desafios que enfrenta agora, e prepará-lo para o futuro. Embora haja pouca chance para a descoberta de uma cura milagrosa em um breve espaço de tempo, com algum planejamento você poderá conseguir encontrar a graça que irá lhe permitir perseverar em meio à adversidade.

Como este livro está organizado

A primeira parte deste livro diz respeito principalmente aos aspectos médicos da doença de Alzheimer. O conhecimento sobre os fatos médicos básicos vai ajudá-lo a começar a lidar com as questões práticas da vida. Embora esses capítulos estejam repletos de fatos sobre diagnóstico e tratamento, você não deve ficar muito preocupado em absorver todos os detalhes imediatamente. Um entendimento médico do Alzheimer é útil, mas os desafios à vida criados pela doença são bem mais difíceis de dominar. A ciência pode finalmente proporcionar algumas respostas sobre os mistérios dessa doença, mas nesse meio-tempo você vai precisar de ajuda com as preocupações do dia a dia. As informações médicas contidas na Parte I proporcionam uma base sólida para isso. A Parte II trata dos efeitos emocionais, sociais, legais e financeiros da doença sobre você, sua família e seus amigos e, acima de tudo, sobre seu ente querido que é portador da doença. Entender a mudança de seus papéis e responsabilidades em relação à pessoa doente é fundamental. A Parte III lida especificamente com a melhor maneira de cuidar de você mesmo enquanto cuida de seu ente querido portador da doença de Alzheimer. Conseguir um equilíbrio entre as suas necessidades e as necessidades da pessoa que está doente é fundamental para enfrentá-la com sucesso.

O epílogo apresenta uma ampla agenda para a mudança nas políticas públicas com relação à pesquisa e ao tratamento da doença de Alzheimer. Oferece sugestões no caso de você e seu ente querido quererem unir suas vozes ao número crescente de ativistas que defendem o estabelecimento de melhorias nos serviços para todos que são diretamente afetados pela doença. Por fim, há uma extensa seção de fontes de consulta dividida em três partes: uma lista dos centros de doença de Alzheimer nos Estados Unidos que são atualmente financiados pelo Instituto Nacional do Idoso; livros e vídeos que vão ajudá-lo a aprender mais sobre a doença agora e à medida que ela progride; e uma ampla série de *sites* úteis na Internet.

Embora este livro lhe ofereça alguma orientação, muitas vezes você precisará consultar profissionais competentes para conselhos específicos sobre questões médicas, legais e financeiras. Escolha-os criteriosamente; seus conhecimentos e experiência podem se comprovar inestimáveis. A divisão local da Associação de Alzheimer ou agência sobre o idoso de sua região deve ser capaz de encaminhá-lo a profissionais com histórico comprovado.

Uma observação final sobre o título deste livro: embora ele seja principalmente voltado para o cuidado das pessoas com doença de Alzheimer, as ideias aqui apresentadas podem muito bem se aplicar a indivíduos e famílias que enfrentam vários outros transtornos cerebrais irreversíveis. O termo *estágios iniciais* se refere ao fato de que a doença é um processo que se desenvolve ao longo de muitos anos. O emprego que faço da palavra *estágios* é uma tentativa de indicar que você enfrentará diferentes desafios ao longo do continuum da doença. Além disso, evitei deliberadamente em todo o livro usar termos como *paciente, vítima* ou *sofredor*, em vez disso me referindo às "pessoas" com doença de Alzheimer. A preservação da humanidade da pessoa diante dessa doença desumanizadora talvez seja o maior desafio para todos os envolvidos. Também evitei o termo *cuidador* ao descrever a família e os amigos que cuidam dos entes queridos portadores da doença. Você está antes de tudo em um relacionamento preexistente com uma pessoa que tem uma condição incapacitante. Seu papel na prestação de cuidado é secundário ao seu papel de cônjuge, parceiro, filho, genro, nora, amigo ou relacionamento próximo similar. Seu compromisso pessoal, seu conhecimento, habilidade, criatividade, flexibilidade, desenvoltura e fé vão se comprovar verdadeiramente essenciais no enfrentamento dos muitos desafios que essa doença lhe apresenta agora e no futuro. Rezo para que este livro possa ajudá-lo a dar os primeiros passos.

parte I

O que é a doença de Alzheimer?

Capítulo 1

A necessidade de um diagnóstico preciso

É evidente que estamos lidando com um processo de doença peculiar e pouco conhecido.
Alois Alzheimer

O envelhecimento é um processo de mudança. À medida que envelhecemos, nossos corpos vão se modificando de várias maneiras. Nosso cabelo pode se tornar grisalho ou começar a afinar. Nossos ouvidos podem perder sua sensibilidade a determinados sons. Nossos olhos podem não mais enxergar tão bem quanto costumavam. Nossa pele se enruga e nosso tônus muscular diminui. As funções físicas em geral começam a ficar mais lentas. Os homens idosos correm um risco maior de desenvolver problemas na próstata do que anteriormente na vida. As mulheres idosas têm mais chances de desenvolver osteoporose. Crescemos acostumados com o fato de que a maioria das pessoas com mais de 65 anos, por fim, torna-se frágil. Em outras palavras, essas mudanças ocorrem naturalmente com o avanço da idade. Mas todas elas devem ser consideradas normais pela simples razão de serem comuns? Devemos simplesmente nos resignar a viver com as doenças e as incapacidades associadas ao envelhecimento? A maioria das pessoas que encaram a perspectiva do declínio na velhice responderia essas perguntas com um sonoro "Não!"

Em 1900, o tempo médio de vida de um americano era de 49 anos, mas agora atingiu 76. O que é responsável por essa mudança drástica? Como sociedade, começamos a acreditar que muitas doenças que ameaçam a vida podem ser tratadas, curadas e prevenidas. As melhorias na saúde pública durante o último século alteraram nossas expectativas. As mudanças no estilo de vida e as descobertas médicas tornaram a longevidade uma realidade para a média das pessoas nos países desenvolvidos. Em outras palavras, hoje não há necessidade de se pensar que as condições incapacitantes associadas ao envelhecimento são "normais" pelo simples fato de serem lugar-comum.

O que é normal no cérebro que está envelhecendo?

O esquecimento é uma experiência humana universal. Para a maioria de nós, esquecer algo representa apenas uma inconveniência temporária, pois em geral os fragmentos de informação esquecidos são triviais. Embora a idade avançada tipicamente produza pequenas alterações na memória, no raciocínio e em outras funções cerebrais, a maioria dos idosos tende a compensar muito bem essas alterações. E, embora as pessoas idosas possam em geral ser mais esquecidas do que eram em seus anos de juventude, esse esquecimento normalmente não interfere na qualidade geral de suas vidas. Essa condição é referida como "esquecimento benigno". Parece que, embora a maioria das pessoas idosas experimente essa dificuldade em algum grau, a base científica para essa mudança tardia na vida não é totalmente entendida. Aquelas pessoas idosas notáveis que não experimentam essa mudança comum são com frequência referidas como "de mente afiada". Vêm à mente pessoas famosas que foram saudáveis e produtivas até mais de noventa anos, como o falecido apresentador e humorista George Burns e o maestro George Solti. Strom Thurmond foi senador dos Estados Unidos até os cem anos! Talvez as costumeiras expectativas de um eventual declínio devam ser substituídas por novas expectativas de produtividade e vitalidade na velhice. Segundo uma definição, o envelhecimento bem-sucedido ou saudável experimentado por esse pequeno segmento da população pode ser considerado normal. No entanto, o esquecimento comum associado ao envelhecimento pode ser mais típico ou "normal", pois a maioria das pessoas idosas experimenta em certa medida esse problema.

Embora a maioria das pessoas de mais de 65 anos experimente um leve declínio nas funções cerebrais, menos de 15% declinam de forma significativa. À primeira vista, o esquecimento relacionado à idade pode parecer similar ao esquecimento associado à doença de Alzheimer (daqui em diante referida como DA). Então, qual é a diferença entre esses dois estados, um considerado como uma parte normal do envelhecimento e o outro como um sinal de doença? Há atualmente um teste que fornece uma resposta clara para essa questão básica, embora haja testes prontamente disponíveis que tentam diferenciá-los. É mais provável que a perda da memória e a deterioração de outras funções mentais sejam parte de um *continuum* entre "normal" e "doença" e as diferenças são apenas uma questão de grau. Entretanto, no nível mais básico, há uma diferença notável entre a perda da memória que é simplesmente incômoda e a perda da memória que destrói a vida de uma pessoa. Por exemplo, é comum uma pessoa esquecer os pratos que comeu em um restaurante na noite passada, mas é um problema esquecer que comeu em um restaurante. Quando os problemas de memória tornam-se graves o bastante a ponto de uma pessoa não conseguir executar tarefas independentemente, esse grau de esquecimento na verdade não é normal.

As pessoas idosas podem ocasionalmente se esquecer de nomes ou mudar as coisas de lugar dentro de casa. Podem também perceber que esses incidentes ocorrem com maior regularidade à medida que envelhecem. Esses momentos de abstração não afetam seriamente o estilo de vida da pessoa e podem ser apenas um exagero do esquecimento em geral experimentado por todos, independentemente da idade. A maioria dessas pessoas teria um desempenho muito bom em testes de memória e raciocínio se fossem medicamente avaliadas.

No entanto, uma pessoa que está experimentando esquecimento persistente, mas nenhuma outra dificuldade aparente de raciocínio, pode ter uma condição chamada "deficiência cognitiva leve".[1] Esse termo, comumente referido como "DCL", descreve uma área cinzenta entre o esquecimento benigno comumente experimentado por pessoas idosas, e os problemas mais difíceis e crônicos associados à DA ou a um transtorno cerebral relacionado. A DCL é caracterizada por um declínio leve na memória e em outras funções cerebrais, tais como concentração e orientação. Os testes psicológicos são atualmente capazes de distinguir essas deficiências leves, tanto do "envelhecimento normal" quanto da DA. Mais preocupante é o fato de que a DCL com frequência, porém não sempre, representa realmente os primeiros estágios da DA. Hoje em dia há evidências sólidas de que os processos biológicos subjacentes que causam a DCL são, na verdade, os mesmos processos que causam a DA.[2] Muitos indivíduos com DCL permanecem estáveis e independentes com pouca ou nenhuma assistência de outras pessoas. Entretanto, a maioria progride ao longo do tempo para os estágios iniciais da DA. A Figura 1.1 ilustra como a DCL se insere no *continuum* comentado anteriormente. As pessoas com DCL estão sendo atualmente incluídas em vários estudos de pesquisa para se tentar descobrir maneiras de retardar a progressão típica para a DA. Enquanto isso, muitos médicos estão tratando as pessoas com DCL com as mesmas drogas atualmente prescritas para DA. Entender como e por que essas mudanças ocorrem no cérebro na fase tardia da vida tornou-se o tema de intensa investigação científica nos últimos anos.

Esquecimento Normal ⟶ Deficiência Cognitiva Leve ⟶ Doença de Alzheimer

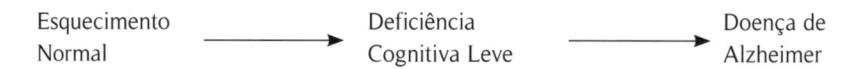

FIGURA 1.1 Um *continuum* do esquecimento normal para os estágios iniciais da doença de Alzheimer

Como a doença de Alzheimer modifica o cérebro

A perda progressiva e severa da memória – conversas rotineiramente esquecidas ou o que comeu em um determinado restaurante – e as habilidades de raciocínio danificadas não são uma parte normal do envelhecimento. Ao contrário, esses problemas podem ser sinais de uma demência – perda das funções cerebrais devido a uma causa orgânica. *Demência* é um termo genérico que inclui uma série de sintomas relacionados à insuficiência cerebral. Problemas associados à concentração, a seguir indicações, lidar com as finanças e acompanhar as conversas são todos sintomas comuns de demência. Assim como falamos de muitas causas de condições como insuficiência cardíaca, renal ou hepática, há muitas causas possíveis de insuficiência cerebral. E, embora haja dúzias de causas de demência, a DA é sem dúvida a principal.

O cérebro humano está no cerne da nossa existência, mas encaramos suas funções como naturais até que uma doença ou trauma provoquem incapacidade. Nossos cérebros nos permitem pensar, lembrar, ver, respirar, andar, falar, ler, escrever, tocar, sentir o gosto dos alimentos e realizar inúmeras outras ações. A personalidade exclusiva de uma pessoa se origina de um conjunto complexo de funções cerebrais. Através do campo relativamente novo da neurociência, estamos apenas começando a entender as intrincadas operações do cérebro e os efeitos incapacitantes das doenças e lesões cerebrais.

O cérebro é, em essência, uma rede de comunicações extremamente potente em pequena escala – ele pesa pouco mais de 1,5 kg. Tem uma capacidade impressionante para organizar e executar funções complicadas sem qualquer esforço consciente da nossa parte. O cérebro humano médio tem cerca de 100 bilhões de células nervosas, ou neurônios, que em geral atuam harmonicamente através de uma série de complicados sinais químicos para armazenar, processar e recuperar informações. Há cerca de 15 mil conexões potenciais, ou sinapses, para cada uma dessas 100 bilhões de células.[3] Portanto, o número de conexões no cérebro pode totalizar centenas de trilhões! As funções cerebrais normais são ameaçadas se uma doença, como a DA, ou lesão destrói a comunicação de uma célula para outra. A DA destrói as células das partes do cérebro que controlam a memória e também outras funções fundamentais, como o raciocínio e a linguagem, e quando as células nervosas cerebrais morrem, elas não são substituídas.

Quando o cérebro está funcionando de maneira adequada, é como se uma imensa orquestra sinfônica estivesse simultaneamente criando, executando e registrando uma série de obras-primas. Se um componente da orquestra erra uma nota, a música sofre uma ligeira alteração, quase imperceptível. Quando o músico inseguro erra mais notas, a mudança na qualidade da música só é perceptível para alguém com um ouvido altamente treinado. Outros membros da orquestra podem tocar mais alto ou se esforçar mais para compensar as notas erradas ou omitidas. Se outro componente da orquestra perde a sequência da sua parte, a mudança na música torna-se óbvia para os outros. Outros músicos podem ficar confusos pela falta de harmonia, o que pode levá-los a tocar mal suas partes. Logo, os músicos mais hábeis e esforçados podem não mais conseguir acompanhar os desafios da orquestra prejudicada. Por fim, toda a audiência vai começar a se sentir incomodada pelos sons estranhos que emanam da orquestra anteriormente perfeita. O exemplo de uma orquestra em que os músicos vão falhando um a um até chegar ao caos musical é uma boa analogia para o processo de uma demência como a DA.

A DA desenvolve-se ao longo de um período de muitos anos. O dano lento e a morte subsequente das células nervosas que acompanham a doença só costumavam ser visíveis no exame microscópico de determinadas regiões do cérebro. Entretanto, avanços recentes na tecnologia conseguem agora detectar essas alterações anormais através de tomografias cerebrais. A doença, em geral, ocorre primeiro em uma área do tamanho de um dedal, conhecida como hipocampo, que acredita-se ser o principal responsável pelo registro de novas lembranças. Também ataca algumas outras áreas, em especial o córtex cerebral. Além disso, a DA é caracterizada pela produção reduzida de algumas substâncias químicas cerebrais chamadas neurotransmissores, que permitem que as células nervosas recebam e enviem mensagens e nos ajudem a realizar inúmeras funções, tanto intelectuais quanto físicas. Quando o cérebro deixa de produzir a quantidade suficiente dessas importantes substâncias químicas, as células nervosas não conseguem mais se comunicar eficientemente e acabam se deteriorando e morrendo. A maneira exata de como esse processo se desenvolve no cérebro é objeto de grande especulação e controvérsia entre os pesquisadores.

As células nervosas afetadas pela DA são vitais para a memória e para as chamadas funções cerebrais mais elevadas, como a fala, a leitura, o raciocínio abstrato e a realização de cálculos. Em particular, a memória de curto prazo, ou a capacidade para lembrar eventos recentes, é inicialmente prejudicada pela DA, mas outras funções cerebrais também podem ser afetadas ao mesmo tempo. No entanto, as células nervosas que controlam funções como o movimento e a visão podem permanecer bem preservadas. Como resultado, a aparência física e as funções corporais de uma pessoa com DA permanecem em grande parte intactas. A doença só pode ser percebida pela capacidade da pessoa de lembrar, aprender e pensar.

Em certo sentido, uma pessoa com DA perde a "cola" que permite que as novas informações se "fixem" no cérebro. Por um lado, isso significa que, se a informação não se fixar ou não for adequadamente registrada, a nova aprendizagem não pode ocorrer de maneira tão eficiente quanto ocorria no passado. Por outro lado, a informação que já está firmemente fixada ou registrada no cérebro pode continuar a ser recuperada a partir do que é chamado de memória de longo prazo. Isso explica por que uma pessoa com DA não consegue se lembrar de uma conversa recente, mas pode recordar com riqueza de detalhes uma experiência da infância.

A DA não acontece de repente, como se um botão ligado de repente fosse desligado. O dano cerebral pode ser de início tão sutil que ninguém, inclusive a pessoa com DA, consegue perceber que ele está acontecendo. A morte da célula nervosa e as deficiências químicas podem continuar durante um período de muitos anos até os sintomas se tornarem evidentes. O início lento e insidioso é similar àquele comumente visto em pessoas com doença cardíaca. Algumas pessoas com DA parecem desenvolver uma forma leve da doença, em que os seus sintomas podem não piorar durante cinco ou até dez anos. Na verdade, elas podem desenvolver outras condições ameaçadoras à vida antes que a doença realmente as incapacite. Outras pessoas com DA declinam rapidamente até o ponto da incapacidade total em apenas poucos anos. As razões para esses índices de declínio diferentes ainda não estão claras.

A DA provavelmente existe desde que os seres humanos começaram a estender a vida além de seis ou mais décadas, embora relativamente poucas pessoas no Ocidente tenham vivido até uma idade avançada antes do século XX. Há mais de 2 mil anos, Platão comentou que "um homem sob a influência da velhice não pode ser responsável por seus crimes". Escrevendo no século II, o médico grego Galeno teorizou que uma enfermidade física pode ser responsável pelo declínio mental de algumas pessoas mais velhas. Nos séculos passados, os sintomas hoje atribuídos à DA eram referidos como insanidade, senilidade ou endurecimento das artérias. Então, em 1907, um médico alemão chamado Alois Alzheimer publicou o caso de uma mulher que morreu com 51 anos, após sua memória e outras funções cerebrais se tornarem progressivamente danificadas ao longo de muitos anos.[4] Depois da morte dessa paciente, o Dr. Alzheimer examinou seu cérebro com um microscópio. Identificou anormalidades ou lesões, atualmente conhecidas como placas amiloides e emaranhados neurofibrilares, em toda a sua massa cinzenta. Atribuiu as deficiências em sua memória, raciocínio, linguagem e julgamento a essas alterações físicas em todo o cérebro. Naquela época, os sintomas que o dr. Alzheimer descreveu eram bastante comuns entre as pessoas idosas. Entretanto, acreditava-se que esses sintomas fossem uma consequência normal do envelhecimento, e eram conhecidos como "demência senil". Depois que o dr. Alzheimer relatou seus achados à comunidade médica, os sintomas que descreveu foram classificados como "demência pré-senil tipo Alzheimer", referindo-se aos casos raros que afetam pessoas de meia-idade.

Finalmente, na década de 1960 os cientistas descobriram um vínculo entre essa doença pouco comum que afeta um número minúsculo de pessoas de meia-idade e a condição comum de "senilidade" observada entre as pessoas idosas. Os dois grupos etários não somente compartilhavam sintomas similares durante seu tempo de vida, mas também exibiam as mesmas anormalidades ou lesões patológicas no cérebro. Foi nessa época que a DA pouco a pouco se tornou um tema de intensa investigação científica. A história de como a DA se origina no cérebro e se manifesta no comportamento ainda está sendo escrita quase cem anos depois de o dr. Alzheimer tê-la descrito pela primeira vez. Entretanto, mesmo hoje, as questões fundamentais sobre se as placas amiloides e os emaranhados neurofibrilares são causas ou efeitos da doença ainda não foram totalmente respondidas.

A pesquisa da maioria das condições relacionadas à idade, incluindo a DA, é ainda incipiente, apesar do fato de a população idosa nos países desenvolvidos estar aumentando como jamais antes. Na verdade, o grupo etário acima dos 85 anos é o segmento da sociedade americana que aumenta mais rápido. No ano 2000, esse grupo etário era 31 vezes maior do que em 1900.[5] Atualmente se estima que a DA afeta quase 5 milhões de americanos, a vasta maioria com mais de 65 anos. Cerca de 14 milhões de americanos terão a doença no ano de 2050, caso não forem descobertos meios de prevenção.[6] A chamada "onda da idade" está obrigando as investigações científicas a penetrarem em todos os aspectos do envelhecimento. Após décadas de negligência científica, o "processo de doença pouco conhecido", assim chamado pelo dr. Alzheimer, está finalmente recebendo a atenção que merece de fato. Entretanto, apesar dos importantes avanços no entendimento da DA nas duas últimas décadas, ainda se sabe relativamente pouco sobre suas causas básicas e, por isso, tem sido difícil desenvolver tratamentos eficazes. Os meios de prevenção ou uma cura permanecerão nebulosos até que sejam descobertas as respostas às questões básicas sobre as causas da doença.

Obtendo um diagnóstico preciso

A DA é sem dúvida a forma mais comum de demência, mas há também muitos outros tipos. Alguns podem ser revertidos com o tratamento adequado, mas a maioria, como a DA, é irreversível. A Tabela 1.1 lista alguns dos tipos menos comuns de demência que às vezes são confundidos com DA. O principal propósito de uma avaliação médica completa é distinguir entre as formas reversíveis e irreversíveis de insuficiência cerebral. Receber um diagnóstico adequado é o ponto de partida para se entender os sintomas preocupantes, as causas, o tratamento e o prognóstico.

Com a maioria das doenças, há exames simples de sangue e de urina que podem ajudar um médico a fazer um diagnóstico. Por exemplo, uma pequena amostra de sangue pode ajudar um médico a detectar de imediato se uma pessoa tem diabetes. Entretanto, não existe atualmente nenhum teste simples para detectar DA, o que explica em parte por que a maioria das pessoas com a doença nunca é oficialmente avaliada ou diagnosticada. Testes envolvendo sangue, urina, pele, pupilas, a percepção olfativa e o líquido espinhal têm sido realizados e até agora não se comprovaram confiáveis na identificação de um marcador diagnóstico para DA. Por enquanto, nenhum deles tem qualquer valor prático. Os pesquisadores estão dando grandes passos para identificar um método rápido e fácil de detecção da doença. Utilizando várias técnicas de imagens cerebrais, como imagens por ressonância magnética (RM) e tomografia por emissão de pósitrons (PET, sigla em inglês), os pesquisadores visam aperfeiçoar um método para detectar a DA em seus estágios bem iniciais.[7] Atualmente esses testes são muito caros e não mais confiáveis do que um médico que se especializou em fazer o diagnóstico.

Alguns tipos reversíveis	Alguns tipos irreversíveis
Transtornos metabólicos como problema da glândula tireoide ou deficiência de vitaminas	Demência vascular ou multi-infartos
	Doença por corpos de Lewy
	Demências do lobo frontal, como doença de Pick
Infecções no sangue ou no líquido espinhal	
Depressão maior	Doença de Huntington
Tumor cerebral	Doença de Creutzfeldt-Jakob
Intoxicação causada por drogas ou álcool	

TABELA 1.1 Outras demências reversíveis e irreversíveis

Um teste-diagnóstico específico para a DA ajudaria os médicos a distingui-la rapidamente dos transtornos relacionados. Poderia também ajudar a induzir uma intervenção rápida, quando houver a probabilidade de os benefícios do tratamento serem maiores. Um teste desse tipo pode estar prestes a surgir, e receberá muita atenção do público caso seja disponibilizado. Entretanto, os sintomas da DA se manifestam em um padrão tão clássico que, mesmo sem um único teste, na maioria dos casos um médico experiente pode realizar um diagnóstico preciso e diferenciá-lo das formas mais comuns de demência.

Talvez a parte mais importante de uma avaliação diagnóstica envolva a coleta de informações sobre os sintomas passados e atuais. As pessoas que exibem sinais de demência podem ter graus variados de percepção sobre a natureza e a gravidade de suas dificuldades. Por isso, a obtenção de uma história precisa dos sintomas de um informante que conhece bem o caso é fundamental para a seleção dos fatos médicos. Os comentários de cônjuges, parceiros de vida, parentes próximos e amigos podem ser cruciais para ajudar um médico a realizar um diagnóstico preciso.

A maioria dos tipos de demência é progressiva, e a maneira com que os sintomas se desenvolvem em geral vai corroborar ou descartar alguns diagnósticos. Um processo de eliminação de outras causas de demência é um meio comum para se chegar a um diagnóstico provável. Isso é feito mediante testes sanguíneos para observar excessos ou deficiências de substâncias químicas, e de um escaneamento cerebral para descartar um tumor, um derrame ou outra anormalidade. Esses testes podem ser realizados ambulatorialmente, e a maioria dos custos é coberta pelos seguros-saúde. A Tabela 1.2 resume os testes usados para detectar e descartar os sintomas de demência.

Comumente utilizados	Às vezes utilizados
História e exame físico	Testes psicológicos
Exame neurológico	Punção espinhal
Exame de triagem cognitiva	Escaneamento cerebral (PET ou SPECT)
Testes sanguíneos	Teste sanguíneo para HIV
Escaneamento cerebral (TC ou RM)	Biópsia cerebral

TABELA 1.2 Componentes dos testes diagnósticos

Na maioria dos casos, não é difícil fazer um diagnóstico preciso da DA. Entretanto, essa doença não protege uma pessoa de adquirir outras doenças relacionadas à idade. Por isso, pode ser difícil identificar a DA quando ela coexiste com outra condição. Infelizmente, por não existir um teste infalível, alguns médicos negligenciam a doença ou a confundem com uma condição relacionada. Por exemplo, uma pessoa que está gravemente deprimida pode demonstrar um esquecimento similar ao de uma pessoa com DA. Muitas formas reversíveis de demência, como depressão maior, anemia perniciosa, tumores cerebrais, hipotireoidismo, infecções e deficiências nutricionais podem apresentar sintomas semelhantes aos da DA, e muitas medicações podem induzir deficiência de memória e outros sintomas associados à doença. Uma avaliação cuidadosa pode produzir o diagnóstico correto, pois os sintomas encontrados na maioria dos casos de DA obedecem a um padrão típico.

Um médico vai utilizar vários instrumentos diagnósticos para selecionar os fatos. Em primeiro lugar, testes bem simples do estado mental permitem a um médico avaliar a memória, a linguagem e as habilidades organizacionais, além de verificar a presença de deficiências cognitivas. O teste de triagem mais comumente utilizado é conhecido como "miniexame do estado mental" e envolve uma série breve de perguntas e tarefas que identificam a presença e a gravidade das deficiências.[8] O desempenho das tarefas do cotidiano, como lidar com dinheiro ou usar um telefone, também deve ser avaliado por uma entrevista separada com um informante confiável. Se forem reveladas perda da memória ou quaisquer outras deficiências cerebrais, devem ser realizados testes adicionais. Estes incluem um exame físico e neurológico, testes sanguíneos e um escaneamento cerebral. Embora esses testes quase nunca mostrem anormalidades, toda explicação possível deve ser considerada. Em alguns casos, outros testes laboratoriais, testes de imagens cerebrais e testes psicológicos podem ser necessários para esclarecer um diagnóstico. Contudo, uma limitação dos testes psicológicos é que eles são com frequência montados para pessoas idosas com níveis médios de educação e inteligência, e podem não ser suficientemente sensíveis para detectar anormalidades sutis entre aquelas com níveis elevados de educação e inteligência. Nesses casos, os familiares próximos e os amigos podem corroborar se houve um declínio no funcionamento mental. Por isso, testes psicológicos detalhados podem ser úteis, mas não são essenciais na realização de um diagnóstico de DA.

Como já foi comentado, recentes aperfeiçoamentos nas técnicas de imagens cerebrais possibilitaram a visualização de mudanças no cérebro vivo causadas pela DA. Entretanto, o exame microscópico do tecido cerebral é atualmente o único método aceito para a confirmação absoluta da presença de DA. Se for realizada uma biópsia, em que um pequeno fragmento do tecido cerebral é cirurgicamente removido, um especialista busca as minúsculas lesões cerebrais (placas e emaranhados) que conduzirão a um diagnóstico definitivo de DA. Contudo, uma biópsia cerebral é potencialmente perigosa e muito raramente realizada. A maneira mais comum de confirmar um diagnóstico de DA é através de uma autópsia cerebral – um exame realizado após a morte. No entanto, como foi declarado anteriormente, um diagnóstico confiável pode ser feito sem um caro escaneamento cerebral, uma biópsia ou uma autópsia, tendo por base um exame detalhado dos sintomas do indivíduo. Alguns critérios foram estabelecidos para ajudar os médicos na realização desse "provável" diagnóstico:[9]

- Deve haver uma piora gradual e progressiva na memória de curto prazo e em pelo menos outra função cerebral, como orientação, linguagem, julgamento e concentração.
- Esses *deficits* devem causar uma deficiência importante no funcionamento social e ocupacional e representam um declínio no nível anterior de funcionamento da pessoa.

- Devem ser descartadas outras condições médicas que poderiam ser responsabilizadas pelos *deficits* progressivos.

Com a ajuda desses critérios, os médicos experientes em avaliar pessoas com transtornos de memória, como a DA, são capazes de realizar um diagnóstico clínico preciso na maioria dos casos. Na verdade, o índice de precisão do diagnóstico feito por médicos experientes é em 85% ou mais dos casos confirmado pela autópsia.[10] Descobre-se em geral que os casos remanescentes são outras formas irreversíveis de demência, como demência vascular causada por derrames minúsculos isolados ou associados à DA. Os sintomas específicos dessas demências relacionadas são ocasionalmente difíceis de diferenciar da DA, que é bem mais comum.

O valor de um diagnóstico

Todos os médicos estão familiarizados com a DA, mas nem todos se sentem à vontade para realizar o diagnóstico. Alguns encaram a inexistência de um teste preciso como um impedimento. Outros evitam fazer o diagnóstico porque podem achar inadequado tratar os sintomas da doença. Outros ainda atribuem equivocadamente os sintomas apenas à idade avançada, como se o declínio agravado com o envelhecimento fosse inevitável. Como as drogas para tratar a DA são relativamente novas, alguns médicos podem não estar familiarizados com seus potenciais benefícios. Além disso, os atuais tratamentos com drogas têm, no máximo, uma eficácia modesta. Muitos problemas associados à DA estão interligados com as questões psicossociais das famílias que cuidam da pessoa portadora da doença, e alguns médicos, sobretudo em virtude das restrições de tempo, não se envolvem nessas questões complicadas. Infelizmente, os seguros-saúde não reembolsam os médicos da maneira adequada pelo tempo e esforço despendidos para lidar de forma efetiva com essa doença. Mesmo o médico mais dedicado pode não conseguir lidar com a série de desafios apresentados pela DA.

Não obstante, essas considerações não devem impedir um médico de realizar uma avaliação clínica ou encaminhar você e a pessoa com os sintomas a um especialista. Talvez seja preciso estimulá-lo a encarar os sintomas seriamente, o que significa que você pode precisar dar um telefonema para o consultório do médico antes de uma visita, ou envolvê-lo diretamente em uma discussão sobre suas observações. As alterações que você está percebendo são preocupantes e, por qualquer padrão, é razoável solicitar uma explicação de um profissional. Você pode precisar ser assertivo para estimular a cooperação do médico na realização de uma avaliação completa.

Outras boas razões para realizar um diagnóstico oportuno estão resumidas na Tabela 1.3. Se um médico não pode pessoalmente oferecer essa medida de ajuda, ele deve encaminhá-lo a outros que possam auxiliá-lo.

Descartar formas reversíveis de demência.
Proporcionar um contexto e explicações para os sintomas (ver Capítulo 2).
Obter tratamento médico apropriado (ver Capítulo 4).
Deixar você decidir se vai ou não se envolver em estudos de pesquisa (ver Capítulo 4).
Ajudá-lo a entender seus papéis e responsabilidades modificados (ver Capítulos 6 e 7).
Facilitar a comunicação entre todos os envolvidos (ver Capítulo 8).
Planejar o futuro (ver Capítulo 9).

TABELA 1.3 **Razões para se obter um diagnóstico**

Os médicos especialistas mais adequados para diagnosticar a DA são os neurologistas, psiquiatras e geriatras. Não obstante, todos os médicos que cuidam de pessoas idosas devem estar atentos para os sinais de advertência da doença e, na maioria dos casos, devem ser capazes de descartar causas reversíveis de demência. Em todos os casos pouco comuns devem ser consultados especialistas e, se ainda houver dúvida sobre o diagnóstico após a opinião de um especialista, um exame de acompanhamento seis meses ou um ano mais tarde pode esclarecer a situação, pois a DA envolve uma piora progressiva dos sintomas.

Revelando o diagnóstico

Depois que os testes descartaram as causas reversíveis de demência e foram satisfeitos os critérios estabelecidos para DA, o médico deve explicar com sensibilidade os resultados do teste, o diagnóstico e as opções de tratamento para o indivíduo que foi examinado, para você e para quaisquer outros envolvidos na situação. O médico deve também lidar com as questões relacionadas às causas potenciais de DA e à progressão da doença, e fazer recomendações com respeito aos serviços educacionais e de apoio. Um bom tempo deve ser disponibilizado para as perguntas e respostas. Com o objetivo de informar outras pessoas que não puderam comparecer a esse importante encontro, devem estar disponíveis materiais de áudio ou vídeo. Com a permissão da pessoa com DA, você pode também solicitar uma cópia dos registros médicos para um exame posterior e distribuição para outras partes interessadas.

Os familiares e amigos às vezes se preocupam com as reações da pessoa que está recebendo o diagnóstico de DA. Pode ser útil o médico falar com você primeiro, mas essa não é a opção sugerida. Um encontro separado proporciona tempo para suas reações emocionais imediatas e para uma discussão sobre a maneira que o diagnóstico será apresentado ao indivíduo portador da doença. Um medo comumente expressado é de que a notícia venha a ser devastadora e depressiva para o indivíduo que está com a doença. As expectativas negativas são compreensíveis por causa dos sombrios estereótipos sobre a doença. Entretanto, o diagnóstico é, em geral, recebido com pouca ou nenhuma emoção e poucas – ou nenhuma – perguntas. Por isso, em prol da harmonia no seu relacionamento com a pessoa com DA, é melhor que todos se reúnam ao mesmo tempo com o médico para que o diagnóstico e as reações possam ser compartilhados.

Raramente todas as implicações do diagnóstico são captadas pelos portadores de DA. Mesmo aqueles que estão bem conscientes de seus sintomas, em geral, não parecem devastados pela notícia. Parece que a capacidade para entender a magnitude da situação pode estar debilitada pela própria doença. Aqueles que têm DA muitas vezes não compartilham as mesmas percepções da doença que os outros próximos a eles. Em certo sentido, a doença é com frequência acompanhada de um amortecedor que enfraquece seu significado para a pessoa afetada. A maioria das pessoas com DA já sabe que algo não está certo com sua memória e com seu raciocínio. Colocar um rótulo em seus sintomas pode não fazer diferença para elas. Entretanto, receber o diagnóstico pode eliminar sua necessidade de disfarçar ou tentar compensar suas dificuldades.

Algumas pessoas com DA fazem algumas perguntas básicas, mas em geral transferem à sua família a busca de esclarecimento ou informações adicionais. Outras ainda admitem ter um problema de memória, mas o descartam como uma coisa relativamente comum em uma pessoa idosa. Algumas se sentem aliviadas de que seus sintomas possam ser atribuídos a uma doença, em vez de a algo que não conseguiram controlar com sua força de vontade. Depois de receber seu diagnóstico, um homem comentou: "Eu sabia que algo estava errado, e durante muito tempo estive fazendo um enorme esforço para encobrir o problema. Talvez agora eu não precise mais ser tão cuidadoso, já que os outros sabem o que está acontecendo comigo.".[11] Esse tipo de opinião também foi expressa por Ruth Janusak em um vídeo sobre DA: "O fato de eu ter Alzheimer é algo que quero que todos saibam. Quero que as pessoas sejam sinceras no que me dizem e quero que saibam que não tenho uma doença contagiosa!".[12]

Outras, mais ficam aliviadas porque agora podem discutir abertamente suas dificuldades de mudança, em vez de se sentirem constrangidas por sua necessidade de ajuda. Podem querer planejar como fazer o melhor uso do seu tempo antes que a doença as incapacite mais. Outras podem querer participar de um grupo de apoio para pessoas com DA para obter conselhos e informações sobre como enfrentar a doença. Materiais de leitura adequados para os portadores da doença estão referidos nas Fontes de Consulta. Muitas pessoas com DA exibem pouco ou nenhum desejo de discutir seu diagnóstico e suas implicações, e não devem ser pressionadas a fazê-lo.

O médico pode optar por evitar o termo *doença de Alzheimer* por respeito aos desejos expressos pela família. Expressar-se vagamente sobre a causa ou causas dos sintomas pode ser o suficiente para satisfazer a todos, mas essa abordagem raramente deve ser seguida. Anos atrás, os médicos e as famílias relutavam em contar aos indivíduos sobre um diagnóstico de câncer. Agora é reconhecido que essa prática enganadora criava mais problemas do que resolvia. A abertura e a honestidade agora substituíram a conspiração de silêncio que anteriormente prevalecia em relação à revelação do diagnóstico de um tumor. O mesmo princípio deve ser aplicado em relação a contar a um indivíduo sobre seu diagnóstico de DA.

Além disso, um princípio fundamental da ética médica é o "direito de saber" de cada pessoa. Todos têm o direito legal de acessar as informações privadas contidas em seus registros médicos. A revelação do diagnóstico permite que as pessoas com DA participem plenamente das decisões sobre suas próprias vidas, tanto agora quanto no futuro. Por exemplo, o diagnóstico deve ser dado se a pessoa portadora de DA tiver de optar por participar de estudos de pesquisa. Um diagnóstico ajuda a pessoa com DA e as outras a fazerem planos legais e financeiros em um ambiente de sinceridade e diálogo franco. Os benefícios de contar a verdade sobre o diagnóstico invariavelmente superam os supostos benefícios do segredo. Mesmo que uma família possa desejar disfarçar a verdade ou evitá-la totalmente por razões próprias, essa abordagem deve ser desafiada. Não obstante, como a família finalmente terá de conviver com as consequências do diagnóstico, a preferência de cada uma com respeito à revelação deste deve ser respeitada.

Embora a marca registrada da DA seja a perda da memória recente, há muitos outros sintomas possíveis associados à doença em seus estágios iniciais. O próximo capítulo destaca os muitos sintomas que podem se manifestar nos estágios iniciais da doença de Alzheimer.

Capítulo 2

Sintomas dos estágios iniciais da doença de Alzheimer

> *Recentemente me disseram que sou um dos milhões de americanos afligidos pela doença de Alzheimer.*
> Ronald Reagan, 4 de novembro de 1994

O esquecimento pode ser esporádico e parecer insignificante nos estágios iniciais da DA, mas se torna mais persistente ao longo do tempo. Pode demorar meses ou anos antes que você, como parente próximo ou amigo de alguém que está experimentando uma perda gradual da memória, comece a observar qualquer padrão. Um incidente particularmente preocupante ou uma série de incidentes menos importantes pode levar ao agendamento de uma consulta para avaliação médica. Embora a deficiência de memória persistente seja uma característica fundamental da DA, alterações sutis em uma ou mais funções cerebrais, como linguagem, orientação, percepção e julgamento podem também se tornar evidentes nos estágios iniciais. Neste capítulo, vou descrever como a doença pode se desenvolver na vida cotidiana das pessoas com DA.

Os estágios iniciais da DA em geral envolvem dificuldade para recordar episódios recentes – como esquecer um encontro com alguém, perder algo ou colocá-lo no lugar errado. Esses episódios pouco a pouco começam a perturbar o estilo de vida habitual da pessoa. No estágio inicial da DA, é provável que ela precise de lembretes regulares sobre tarefas, como comparecer a encontros, preparar refeições ou pagar contas. Ao mesmo tempo, as pessoas nos estágios iniciais da DA parecem pensar e se comportar normalmente na maior parte do tempo, o que é enganoso, pois o dano microscópico e progressivo aos seus cérebros está criando uma série de dificuldades práticas. Pode haver esforços corajosos para ocultar ou compensar essas dificuldades, mas por fim as pessoas próximas à situação percebem que algo não está correndo bem. À medida que a doença avança lentamente, a necessidade de ajuda se torna mais aparente. Por isso, é importante entender os sinais e sintomas usuais da doença, assim como muitos aspectos pouco comuns que podem se manifestar.

O que é memória recente?

O tipo de memória afetada pela DA é em geral chamada de "memória recente". Uma pessoa cuja memória recente está danificada, tipicamente se esquece de eventos que aconteceram na última hora, dia ou semana. Episódios inteiros ou fragmentos de um episódio não podem ser lembrados porque a nova aprendizagem não ocorre ou está deteriorada. A memória recente é bastante diferente da memória remota, que envolve eventos, lugares ou pessoas do passado distante e com frequência permanece intacta nos estágios iniciais da doença. Por exemplo, é provável que uma pessoa com DA não consiga se lembrar do que comeu hoje no café da manhã, mas pode se recordar muito bem dos detalhes de um baile da faculdade que aconteceu cerca de sessenta anos atrás. A capacidade para realizar tarefas de cuidado pessoal, como vestir-se e tomar banho, em geral, também permanece intacta.

Os médicos têm feito muitas tentativas para categorizar os diferentes estágios da DA, mas essas classificações estão aquém das expectativas por uma simples razão: entre as pessoas afetadas, há uma grande variabilidade na maneira como a doença começa a se manifestar e progride ao longo do tempo, embora a deficiência da memória recente seja a característica comum.

Sinais iniciais

Aqueles comumente referidos como os sinais iniciais da DA na verdade não marcam o início da doença, mas são os primeiros sinais *observáveis* e persistentes. Estudos de pesquisas recentes têm mostrado que as alterações no cérebro provavelmente ocorrem anos antes de se manifestarem como sintomas. A maioria dos familiares de uma pessoa com Alzheimer pode se lembrar de incidentes pouco comuns que ocorreram meses ou anos antes de um ente querido ter sido diagnosticado. Na época eles podem ter interpretado esses sinais como nada além de um comportamento excêntrico ou como uma parte normal do processo de envelhecimento. Somente quando emerge um padrão ao longo do tempo, esses estranhos incidentes são colocados na perspectiva adequada. Nesse aspecto, o caso do ex-presidente Ronald Reagan pode ser considerado comum.

Embora o sr. Reagan só tenha revelado ser portador da doença de Alzheimer em novembro de 1994,[1] sua memória foi provavelmente declinando durante muitos anos antes de ele ser diagnosticado. Quando perguntaram ao ex-médico da Casa Branca, Burton Lee, se o sr. Reagan exibia sinais da doença durante seu segundo mandato como presidente, que terminou em janeiro de 1989, ele respondeu: "Era perceptível que havia alguma coisa errada, mas achávamos que fosse apenas o processo natural do envelhecimento. Nancy iria protegê-lo, e o protegeu. Ela o manteve cada vez mais afastado do turbilhão.".[2] Outros na Casa Branca discordam dessa declaração, dizendo que os sintomas de Alzheimer não estavam evidentes na época.

Contudo, algumas pessoas observaram mudanças desconcertantes no sr. Reagan muito antes de ele anunciar que tinha a doença. Edmund Morris, biógrafo oficial do sr. Reagan, cita muitos exemplos em *Dutch:* a memoir of Ronald Reagan.[3] O advogado independente Lawrence Walsh diz que, em julho de 1992, o sr. Reagan era incapaz de se lembrar de seu longo relacionamento político com o conselheiro Michael Deaver ou da renúncia do diretor do Conselho de Segurança Nacional, John Poindexter. O ex--senador Edmund Muskie expressou desalento diante do esquecimento do sr. Reagan já no início de 1987 em relação à investigação sobre o chamado escândalo Irã-Contras.[4] Nas aparições externas, o sr. Reagan conduziu sua vida pública sem muita dificuldade e manteve sua imagem de "O Grande Comunicador" durante os oito anos como presidente e mesmo depois. Por exemplo, segundo a opinião geral, ele fez um discurso violento na Convenção Nacional Republicana em agosto de 1992. Embora ele ainda tivesse a capacidade de proferir um discurso preparado, é bem provável que não pudesse se lembrar de seus detalhes pouco tempo depois. Essas inconsistências e uma lenta progressão dos sintomas são bastante comuns nos estágios iniciais da DA.

A história completa sobre os sinais iniciais da doença do sr. Reagan ainda não foi contada. Entretanto, é seguro admitir que seus sintomas iniciais só começaram a fazer sentido depois que emergiu um padrão e foi feito um diagnóstico. Em retrospecto, pequenos episódios de esquecimento que nada significaram quando ocorreram, agora assumem um novo significado. Esse é o padrão clássico da doença em seus estágios iniciais.

Como não temos nenhum teste específico e objetivo para diagnosticar a DA, é possível que até mesmo observadores perspicazes não tenham conseguido detectar a doença em seus estágios iniciais. O declínio na memória, com frequência associado ao envelhecimento, confunde a situação. Por exemplo, são feitas concessões a uma pessoa de oitenta anos que está um pouquinho esquecida devido à crença comum de que alguma perda de memória é esperada nessa idade avançada. Mas se o mesmo nível de perda de memória fosse observado em uma pessoa de cinquenta anos, isso seria motivo de alarme. Em outras palavras, as expectativas sociais muitas vezes entram em jogo ao se distinguir o esquecimento normal do anormal.

No período entre o momento em que o sr. Reagan começou a mostrar sinais de DA e o seu anúncio público de que estava no estágio inicial da doença, ele provavelmente compensou muito bem seus *deficits*. Além disso, outros provavelmente ajudaram a encobrir suas dificuldades, especialmente sua dedicada esposa, Nancy. Afinal, é humano querer evitar constrangimento e parecer o melhor possível nas situações do dia a dia. O indivíduo no estágio inicial da DA pode parecer fisicamente ótimo e manter uma ampla série de habilidades, ocultando com eficiência quaisquer problemas de memória e raciocínio.

Muitas pessoas com DA conseguem continuar compensando seus sintomas, mantendo-os ocultos dos outros, até mesmo de seus cônjuges, durante meses ou anos. Elas conseguem deliberadamente evitar situações embaraçosas que desafiam sua memória falha. Podem, por exemplo, se aposentar de seus empregos quando percebem que as exigências do trabalho estão se tornando demasiado desafiadoras. Quando as pessoas com DA se aposentam, é bem provável que os outros não percebam imediatamente seus *deficits*, porque as faculdades intelectuais não são mais exigidas pelo emprego. Em casa, podem pouco a pouco delegar algumas responsabilidades a outras pessoas, como controlar o talão de cheques, comprar alimentos ou preparar a declaração de imposto de renda. Podem evitar locais e pessoas novas com os quais não estão familiarizadas, e usar nas conversas frases armazenadas e antigas lembranças, em vez de revelar sua incapacidade para acompanhar novos detalhes. Em geral, essas não são tentativas deliberadas de encobrimento, mas esforços inconscientes para se adaptarem às mudanças na memória e no raciocínio. Com frequência, seus cônjuges e outras pessoas próximas inconscientemente se ajustam a essas alterações e pouco a pouco vão assumindo um papel mais ativo no relacionamento.

Os entes queridos em geral percebem o problema quando se exige demais da capacidade mental da pessoa afetada. Embora as rotinas diárias não permitam revelar muito, episódios estressantes podem trazer à tona sintomas da doença. Por exemplo, a mudança drástica no estilo de vida que resulta da morte de um cônjuge é o bastante para revelar sintomas. Além da perda, o cônjuge falecido não pode mais ajudar a cuidar dos detalhes da vida cotidiana. Em um caso, um filho descreve como tomou consciência de que havia um problema sério com sua mãe após a morte repentina de seu pai:

> Eu sabia que mamãe estava tendo alguns lapsos, mas papai raramente se queixava; ele foi pouco a pouco assumindo a maior parte das tarefas domésticas. Depois que ele morreu, mamãe pareceu realmente confusa. Ela sentia a falta dele não apenas no nível emocional, mas também em um nível muito prático. Até ele morrer, eu não tinha ideia de como ela estava esquecida.

Qualquer mudança importante na rotina de uma pessoa afetada pode ser suficiente para trazer à luz os sintomas da DA. Por exemplo, quando uma pessoa portadora de DA sai de férias, ela pode se confundir e até se perder. Uma mulher teve sua primeira percepção da DA de seu marido em uma viagem que fizeram à Europa:

> Em primeiro lugar, ele não participou como sempre do planejamento das férias. Parecia ansioso enquanto fazia suas malas. Teve problemas para se lembrar da localização dos hotéis e também do nosso itinerário. Parecia às vezes realmente mal-humorado, mas outras vezes aparentava estar bem. Estava ótimo quando voltamos para casa, mas mais tarde comecei a perceber pequenas coisas que novamente levantaram minhas suspeitas.

Um padrão emergente

As habilidades para armazenar, priorizar e recordar informações novas são funções cerebrais que lentamente vão se deteriorando com o início da DA. De início, os membros da família em geral minimizam esses lapsos de memória como sendo distração ou falta de atenção. O esquecimento pode ser facilmente negligenciado como parte da experiência humana. Afinal, há tantos pequenos detalhes para lembrar que o cérebro naturalmente filtra as coisas de pouco valor. Entretanto, esses incidentes finalmente se tornam parte de um padrão preocupante, indicando DA.

Nos estágios iniciais, é possível que a pessoa afetada consiga se lembrar de alguns detalhes de pouca importância e se esquecer de questões muito importantes, ou vice-versa. Os entes queridos comumente interpretam esses lapsos de memória como falhas casuais, quando na verdade podem ser os sinais iniciais da doença. Em alguns casos, a pessoa com DA é a primeira a perceber o problema e a se queixar de alterações na memória e no raciocínio.

O esquecimento nos estágios iniciais da DA pode assumir várias formas. De início, é leve e irregular. Aqueles afetados se esquecem das coisas que aconteceram mais frequentemente do que no passado. Podem não se recordar de compromissos, trechos de conversas ou até mesmo conversas inteiras. Mesmo quando lembrados, podem tornar a se esquecer minutos depois. É possível até mesmo se esquecer de que esqueceram! Ou podem repetir as mesmas afirmações ou perguntas várias vezes. Suas tentativas de compensar escrevendo lembretes ou fazendo os outros repetirem as instruções para eles mostram-se inadequadas à medida que o problema piora. Podem se esquecer dos compromissos. Podem se esquecer de pagar contas ou pagar as mesmas contas mais de uma vez. Podem se esquecer de que têm comida sendo preparada no fogão e terminar com as refeições queimadas. Inteirar-se e se lembrar de novas informações torna-se um problema real.

A pessoa com DA, em geral, tem dias bons e ruins ou momentos bons e ruins em um determinado dia. Pode se lembrar de algumas coisas e se esquecer de outras dentro da mesma hora. Ann Davidson escreve em suas memórias sobre seu marido com DA:

> Julian não consegue se lembrar de que suas cuecas estão na gaveta, mas em geral se lembra de chegar em casa no horário. Não sabe onde estão as tomadas da parede quando tenta usar o aspirador de pó, mas sabe como ir sozinho até a biblioteca. É capaz em algumas áreas, deficiente em outras. Suas habilidades oscilam todos os dias, irritantemente inconsistentes.[5]

Esses altos e baixos podem impedir os outros de juntar as peças do quebra-cabeça.

Há também enorme tendência a negar a realidade de que os problemas crescentes de um ente querido possam ser causados por uma doença irreversível. Os familiares e amigos podem agir como se não houvesse dificuldades, ou minimizar sua importância até a situação finalmente se parecer com o proverbial "elefante no meio da sala" que todo mundo tenta ignorar. Às vezes é preciso ocorrer uma crise antes que os outros acordem para o fato de que algo não está certo: a pessoa se perde quando está dirigindo, os serviços são cortados porque as contas não foram pagas, ocorre um incêndio causado pela comida esquecida no fogão aceso. Em alguns casos, pode ser preciso que um "estranho" reconheça os incidentes aparentemente desconectados como parte de um problema médico, como a DA. É como juntar as peças de um quebra-cabeça. Minhas entrevistas com familiares e amigos de pessoas com DA ilustram esses temas comuns: um padrão de perda de memória na pessoa com DA, associado a reações confusas dos familiares próximos e dos amigos. As citações a seguir foram extraídas de conversas com familiares que foram solicitados a relatar sua tomada de consciência do problema de memória de um ente querido.

George descreveu como percebeu o problema de memória de sua esposa, cerca de quatro anos de seu diagnóstico de DA, aos 76 anos:

> Ela estava tendo problemas para lembrar nomes, o que eu estava achando excessivo, mesmo para uma pessoa idosa. Eu não conseguia aceitar que isso fosse simplesmente o processo natural do envelhecimento. Quando foi entrevistada pelo nosso médico de família, ele disse que não havia nenhum problema e que ela estava perfeitamente normal em todos os aspectos. Então, aceitei a opinião médica e não fiz absolutamente nada a respeito durante bastante tempo.

Fred voltou sua memória para um ano antes de sua esposa receber o diagnóstico de DA, com 62 anos:

> Parece que, no decorrer daquele ano, ela estava se tornando constantemente esquecida das coisas, como não saber onde colocou seus óculos e as chaves do carro. Toda vez que precisava de algo, ela escrevia e grampeava as anotações na alça de sua bolsa. Às vezes tinha quinze ou vinte anotações grampeadas ali. Eu realmente percebi quando procurei os comprimidos que ela devia tomar todos os dias para seu problema de tireoide. Acontece que o vidro estava vazio havia vários meses. Quando eu lhe perguntei se ela havia parado de tomar os comprimidos, ela disse simplesmente que havia esquecido. Aproximadamente na mesma época ela também se demitiu do seu cargo no trabalho porque disse que ele estava exigindo demais da sua memória precária.

Devido a uma história familiar da doença, Lucy explicou que tomou consciência dos seus sinais em sua mãe, cerca de três anos antes de ela ser diagnosticada, aos 77 anos:

> Percebemos que minha mãe começou a esquecer pequenas coisas. Já tínhamos vivenciado isso antes. A irmã de minha mãe sucumbiu ao Alzheimer e o pai de minha mãe também viveu até o estágio bem tardio dessa doença. O esquecimento estava se tornando cada vez mais frequente – coisas simples, como onde ela havia colocado as coisas dentro

de casa. Percebi outro sinal clássico na repetitividade. Também percebemos uma mudança dramática na sua personalidade no decorrer do ano passado – ela não era mais tão expansiva nem aventurosa quanto costumava ser. Então a levamos para ser avaliada por um neurologista, que confirmou o que havíamos suspeitado desde o início.

Robert recordou um evento particular que desencadeou sua consciência da perda da memória recente de sua mãe:

> A primeira vez que percebi um problema real foi depois de sua histerectomia, quando ela estava se recuperando no hospital. Eles queriam treiná-la para andar de um lado para o outro e usar o banheiro em casa. Ela ficou horrorizada ao perceber que não se lembrava de como era o banheiro da sua casa, mas se lembrava de como era o banheiro de uma casa em que morou quando era garota, talvez sessenta anos antes. Conseguia enxergar o passado com muita clareza em sua mente, mas não se lembrava do presente. Achava que estava enlouquecendo. Foi quando percebi que havia algo errado. Eu podia ver que sua mente naquela altura estava muito frágil e que a sedação e outras medicações haviam desencadeado isso. Ela nunca mais foi a mesma. Sei que comecei a manter os olhos mais abertos depois daquela hospitalização.

Mike morava a 1.500 km de distância de sua mãe, viúva de oitenta anos, e só a via duas vezes por ano. Ele refletiu sobre seus sintomas iniciais, seis meses antes do seu diagnóstico:

> Ao telefone, ela parecia ótima, mas quando eu a visitava ela repetia as perguntas muito frequentemente e recordava o passado mais do que o habitual. Descobri que ela não havia pago algumas de suas contas, mas deu algumas desculpas que me levaram a acreditar que havia sido um mero descuido. Quando essas coisas estavam acontecendo, de início eu não fiquei alarmado, mas com o tempo minhas suspeitas aumentaram.

Dorothy lembrou-se de quando percebeu pela primeira vez a perda de memória de sua mãe, cerca de dezoito anos antes do seu diagnóstico: "Ela fazia perguntas cujas respostas eu supunha que ela sabia. Começou a se repetir, especialmente me fazendo a mesma pergunta que havia sido respondida poucos minutos atrás. Achei que era devido à sua velhice.".

Eleanor notou a mudança em seu marido cerca de cinco anos antes de ele ser diagnosticado, aos oitenta anos:

> Estávamos com um grupo de amigos jogando jogos de cartas realmente simples, e ele decidiu que não queria jogar mais. Disse que os jogos eram bobos. Mesmo assim, desconfiei que ele só estava dizendo isso

porque não conseguia mais se lembrar das regras. Ele sempre teve uma excelente memória, mas quando começou rotineiramente a esquecer seus compromissos, eu soube que algo não estava certo. Minha reação inicial foi insistir que ele fizesse um esforço maior para se lembrar. Temo tê-lo feito passar por um período muito infeliz.

Como indicam os exemplos anteriores, os familiares em geral ficam durante algum tempo desconcertados com as dificuldades que percebem em seu ente querido, antes de perceberem que uma doença pode estar progredindo. A maioria das pessoas não age segundo a sua sensação de que algo pode estar errado, ou nega a gravidade do problema. Esperar dois ou três anos antes de buscar uma explicação médica é comum. Os médicos, por sua vez, com frequência não detectam o problema durante um exame superficial ou uma conversa breve. Consequentemente, a maioria das pessoas com sintomas iniciais de DA não recebe uma avaliação completa e um diagnóstico.

Outros sintomas preocupantes

Outros sintomas podem aparecer concomitantemente com a deficiência da memória recente ou se desenvolver ao longo do tempo. Na maioria dos casos, embora esses outros sintomas possam ser os primeiros sinais de DA, o principal problema da perda da memória não fica muito atrás.[6] Essas dificuldades são, em geral, leves nos estágios iniciais, mas representam claramente uma despedida do nível de funcionamento intelectual ou do comportamento da pessoa afetada. A Tabela 2.1 resume os sintomas mais comuns nos estágios iniciais da DA.

Sempre presentes
Deficiência da memória recente
Um ou mais sintomas às vezes presentes
Dificuldade de raciocínio
Desorientação
Dificuldade com a linguagem
Concentração deficiente
Dificuldade com as relações espaciais
Julgamento deficiente
Alterações não cognitivas ou comportamentais
Mudanças na personalidade
Pensamento alucinatório
Alterações na sexualidade
Coordenação diminuída
Diminuição ou perda do sentido do olfato

TABELA 2.1   Sintomas presentes nos estágios iniciais da doença de Alzheimer

Um ou mais sintomas às vezes presentes

Além da perda persistente da memória recente, um ou mais sintomas comuns da DA às vezes podem surgir nos estágios iniciais. Estes incluem dificuldades ocasionais ou regulares com o raciocínio, a orientação, a linguagem, a concentração, as relações espaciais e o julgamento. O aparecimento desses sintomas ao longo do tempo varia de pessoa para pessoa, mas todos eles em geral se tornam proeminentes à medida que a doença avança. De início, no entanto, essas dificuldades tendem a ser leves.

Dificuldade de raciocínio

O raciocínio, ou a capacidade para pensar logicamente, em geral é a segunda área afetada pela DA. Essa deficiência comumente afeta a capacidade da pessoa de entender ou resolver problemas práticos. Como outros sintomas nos estágios iniciais da DA, esse também vem e vai. A pessoa afetada pode ficar desconcertada se estiver diante de uma tarefa que envolva uma série de etapas, como lidar com dinheiro, realizar cálculos, preparar uma refeição, dirigir um carro ou usar aparelhos e utensílios domésticos. Gloria explicou que seu marido sempre foi jeitoso com as coisas de casa, mas certo dia ficou aturdido quando enfrentava uma tarefa relativamente simples:

> A primeira vez que realmente comecei a perceber que havia um problema foi certo dia em que ele tentava instalar uma tela na porta. Ele ficou ali parado com a tela na mão, olhando para a moldura, e me disse, "Não consigo descobrir como fazer isso.". Então comecei a refletir sobre outras coisas que não pareciam certas. Eu me lembrei que, meses antes, ele também disse que estava tendo dificuldades para controlar o talão de cheques e me pediu para descobrir como fazê-lo. Ele sempre havia cuidado das contas. Essas dificuldades que estava tendo eram instáveis, e por isso acho que fomos nos acostumando com as coisas. Quando ele disse: "Não consigo fazer isto" ou "Não consigo descobrir isso", percebi que eu não estava simplesmente imaginando coisas.

Desorientação

A confusão com relação ao tempo e ao espaço é bastante comum nos estágios iniciais. A pessoa com DA pode ficar confusa e perdida sobre as direções, ou não saber o dia, o mês ou mesmo o ano em que está. Bill contou sobre o primeiro sinal das mudanças na capacidade de sua esposa de circular por sua comunidade:

> Eu percebi primeiro com ela dirigindo. Ela morava em nossa cidade a vida toda e sempre soube se movimentar ali. Certo dia, tinha de ir ao banco e depois à companhia de seguros. No entanto, teve de voltar para casa de-

pois de ir ao banco, porque não sabia como chegar à companhia. Também não conseguia achar onde havia colocado sua bolsa e se esquecia onde havia colocado as coisas. Sua bolsa perdida havia se tornado uma espécie de piada nos últimos quatro anos. Acho que acabei me acostumando com isso, não necessariamente achando que se tratava de Alzheimer.

Letty Tennis escreve em um boletim informativo sobre sua percepção distorcida do tempo:

> O tempo para mim não significa nada. Raramente sei em que dia da semana ou em que data estou. Isso me aborrece muito, mas estamos conseguindo resolvê-lo. George simplesmente diz: "Vamos sair daqui a uma hora; portanto, apronte-se.". Como o tempo para mim não existe, eu cochilo às vezes na minha cadeira e, quando acordo, fico em pânico porque não consigo entender por que estou sozinha em casa – embora seja um dia de trabalho para ele. Fico perambulando pela casa procurando por ele, ou tenho aquela terrível sensação de que sou uma babá e não consigo encontrar as crianças.[7]

Dificuldade com a linguagem

Nos estágios iniciais da DA, as pessoas afetadas não têm tanta dificuldade com a *mecânica* da fala quanto têm com as *regras* da fala que tornam a comunicação verbal efetiva. Elas podem ter dificuldade para encontrar as palavras certas ou lembrar de nomes. Sua capacidade de processar informações pode ficar reduzida, resultando em longas pausas ou lapsos na concentração durante a conversa. A riqueza geral do seu vocabulário pode diminuir, assim como a capacidade para articular pensamentos e sentimentos e para compreender a fala dos outros. (Ver o Capítulo 8 para mais informações sobre as dificuldades de comunicação e para sugestões sobre como lidar com elas.)

As primeiras mudanças que Winnie notou em seu marido foram na sua habilidade de linguagem:

> Não era tanto a sua memória quanto a sua fala. Algumas de suas sentenças eram invertidas. Ele confundia a sequência das palavras. Eu estava ficando frustrada e então marquei uma consulta com um neurologista, achando que ele talvez tivesse tido um miniderrame ou algo assim. Ele foi examinado, mas de início todos os testes estavam normais. Outro ano se passou antes de seu médico concordar que seu problema de memória havia progredido e sua coordenação havia começado a diminuir um pouquinho. Só então o médico disse que ele tinha Alzheimer.

Concentração deficiente

Nos primeiros estágios da DA, a capacidade de concentração ou de prestar atenção da pessoa afetada pode diminuir. Essa dificuldade pode se manifestar na leitura, com pouca ou nenhuma compreensão, ou em ser incapaz de acompanhar uma conversa. Um indivíduo pode reagir mais lentamente do que o usual às situações do dia a dia. Richard notou que sua esposa com frequência comentava sobre sua crescente dificuldade nas conversas: "Às vezes, durante a conversa, ela está falando e então ocorria um lapso na conversa e ela dizia: 'Uau! O trem descarrilhou! Sobre o que estávamos falando?'".

Dificuldade com as relações espaciais

O olho humano depende do cérebro para organizar e interpretar o que está sendo visto. Julgar distâncias e reconhecer pessoas ou objetos familiares são coisas às vezes difíceis para uma pessoa nos estágios iniciais da DA. Na verdade, o cérebro distorce as imagens visuais. Esse fenômeno, conhecido como "agnosia", é um primeiro sintoma pouco comum nos estágios iniciais da DA.[8] As histórias que se seguem, contadas por dois cônjuges, destacam como uma dificuldade com as relações espaciais anuncia outros sintomas.

Frances lembrou que seu marido foi o primeiro a perceber as mudanças que estavam ocorrendo em sua percepção de profundidade:

> Ele dizia que estava tropeçando na escada porque estava tendo dificuldade para determinar o espaço entre os degraus. Era como se os degraus estivessem se fundindo. Também se queixava de que as palavras pareciam se misturar nas páginas impressas. Ele via as coisas à distância e interpretava grosseiramente sua aparência. É claro que, de início, achamos que o problema fosse seus olhos, mas o oftalmologista disse que seus olhos estavam ótimos. Pouco tempo depois surgiu o problema da memória. Mais uma vez, ele também foi o primeiro a perceber!

Don descreveu os sintomas iniciais de sua esposa, como dificuldade em julgar distâncias quando estava dirigindo, com outros sintomas subsequentes.

> Cerca de três anos atrás, ela foi envolvida em um acidente de carro em uma estrada que era larga o suficiente para oito caminhões andando lado a lado, mas mesmo assim bateu em um carro estacionado. Percebi que alguma coisa não estava normal quando ela teve mais duas batidas no para-choque. Depois disso, não houve realmente nada até a última primavera, quando notei que ela estava esquecida, largando as bolsas, não pegando os recados, e não estava tão cuidada na sua aparência. Nada drástico, mas algo estava diferente. Além disso, as pessoas que não a viam frequentemente me perguntavam o que havia de errado com ela. Diziam que ela não era a mesma pessoa – não estava expansiva ou

fluente em sua fala, em seus movimentos e em seu raciocínio. Acho que foi o fato de outras pessoas me falarem que minha esposa havia mudado que me fez tomar consciência de que ela estava tendo esses problemas.

Julgamento deficiente

Tomar decisões firmes depende até certo ponto da memória, mas também requer lógica e raciocínio. Distorções no processo do pensamento podem conduzir uma pessoa com DA a tomar decisões inadequadas, mesmo que possa acreditar estar fazendo uma escolha correta. Por exemplo, um homem nos estágios iniciais da DA comprou impulsivamente um dispendioso carro novo, mesmo não tendo condições financeiras para isso. Em outro caso, uma mulher entregou a maioria das suas economias a um vizinho inescrupuloso. Outra mulher com DA aumentou o termostato da sua casa para 30° C e o calor intenso quase a matou.

Alterações não cognitivas ou comportamentais

Além das deficiências intelectuais anteriormente descritas, alguns outros sintomas podem estar presentes de vez em quando ou regularmente. Estes incluem uma série de mudanças de personalidade, alucinações, na sexualidade, na coordenação física e no sentido do olfato. Mais uma vez, nem todos os acometidos da doença têm esses sintomas. Eles tendem a aparecer ocasionalmente nos estágios iniciais e se tornam mais comuns nos estágios tardios da doença, mas a frequência e a gravidade desses sintomas variam de pessoa para pessoa.

Mudanças na personalidade

As mudanças na personalidade raramente são dramáticas nos estágios iniciais da DA. Entretanto, a pessoa afetada pode de certa maneira não parecer o que era antes. A mudança mais notável é em geral a diminuição da energia ou a falta de iniciativa. Pessoas que são normalmente ativas podem se tornar passivas, pessoas assertivas podem começar a ceder aos outros. As pessoas nos estágios iniciais da DA podem exibir uma falta de interesse nas pessoas e nas atividades que previamente desfrutavam, como reuniões familiares, eventos sociais e *hobbies*. Essas mudanças no humor e no comportamento são com frequência mal interpretadas como um sintoma de depressão. Embora os sintomas de DA e depressão possam ocorrer ao mesmo tempo, de modo geral uma perda de iniciativa pode ser causada apenas pela DA e por não responder a tratamento com antidepressivos. Luke contou sobre a transformação em sua esposa depois que se mudaram para outro estado: "Quando chegamos lá, ela sofreu uma transformação completa em sua personalidade. Era normalmente expansiva e curiosa, mas se tornou uma reclusa. Não ia a lugar algum sem mim. Depois de algum tempo, a confusão e os problemas de memória se instalaram.".

Algumas pessoas com DA podem se tornar autocentradas e ignorar os sentimentos dos outros. Essa insensibilidade pode ser ofensiva aos outros, a menos que seja corretamente interpretada como um sinal da doença. Judy, de início, se preocupou com seu casamento supondo que ele estava se deteriorando por causa da mudança na personalidade do seu marido:

> Ele não parecia mais interessado em mim, o que era algo totalmente atípico nele. Tornou-se cada vez mais ensimesmado, a ponto de eu achar que ele não se importava comigo ou, aliás, com ninguém mais. Eu estava começando a achar que o nosso casamento estava à beira de uma crise, pela primeira vez em 49 anos.

Algumas pessoas com DA podem se tornar menos inibidas em sua fala e em seu comportamento. Alguém que pode ter sido calmo e paciente no passado pode agora parecer irritadiço. Do mesmo modo, alguém conhecido como passivo e quieto pode se tornar dogmático e desembaraçado. Impulsos previamente contidos podem não ser mais totalmente controlados. Por exemplo, uma filha se queixou de que sua mãe, que tinha DA, sempre foi "formal e adequada", mas havia desenvolvido um padrão de se expressar de uma maneira ofensiva: "Minha mãe nunca usou uma linguagem grosseira no passado, mas agora está soltando tudo sem nenhum sinal de constrangimento. Ela consegue falar uma série de palavrões, o que pode ser muito embaraçoso. Às vezes chega a ser cômico.".

Às vezes, portadores de DA podem expressar um grau surpreendente de irritabilidade ou até mesmo agressão direta contra outras pessoas, especialmente os entes queridos. Esses comportamentos preocupantes comumente se originam por se sentirem fatigados, oprimidos ou frustrados. É importante que você se lembre de que as explosões verbais ou físicas são sintomas da doença e não devem ser interpretadas como ataques pessoais. Há quase sempre uma causa subjacente que desencadeia essas ocorrências desagradáveis. Para a pessoa com DA, comentários e atos hostis podem ser meios de autodefesa em resposta a situações que ela percebe como ameaçadoras ou à própria confusão provocada pela doença. Pode exigir um trabalho de detetive da sua parte para descobrir o que desencadeia o comportamento antissocial e como minimizá-lo ou evitar que aconteça novamente.

Pensamento alucinatório

As alucinações se referem a crenças falsas e arraigadas. Na DA, elas em geral assumem a forma de alegações, como infidelidade, exploração financeira e ofensas pessoais similares contra outras pessoas próximas ao portador de Alzheimer. O pensamento alucinatório é, na verdade, raro nos estágios iniciais da DA e está tipicamente associado à perda da memória recente.[9] As alucinações podem parecer tão irracionais e inusitadas que estimulam os familiares a buscar uma explicação médica. Peter notou que sua esposa ficou convencida de que ele estava tendo um caso extraconjugal, apesar de todas as evidências em contrário:

> Ela começou a me acusar de infidelidade – pela primeira vez em 52 anos de casamento! Dizia que quando eu a deixava sozinha, estava com outra mulher. Era completamente absurdo, mas ela se tornou terrivelmente ciumenta e desconfiada. Todos os meus esforços para tranquilizá-la não ajudavam. Só mais tarde entendi que esse comportamento era um sintoma da doença.

Em outro caso, a sogra de Joan acusou-a de roubar algumas de suas roupas:

> Era ridículo imaginar que eu estivesse interessada em suas roupas. Ela aparentemente não se lembrava de onde havia guardado algumas de suas coisas e, por alguma estranha razão, decidiu me responsabilizar. Estava convencida de que eu era a culpada. Suas acusações contínuas realmente tensionaram nosso relacionamento durante algum tempo.

Alterações na sexualidade

A sexualidade saudável depende de vários fatores físicos e psicológicos complexos relacionados ao cérebro, e há algumas evidências de que a disfunção sexual pode ser comum nos estágios iniciais da DA.[10] A excitação sexual diminuída é provavelmente a questão mais importante. Os homens podem ter dificuldade para conseguir ou manter uma ereção, enquanto as mulheres podem experimentar ausência de lubrificação vaginal. Não se sabe ainda se esses problemas estão relacionados à deterioração nos circuitos cerebrais que afetam a excitação sexual ou se são uma reação psicológica a outras alterações no cérebro devidas à DA. Maria descreveu as dificuldades sexuais de seu marido: "Ele queria fazer sexo, mas não conseguia manter uma ereção. Depois de algum tempo, desistimos de tentar e eu achei que talvez fosse minha culpa. Isso aconteceu mais ou menos na mesma época em que comecei a perceber seu problema de memória.".

Na verdade, o interesse sexual pode às vezes aumentar nos estágios iniciais da doença. Josephine explicou a mudança no impulso sexual de seu marido:

> Sempre tivemos um relacionamento próximo e amoroso, mas ele se tornou ainda mais amoroso depois que, de repente, se aposentou. Mais tarde descobri que sua aposentadoria estava ligada ao declínio do seu desempenho no trabalho. Logo depois comecei a perceber seus problemas de memória e raciocínio. Embora seu cérebro estivesse falhando, seu apetite sexual aumentava!

Por constrangimento, muitas pessoas afetadas infelizmente nunca lidam com essas alterações sexuais. Os casamentos podem passar por esse sofrimento em virtude dessa questão sensível, e os cônjuges podem se afastar um do outro ou entrar em conflito. Os parceiros das pessoas com DA devem reconhecer que as alterações no funcionamento sexual não são necessariamente um sinal de problemas no relacionamento. Em vez disso, um impulso sexual diminuído ou aumentado deve ser visto dentro do contexto de outros sintomas associados à DA e é necessário discuti-lo abertamente.

Coordenação diminuída

Embora a mobilidade e outras funções físicas, em geral, permaneçam inalteradas nos estágios iniciais, às vezes uma pessoa com DA pode andar com mais cautela ou mais devagar que o habitual, ou ter dificuldade para se levantar de uma cadeira ou para sair da cama. A maioria das pessoas com DA tem pequenas dificuldades com funções motoras complexas e finas, envolvendo coordenação olho-mão e movimentos rápidos da mão,[11] o que pode manifestar-se em uma escrita à mão ilegível ou dificuldades no uso de utensílios ou ferramentas. Essa deficiência motora pode também influenciar a capacidade de dirigir um carro com segurança. Ainda não está totalmente esclarecido o modo como a DA danifica alguns nervos e músculos, embora a maioria das habilidades físicas da pessoa afetada permaneça intacta.

Diminuição ou perda do sentido do olfato

Há também fortes evidências de que as pessoas com DA tendem a perder o sentido do olfato.[12] Este *deficit* sensorial em si não é indicativo da doença, pois pode ser causado por muitos outros fatores. Não obstante, uma perda do sentido do olfato deve ser encarada como outro sintoma potencial de DA.

∞

Os estágios iniciais da DA são caracterizados principalmente pela perda da memória recente, mas podem vir acompanhados de outros sintomas. Os entes queridos podem perceber essas mudanças sutis, mas é normal que passem despercebidas. À medida que a doença avança, incidentes aparentemente desconectados de esquecimento e outros sinais de advertência de disfunção cerebral começam a formar um quadro preocupante. Você e outros que são próximos da pessoa com DA devem reconhecer as mudanças preocupantes e admitir que provavelmente se está desenvolvendo um problema médico. Em prol de todos os envolvidos, são indicados diagnóstico, tratamento e planejamento adequados.

Um médico experiente é a melhor pessoa para encontrar as várias peças do quebra-cabeça e ajudá-lo nos próximos passos. Sua função nessa conjuntura é se certificar de que o médico conheça todos os sintomas e realize uma avaliação completa.

Uma vez feito o diagnóstico, podem surgir dúvidas sobre a causa ou causas básicas da doença. Embora até agora os pesquisadores não tenham identificado um único culpado, eu examino várias possibilidades no Capítulo 3. Entender as origens da DA evidentemente tem implicações para o tratamento e a prevenção – tema do Capítulo 4.

Capítulo 3

Fatores de risco para o desenvolvimento da doença de Alzheimer

Feliz daquele que consegue entender a causa das coisas.
Virgílio

Para tratar ou prevenir uma doença, é proveitoso identificar suas causas básicas. Como os esforços de pesquisa intensivos começaram no fim da década de 1970, têm surgido inúmeras teorias sobre as causas básicas da DA. Toxinas ambientais, genética e vírus são algumas das suspeitas. Mas os pesquisadores têm se frustrado em seus esforços para entender os mecanismos biológicos básicos que conduzem à DA, e ainda não foi identificada uma causa isolada para essa enfermidade. Há um consenso entre os cientistas de que a DA provavelmente tem muitas causas complexas e relacionadas, similares a outras doenças importantes, como doença cardíaca, câncer e derrame cerebral. Neste capítulo, resumo os principais achados científicos sobre as causas potenciais da DA e termino examinando o papel da depressão na doença.

Identificando os fatores de risco

As circunstâncias que colocam uma pessoa em risco de desenvolver doenças são referidas como "fatores de risco" ou "fatores de susceptibilidade". Um fator de risco comum para a aquisição de muitas doenças é a exposição a toxinas ambientais. Por exemplo, sabe-se bem que inalar fumaça de cigarro aumenta o risco de contrair doenças pulmonares e/ou cardíacas. Pressão arterial elevada, altos níveis de colesterol e obesidade aumentam significativamente as chances de uma pessoa desenvolver doença cardíaca. A identificação desses fatores de risco nas últimas décadas conduziu a importantes avanços na prevenção e no tratamento de doença cardíaca.

Outro fator de risco comum para o desenvolvimento de doenças envolve a genética. Alguns genes defeituosos ou mutações genéticas podem ser a causa direta de doenças, enquanto outros aumentam a susceptibilidade para contraí-las.

Por exemplo, transtornos hereditários como fibrose cística e anemia falciforme são causados pela transmissão de genes específicos de pais para filhos. Muitos desses transtornos genéticos são facilmente identificados através da composição genética da pessoa, ou DNA. E, embora poucas doenças apresentem um risco de 100% de serem transmitidas de mãe ou pai afetado para seus filhos, uma susceptibilidade ou vulnerabilidade genética pode estar presente na grande maioria das doenças. Em outras palavras, a genética pode desempenhar um papel parcial no desenvolvimento da maioria das doenças, mas raramente parece desempenhar um papel absolutamente causativo. Boa parte das doenças crônicas, incluindo a DA, é provavelmente causada por uma interação complexa de fatores de risco genéticos e ambientais.

Feliz ou infelizmente, herdamos um conjunto de genes tanto de nossa mãe quanto de nosso pai que podem nos proteger ou nos colocar em risco de desenvolver algumas doenças. Os avanços no entendimento da genética humana podem finalmente conduzir a maneiras de bloquear a ação de genes defeituosos e promover drogas que imitem os genes com efeitos protetores. Enquanto isso, continua a busca por fatores no ambiente que nos colocam em risco com relação a algumas doenças, incluindo a DA, para que possamos modificar nossos estilos de vida e evitar essas doenças. Se fatores de risco reversíveis puderem ser identificados, poderemos descobrir pistas sobre medidas preventivas e melhores tratamentos. Estamos apenas começando a entender os fatores de risco para a DA. Os achados motivadores das pesquisas até agora realizadas destacam a importância de um maior investimento para que possam ocorrer investigações científicas mais intensivas.

Fatores de risco definitivos

Embora os pesquisadores já tenham identificado vários fatores que aumentam definitivamente o risco de uma pessoa desenvolver DA, nenhum deles pode ser alterado, pelo menos não ainda. Espera-se que a identificação de outros fatores possa ajudar a reduzir o risco do desenvolvimento da DA. O que era conhecido no passado sobre a natureza e a progressão da DA foi baseado principalmente naqueles casos graves que em geral chamam a atenção dos médicos e de outros profissionais que trabalham em centros de atenção à saúde. Entretanto, o entendimento mais completo da doença exige que se observe mais de perto todo o conjunto de pessoas afetadas pela DA, que podem viver na comunidade de forma independente ou com a ajuda dos outros. Nos últimos vinte anos, grandes estudos populacionais conduzidos nos Estados Unidos, na Europa e no Japão foram úteis em lançar luz sobre os fatores de risco para a doença. A Tabela 3.1 lista os fatores de risco atualmente conhecidos para a DA; outros fatores possíveis serão tratados mais adiante.

Idade avançada
História familiar de DA/Genética
Síndrome de Down
História de trauma craniano
Baixo *status* educacional e ocupacional

TABELA 3.1   Fatores de risco definitivos para a doença de Alzheimer

Idade avançada

Como muitos estudos têm confirmado, há uma chance aumentada de contrair DA quando envelhecemos. Em um estudo de base comunitária respeitado e conduzido com moradores de East Boston na década de 1980, os pesquisadores da Faculdade de Medicina de Harvard descobriram que 3% daqueles entre 65 e 74 anos satisfazem os critérios para provável DA; no grupo daqueles entre 75 e 84 anos, quase 19% mostraram sinais da doença; e naqueles com mais de 85 anos, 47% tinham sintomas de DA.[1] Na verdade, o risco de adquirir DA duplica mais ou menos a cada cinco anos após os 65 anos.

Tendo por base estudos confiáveis, atualmente estima-se que quase 5 milhões de americanos têm a doença.[2] A Organização Mundial da Saúde (OMS) acredita que 37 milhões de pessoas no mundo todo têm demência.[3] Obviamente, nem todas as pessoas idosas automaticamente desenvolvem DA e, portanto, outros fatores de risco têm um papel no surgimento da doença.

História familiar da DA/Genética

Como acontece com outras doenças importantes, como problemas no coração, câncer e derrame cerebral, outro fator de risco para a DA é ter um parente sanguíneo de primeiro grau com a doença, como pai, mãe, irmão ou irmã.[4] Embora ter uma história familiar da doença não signifique que uma pessoa esteja destinada a desenvolvê-la, fatores hereditários podem aumentar as chances da pessoa, ou seja, lhe dão uma predisposição genética. Está bem estabelecido que aqueles que têm um parente sanguíneo de primeiro grau com a doença têm uma probabilidade de desenvolver DA uma vez e meia a duas vezes maior do que aqueles sem um histórico da doença. Mais uma vez, embora o risco seja aumentado quando há uma história familiar de DA, ainda não há a certeza quanto ao desenvolvimento da doença.

No entanto, em um número muito pequeno de casos há um vínculo genético definido nas famílias cujos membros desenvolvem a doença na meia-idade. Essa forma rara da doença é referida como DA Familiar, ou a forma "início precoce" herdada da DA. Essa variação da doença tem sido associada a mutações genéticas nos cromossomos 1, 14 e 21.[5] Uma mutação é passada de uma geração para outra, mais ou menos da mesma maneira que em outras doenças genéticas, como fibrose cística e doença de Huntington, e essas mutações genéticas realmente causam a doença. No Capítulo 2, declarei que não há teste diagnóstico infalível para a DA. Esses casos raros envolvendo uma das três mutações genéticas ligadas à DA Familiar, para as quais existe teste genético, são uma exceção a essa regra. No entanto, muitas questões éticas e legais são levantadas pela perspectiva da testagem preditiva de uma doença que ainda não é considerada evitável.[6] Dadas as sérias implicações dos testes genéticos, recomenda-se o aconselhamento com um profissional qualificado tanto antes quanto depois da realização do teste.

As pessoas com menos de 65 anos representam uma minoria muito pequena do número total de pessoas com DA, provavelmente menos de 1%. Na maioria desses casos, não há mutação genética conhecida. Vários membros da mesma geração dentro de uma família podem ser portadores da DA, ou apenas um membro pode ser afetado. Como a doença é transmitida em uma família através de mutações ainda não identificadas ou por que ela pode afetar apenas uma pessoa em uma família são questões até agora não esclarecidas. Evidentemente, a hereditariedade por si só não explica a(s) causa(s) da doença. Embora haja uma evidência crescente de que a hereditariedade desempenha um papel mais importante no desenvolvimento da DA do que outrora se suspeitava, essa doença não é considerada um transtorno realmente genético, exceto na rara forma anteriormente descrita. Aqui, a distinção entre "susceptibilidade" e "certeza" genéticas é fundamental.

A variedade mais comum de DA é a forma de "início tardio", que ocorre entre pessoas acima dos 65 anos, e que até então tem sido ligada a um gene. Em 1993, pesquisadores do Centro Médico da Duke University descobriram que a presença de um gene específico que controla a produção de uma proteína é um fator de risco importante para a DA.[7] Esse gene é encontrado no cromossomo 19. A proteína, conhecida como apolipoproteína, ou ApoE, está envolvida no transporte do colesterol para o sangue. O ApoE aparece em três tipos, e um deles é herdado do pai e da mãe biológicos. As pessoas nascidas com um tipo de gene conhecido como ApoE4 correm um risco mais elevado de adquirir DA do que aquelas nascidas com outros tipos do gene, conhecidos como ApoE2 e ApoE3. Mas, evidentemente, o gene para o ApoE4 não transmite a doença para toda pessoa que o herda. Do mesmo modo, também é de amplo conhecimento que aqueles sem o gene também podem desenvolver DA.

Embora o ApoE4 seja um fator de risco importante para DA, ele é responsável por apenas uma parte das pessoas com a doença.[8] Portanto, outros fatores de risco genéticos e ambientais podem estar em ação. Outros genes de susceptibilidade têm sido relatados em relação à DA, mas até agora apenas o gene ApoE4 foi confirmado como um fator de susceptibilidade. Nos últimos anos, os pesquisadores têm buscado outro gene de susceptibilidade no cromossomo 10.[9] Embora ainda não tenha sido localizado outro gene específico, é bem provável que mais de um gene torne as pessoas idosas mais propensas a desenvolver DA. Está bastante claro que a genética desempenha um papel importante no desenvolvimento da DA.

Avaliar a susceptibilidade à DA pode ser do interesse de pessoas com uma história familiar da doença, e aquelas que estão em maior risco podem optar por tentar medidas preventivas. Entretanto, embora já esteja disponível um teste sanguíneo para a determinação do tipo de ApoE de uma pessoa, essa informação não pode avaliar com precisão o risco ou a susceptibilidade e, por isso, tem um valor muito limitado. A Associação de Alzheimer, assim como várias sociedades médicas, ainda não recomendou nenhum teste como preditor ou diagnosticador preciso da forma de início tardio da DA.[10] Até agora, o teste sanguíneo ApoE e outros meios para comprovação diagnóstica são considerados instrumentos para os pesquisadores, mas não testes diagnósticos válidos.

Por fim, os avanços tecnológicos podem possibilitar, com grande precisão, a determinação do risco de uma pessoa desenvolver DA e uma série de outras doenças. Entretanto, qualquer teste biológico realmente preditivo está sujeito a criar dilemas para aqueles que são susceptíveis, pois atualmente não há nenhum meio efetivo para prevenir a DA. Seria de algum proveito saber que a DA está no futuro da pessoa, talvez daqui a muitas décadas? Será que o conhecimento prévio da doença afetaria as escolhas sobre casamento, filhos e carreira? Seria possível obter um seguro de saúde a longo prazo se houvesse uma grande probabilidade desse cuidado vir a ser necessário no futuro? Essas questões já são enfrentadas por muitas famílias com transtornos hereditários conhecidos. Contudo, os avanços nos testes preditivos levantam questões profundas, e o progresso científico pode logo ultrapassar a capacidade da sociedade para chegar a respostas satisfatórias.

Os estudos genéticos que estão sendo atualmente conduzidos nos centros de pesquisa do mundo todo podem finalmente identificar genes adicionais que desempenham um papel no desenvolvimento da DA. O gigantesco Projeto Genoma Humano, patrocinado pelo governo dos Estados Unidos, catalogou com sucesso todo o complemento do DNA dos genes humanos. Projetos relacionados podem produzir outros indícios sobre as origens genéticas da DA. Localizar genes vinculados à DA pode teoricamente ter como objetivo o desenvolvimento de tratamentos baseados em genes ou drogas. Em teoria, as pessoas em alto risco podem ser identificadas antes que os sintomas da DA se desenvolvam, em um esforço para adiar ou evitar seu início. Atualmente, o progresso rumo a esses ambiciosos objetivos está apenas começando e são altas as expectativas de grandes avanços no futuro.

Síndrome de Down

Outro fator de risco genético está relacionado às pessoas com síndrome de Down, uma forma de retardo mental ligada ao cromossomo 21. Quando seus cérebros são examinados sob um microscópio em uma autópsia, virtualmente todas as pessoas de meia-idade com síndrome de Down exibem alterações no tecido cerebral compatíveis com DA.[11] No entanto, por razões até hoje desconhecidas, nem todas as pessoas com síndrome de Down manifestam os sintomas clássicos de DA durante seu tempo de vida, embora a prevalência da doença aumente significativamente após os quarenta anos.[12] Em outras palavras, a expressão dos sintomas de DA entre as pessoas com síndrome de Down é substancialmente menor do que seria esperado, dada a alta prevalência de DA confirmada em autópsia. As razões dessa discrepância ainda não estão totalmente esclarecidas.

História de traumatismo craniano

Um fator que apresenta um risco real de desenvolvimento da DA é uma história de traumatismo craniano. É bem sabido que os boxeadores profissionais que sofrem repetidos golpes na cabeça correm um alto risco de apresentar deficiências em sua memória, linguagem e outras funções cerebrais. Vários estudos também têm mostrado que sofrer um golpe forte na cabeça, resultando em perda de consciência, aumenta o risco de desenvolver DA mais tarde na vida.[13] Também tem sido comprovado que até mesmo uma lesão craniana de menor importância ocorrida no início da vida pode ter um efeito duradouro que predispõe uma pessoa à DA tardia.[14] Ainda não foi claramente definida a dimensão do risco provocado por essa lesão, mas uma história de traumatismo craniano constitui um risco definitivo para o desenvolvimento de DA.

Baixo status *educacional e ocupacional*

Uma área de estudo importante diz respeito à relação entre o risco de DA e o nível de educação e ocupação da pessoa. Há atualmente evidências convincentes de que as pessoas com baixo *status* educacional e ocupacional correm um risco maior de desenvolver DA do que a população em geral.[15] Inversamente, aquelas com alto *status* educacional e ocupacional podem correr um risco menor de desenvolver DA.

Várias explicações têm sido apresentadas sobre até que ponto a educação e a ocupação desempenham um papel no desenvolvimento da DA. Em primeiro lugar, as pessoas com educação superior têm um desempenho melhor nos testes de habilidade intelectual do que as demais, e não são facilmente identificadas com sintomas de DA. Em segundo lugar, níveis de educação mais elevados podem de algum modo aumentar o número de conexões entre as células cerebrais, reduzindo as manifestações da doença em indivíduos suscetíveis. Como a educação e a ocupação estão ligadas ao *status* socioeconômico, outros fatores de estilo de vida, como dieta e consumo de cigarros, devem certamente ser considerados. Além disso, como a educação formal ocorre principalmente no início da vida, o papel do desenvolvimento infantil não pode ser negligenciado na determinação do risco de doença subsequente. Mas só após a realização de pesquisas adicionais será possível saber se os baixos níveis de educação ou ocupação são fatores de risco reais ou se indicam outros fatores associados à doença.

Estudos relacionados à educação e à ocupação sugerem que as pessoas que sobrecarregam seus cérebros durante suas vidas podem reduzir seu risco de desenvolver DA. Mas o fato de as pessoas com intelectos brilhantes poderem desenvolver DA demonstra que elas não estão imunes à doença. Exemplos excelentes incluem os renomados artistas Norman Rockwell e Dame Iris Murdoch. Continua dependente de comprovação se o alto *status* educacional e profissional pode realmente proteger até certo ponto contra a DA e, inversamente, se o *baixo* status educacional e profissional pode aumentar o risco de desenvolver a doença.

∞

Em suma, há muitos fatores definitivamente associados a um risco maior de se desenvolver DA, tais como idade avançada, história familiar, genética, traumatismo craniano e baixo *status* educacional e ocupacional. Os pesquisadores continuam a procurar outros fatores de risco que podem ser modificados para podermos diminuir ou eliminar o risco do desenvolvimento da DA.

Fatores de risco possíveis

Os fatores de risco possíveis (ver a Tabela 3.2) são aqueles suspeitos de estarem de algum modo ligados à DA, mas que ainda não foi comprovado terem uma associação compatível com a doença. Mais pesquisas são necessárias para esclarecer o seu papel, pois ainda não foram realizados estudos profundos sobre esses possíveis fatores. Há uma especulação considerável sobre se esses fatores influenciam muito ou pouco o desenvolvimento da DA. Não obstante, a identificação de apenas um fator que poderia ser modificado para reduzir o risco de se desenvolver DA teria enormes implicações. Por exemplo, se houvesse a certeza de que um determinado alimento ou substância química aumenta o risco de desenvolvimento da doença, eles poderiam ser evitados e o número de pessoas com DA poderia ser substancialmente reduzido.

Sexo feminino
Pequenos derrames ou doença vascular cerebral
Doença de Parkinson
Raça e etnia
Toxinas ambientais
Dieta
Falta de exercício
Colesterol alto
Estresse
Depressão antes do início da DA

TABELA 3.2 Fatores de risco possíveis para a doença de Alzheimer

Sexo feminino

Um fator de risco possível para o desenvolvimento da DA é inato: ser mulher. É fato que a grande maioria das pessoas com DA são mulheres. É claro que as mulheres tendem a viver mais tempo que os homens, e a doença está fortemente relacionada à idade avançada. Entretanto, alguns estudos têm mostrado que, mesmo levando-se em conta a longevidade, as mulheres ainda têm uma chance maior do que os homens de desenvolver DA.[16] Há especulação entre os pesquisadores com relação a essa disparidade. Uma teoria é que os níveis reduzidos de estrógeno quando as mulheres envelhecem podem estar de algum modo relacionados a uma maior susceptibilidade à DA. Mas é evidente que essa parte natural do processo de envelhecimento não é a única razão de as mulheres terem uma maior probabilidade do que os homens de correr o risco de desenvolver DA.

Pequenos derrames ou doença vascular cerebral

Outro fator de risco possível está relacionado a minúsculos derrames ou infartos no cérebro. Vários estudos, que examinaram escaneamentos cerebrais ou tecido cerebral após a morte, sugerem que um pequeno número de infartos cerebrais pode aumentar a probabilidade de as pessoas apresentarem os sintomas da DA. Por exemplo, em um grande estudo realizado com freiras católicas americanas, aquelas que sofreram derrames minúsculos correram um risco muito maior de desenvolver sintomas de DA durante seu tempo de vida do que aquelas que não tiveram esse tipo de dano cerebral.[17] Esse achado foi importantíssimo, pois os derrames associados aos pequenos vasos sanguíneos do cérebro são potencialmente tratáveis e preveníveis. Achados adicionais desse estudo e de estudos similares devem produzir resultados mais definitivos no futuro próximo sobre o papel que pequenos derrames representam no desenvolvimento de DA. Neste ínterim, devem ser tomadas medidas para prevenir derrames, tais como manter a pressão arterial sob controle e evitar o cigarro; um médico deve ser consultado sobre medidas adicionais.

Doença de Parkinson

Outra condição médica que parece constituir um risco para o desenvolvimento da DA é a doença de Parkinson, um transtorno neurológico que prejudica o movimento das mãos, braços e pernas. Entre 20 e 30% das pessoas com doença de Parkinson desenvolvem sintomas de DA, em geral nos estágios tardios da doença.[18] Do mesmo modo, a maioria das pessoas nos estágios tardios de DA desenvolve alguns sintomas da doença de Parkinson. O relacionamento entre essas duas doenças cerebrais ainda não está totalmente esclarecido.

Raça e etnia

A raça e a etnia também têm sido identificadas como fatores de risco possíveis para o desenvolvimento da DA. Um estudo mostrou que os afro-americanos têm um índice de demência cinco vezes maior que os americanos de origem europeia.[19] Um grande estudo populacional conduzido em Nova York na década de 1990 revelou que os afro-americanos e os hispânicos de origem caribenha tinham um risco muito maior de ter DA do que os membros de outros grupos raciais.[20] Nesse estudo, os afro-americanos mostraram uma probabilidade quatro vezes maior do que os americanos de origem europeia de desenvolver DA aos noventa anos, aumento que foi demonstrado não estar relacionado a diferenças nos níveis de educação. Tem sido sugerido que outros fatores genéticos e ambientais podem determinar o índice desproporcional de DA entre esses grupos raciais e étnicos. Essa teoria é corroborada também por vários estudos recentes. Um grande estudo mostrou índices mais elevados de demência entre os homens japoneses que emigraram para o Havaí, quando comparados com aqueles que permaneceram no Japão.[21] Estudos adicionais de larga escala vão esclarecer o papel da raça e da etnia como fatores de risco para a DA e têm implicações para a população em geral.

Toxinas ambientais

Há várias teorias sobre os desencadeantes ambientais da DA, mas nenhum deles foi claramente identificado como agente causativo real. Visto que a ingestão de metais tóxicos como chumbo pode causar lesão cerebral, tem havido uma busca vigorosa de algo no ambiente ou de algo que comemos ou respiramos que possa ser o agente responsável. Durante muitos anos estudou-se intensivamente a relação entre o alumínio e a DA, mas essa não é mais uma consideração importante em virtude das fracas evidências de que o alumínio seja um fator de risco.[22] Outros metais investigados, como o mercúrio encontrado em obturações dentárias, o zinco e o ferro, não mostraram associação significativa com o risco aumentado da DA.[23] Não obstante, ainda pode haver muitas substâncias químicas não identificadas no ambiente que exerçam um papel no desenvolvimento da DA.

Um estudo realizado nos Estados Unidos mostrou um risco aumentado da DA entre pessoas expostas a solventes orgânicos, como benzeno e tolueno.[24] Outro estudo feito no Canadá mostrou um risco aumentado da DA naquelas cujo trabalho as expõem a colas, pesticidas e fertilizantes.[25] Alguns pequenos estudos têm sugerido que a exposição a campos eletromagnéticos podem colocar as pessoas em risco de ter DA.[26] Embora provocativos, seus resultados não são realmente conclusivos e devem ser considerados preliminares. É preciso sempre ter cautela na interpretação desses achados que especificam as causas ou os riscos de se desenvolver DA.

Pesquisas recentes têm sugerido que o consumo de cigarro pode aumentar o risco de desenvolver DA. Um grande estudo realizado por uma equipe de pesquisadores holandeses sugere fortemente que o cigarro é uma causa ambiental no desenvolvimento da DA.[27] Dele participaram mais de 6.800 homens e mulheres com idade superior a 55 anos, e foi constatado que os fumantes tinham uma probabilidade duas vezes maior de desenvolver DA do que os não fumantes. Esse estudo precisa ser refeito antes que conclusões consistentes possam ser extraídas sobre o papel exato do cigarro no aumento do risco de desenvolver DA. Os dados reunidos de quatro grandes estudos europeus também mostraram que o fumo contribui para a perda da memória em pessoas idosas.[28] O papel do cigarro como causa ou contribuição para o desenvolvimento de uma longa lista de doenças, como câncer de pulmão e problemas cardíacos, já foi bem documentado, e talvez a DA possa um dia ser adicionada a essa lista. Entretanto, é preciso registrar que existe controvérsia sobre esse ponto. Alguns estudos têm sugerido que o cigarro pode na verdade proteger contra o desenvolvimento da DA.[29] Os muitos riscos à saúde causados pelo cigarro certamente superam quaisquer benefícios potenciais, mas é teorizado que o benefício protetor do cigarro nesses estudos possivelmente se deve ao possível papel da nicotina na melhora da memória. Consequentemente, o valor da nicotina no tratamento da DA tem recebido a atenção dos pesquisadores.[30]

Dieta

Embora a função da dieta venha recebendo muita atenção em relação a outras doenças, o seu papel potencial no desenvolvimento da DA só recentemente foi objeto de investigação científica. Sabe-se que a deficiência de vitamina causa uma forma rara de demência, mas, diferentemente da demência associada à DA, essa condição pode ser tratada e revertida. Tem sido também sugerido que a alta ingestão de calorias e alimentos gordurosos aumenta o risco de uma pessoa desenvolver DA.[31] Além disso, várias equipes de pesquisadores descobriram que níveis sanguíneos elevados de aminoácido homocisteína e baixos níveis sanguíneos de ácido fólico e outras vitaminas B estão associados a um aumento da susceptibilidade à DA.[32] Esses fatores de risco possíveis são intrigantes e merecem investigação adicional, pois podem ser modificados por dieta e suplementos dietéticos.

Falta de exercício

Outro fator de risco possível e tratável para a DA é a falta de exercício. Uma equipe de pesquisadores relatou que as pessoas com DA se exercitaram menos entre os 20 e os 55 anos do que aqueles que não desenvolveram DA mais tarde na vida; e um estudo canadense mostrou que a atividade física regular estava associada a um risco reduzido da doença de Alzheimer.[33] É lógico supor que os hábitos que fazem parte do nosso estilo de vida, como dieta e exercício, são fundamentais para as condições de saúde que desenvolvemos em idade mais avançada. A DA pode não ser exceção a essa regra geral. Embora se saiba que o exercício é benéfico para o coração e os pulmões, seus efeitos sobre o cérebro ainda não foram provados. Achados preliminares oferecem esperança de que o exercício físico seja um meio bastante simples de adiar ou retardar o início da DA.

Colesterol alto

Relacionados às questões da dieta e do exercício são os achados de pesquisas recentes, os quais apontam que altos níveis de colesterol no sangue também podem ser um fator de risco para a DA.[34] O colesterol alto é comumente conhecido como um fator de risco para doença cardiovascular e pode também se provar um fator de risco tratável para a DA. Dieta adequada, medicações, exercício físico e outras mudanças no estilo de vida podem baixar os níveis de colesterol. Há atualmente muitas pesquisas examinando os possíveis vínculos entre doença cardíaca, derrames cerebrais e DA, para encontrar maneiras de prevenir e tratar essas significativas doenças.

Estresse

O estresse psicológico causado por acontecimentos importantes na vida de um indivíduo, como a morte de um ente querido ou divórcio, é outro fator de risco possível, embora haja controvérsia sobre o relacionamento entre o estresse e a DA. Um grande estudo europeu não mostrou tal associação.[35] Em alguns casos, em que parece que um indivíduo desenvolveu DA logo após uma grande mudança na vida, como a morte de um cônjuge ou a aposentadoria, o exame mais detalhado em geral revela que a pessoa já estava desenvolvendo a doença antes, mas os sintomas não foram reconhecidos ou considerados seriamente. O papel do estresse no desenvolvimento da DA também está sendo investigado entre os veteranos militares que sofrem de uma condição relacionada ao combate conhecida como "transtorno do estresse pós-traumático". Alguns pesquisadores relatam uma química cerebral anormal e funções cerebrais prejudicadas entre esses veteranos.[36] Embora esses achados sejam intrigantes, o possível papel do estresse no desenvolvimento da DA na população em geral ainda não é conhecido.

Depressão antes do início da DA

Outro fator de risco possível para a DA é uma história de depressão, antes do início da doença, na pessoa afetada. Há evidências de que algumas pessoas com DA exibem características depressivas antes de exibirem os sintomas clássicos da doença, como perda da memória recente.[37] Essas pessoas podem fazer queixas vagas sobre falta de energia, perda de interesse ou "não se sentirem adequadas". Seus parentes próximos e amigos podem perceber mudanças sutis na sua personalidade ou no seu comportamento. Entretanto, os testes formais tipicamente não revelam anormalidades importantes em sua memória ou em suas habilidades de raciocínio. Entretanto, após um período de vários anos, sua depressão pode persistir, apesar do tratamento com medicação antidepressiva e/ou terapia. Finalmente, elas manifestam os sintomas mais clássicos da DA. Ainda é preciso esclarecer se a depressão representa ou não um fator de risco real ou um anúncio do início da DA. Como a depressão é bastante comum entre os idosos, e é com frequência confundida com os estágios iniciais da DA, este é um tópico que justifica nova discussão.

Explorando o papel da depressão

Segundo o Instituto Nacional da Saúde (National Institutes of Health), os sintomas depressivos ocorrem em aproximadamente 15% das pessoas acima dos 65 anos, e a depressão maior afeta menos de 3% dos americanos idosos.[38] Os sintomas da depressão podem incluir irritabilidade, crises de choro, apatia, dificuldade de concentração ou de memória, perturbação do sono, fadiga, problemas alimentares (ganho ou perda de peso), diminuição do interesse por atividades agradáveis, incluindo sexo, e sentimentos de inutilidade e desesperança. Como a DA e a depressão compartilham alguns sintomas, às vezes as pessoas com DA são inicialmente mal diagnosticadas. A depressão também pode coexistir com a DA, de acordo com as estimativas que sugerem que de 11 a 50% das pessoas com DA também exibem sinais de depressão.[39] A confusão surge porque algumas pessoas deprimidas mostram sintomas que podem se assemelhar aos estágios iniciais da DA, assim como outras nos estágios iniciais da doença podem também estar deprimidas por causa de suas habilidades prejudicadas. Em qualquer um dos casos, os médicos costumam prescrever medicações antidepressivas. Aquelas cujo problema básico é realmente depressão provavelmente vão experimentar uma melhora em seu humor, assim como em sua memória e em seu raciocínio, enquanto aquelas cujo problema básico é a DA e que não estão deprimidas provavelmente não apresentarão os mesmos resultados.

Há pelo menos duas causas inter-relacionadas de depressão: distúrbio psicológico e alterações biológicas. A depressão é uma reação psicológica normal à perda. Para as pessoas com DA, a perda das habilidades intelectuais ocorre gradualmente. Aquelas com um nível alto de consciência sobre a sua doença podem ficar compreensivelmente deprimidas em virtude dessas perdas. Uma dependência crescente dos outros causada pelas limitações impostas pela DA pode diminuir sua autoestima. Elas podem ficar preocupadas em ser abandonadas, até mesmo por seu dedicado cônjuge. Podem se sentir culpadas com relação à carga a qual elas percebem que a doença impõe aos outros. Podem se sentir alienadas e achar que as pessoas estão tratando-as de maneira diferente. Quer ou não esses pensamentos e sentimentos pareçam racionais, não devem ser considerados com negligência. A experiência subjetiva da doença por parte da pessoa afetada pode ser muito real e dolorosa.

Além de uma reação psicológica às perdas pessoais associadas à DA, a depressão também pode ser causada por alterações químicas no cérebro. É de conhecimento geral que as pessoas com DA têm níveis reduzidos de muitas substâncias químicas, incluindo a serotonina.[40] Sabe-se também que um nível reduzido de serotonina está associado a uma maior depressão. Independentemente da causa básica, todo esforço deve ser feito para aliviar os sintomas de depressão. A decisão de obter uma avaliação e um tratamento para a depressão não deve ser deixada apenas à pessoa com DA. Ao contrário, as pessoas próximas à pessoa afetada com frequência precisam tomar a iniciativa, para que um médico avalie e trate adequadamente o problema.

Há muitas medicações antidepressivas atualmente disponíveis no mercado que são relativamente seguras e eficazes no alívio dos sintomas da depressão. Embora os psiquiatras sejam tradicionalmente consultados para prescrever e monitorar essas medicações, nos últimos anos os médicos de cuidados primários têm se tornado cada vez mais familiarizados com essas medicações. Eles podem se sentir à vontade para tratar seus pacientes deprimidos com uma classe de drogas conhecida como Inibidores Seletivos de Recaptação da Serotonina, ou ISRS, que são destinadas a aumentar o nível de serotonina no cérebro. Os ISRS incluem nomes de marcas como Zoloft, Paxil, Prozac, Luvox e, mais recentemente, Celexa. Em 1998, um grupo de consenso de especialistas americanos recomendou sertralina (Zoloft) e paroxetina (Paxil) como escolhas de primeira linha para o tratamento de depressão em idosos que também têm DA ou uma demência relacionada.[41] Como as reações às drogas variam de pessoa para pessoa, é provável que diferentes tipos de drogas e diferentes dosagens tenham de ser experimentadas antes que se observe melhora. Um médico deve contar com a cooperação da pessoa que está sendo tratada e também daqueles que a observam de perto, para monitorar suas reações ao tratamento. Mais uma vez, embora haja a expectativa de que o humor da pessoa afetada melhore com o tratamento da depressão, em geral não se espera um progresso quanto à deficiência da memória e outras dificuldades causadas pela DA.

Há controvérsias sobre a relevância da terapia individual ou de grupo para pessoas com DA que também estão deprimidas. Como a doença afeta a capacidade para criar e reter novas lembranças, os benefícios derivados da psicoterapia podem ser inexistentes ou limitados. Levar as ideias e os *insights* de uma sessão de terapia para a seguinte é obviamente desafiador para alguém cuja memória está danificada. Até agora não há evidência convincente de que as pessoas com DA e depressão coexistentes se beneficiem da psicoterapia. Apesar da falta de estudos provando os benefícios de terapia de grupo e individual, em alguns casos essa ajuda pode ser benéfica. Se a psicoterapia vai ser útil para um indivíduo com DA, é mais provável que essa ajuda seja mais eficaz nos estágios iniciais da doença do que nos tardios.

∞

A população idosa está aumentando rapidamente e vivendo mais tempo do que jamais antes. Como resultado, está projetado que o número de pessoas com DA vai aumentar dramaticamente nas próximas décadas – a menos que avanços científicos importantes ajudem a controlar esse aumento. Embora o envelhecimento não seja um fator de risco reversível, apesar do que declaram os defensores do "antienvelhecimento", outros fatores podem ser identificados no futuro e que nos permitirão modificar nosso estilo de vida e diminuir o risco de desenvolver a doença. As tentativas de associar a DA com toxinas ambientais, vírus, tipos de personalidade, hábitos de saúde ou estilos de vida têm até agora obtido algum sucesso. Assim como demorou um longo tempo para se identificar alguns hábitos de estilo de vida que influenciam a pessoa com risco de doença cardíaca, o mesmo pode acontecer com a DA. A maioria dos pesquisadores atualmente acredita que a DA é similar a outras doenças comuns, pois ela é causada por fatores inter-relacionados, tanto genéticos quanto ambientais.

É evidente que muitos fatores se cruzam e acionam uma série complexa de eventos dentro do cérebro antes de os sintomas da DA realmente aparecerem. Os pesquisadores estão pouco a pouco penetrando na biologia básica da doença e nos fatores de risco potencialmente reversíveis e tratáveis. Nós sabemos que muitos sistemas químicos cerebrais são afetados de diferentes maneiras na DA, e por isso provavelmente não deve ser encontrada uma cura específica ou "droga mágica". No próximo capítulo, vou discutir as tendências atuais e futuras para o tratamento e a prevenção da doença.

Capítulo 4

Progresso na prevenção e no tratamento da doença de Alzheimer

*Todo problema complexo tem uma
solução simples, clara e equivocada.*
H. L. Mencken

Neste capítulo, vou examinar as opções atuais para o tratamento da DA e também outras que podem se tornar disponíveis no futuro para o tratamento, o adiamento e a prevenção da doença. Embora ainda haja pouco a ser feito para melhorar significamente os sintomas ou retardar a progressão da DA, alguns tratamentos medicamentosos potencialmente úteis tornaram-se disponíveis há pouco tempo ou estão prestes a ser lançados no mercado. Esses incluem drogas antidemência que estão em fases de testes em centros de pesquisa, principalmente na América do Norte, na Europa e no Japão. E, embora ainda não tenham sido comprovadas as afirmações de que algumas ervas e suplementos dietéticos sejam capazes de melhorar a memória, apesar da sua crescente popularidade, alguns remédios alternativos podem também se mostrar benéficos.

Parece que todos os meses a mídia anuncia um estudo recente sobre a DA. Entretanto, a maioria desses estudos não tem aplicabilidade imediata para as pessoas que têm a doença. Por exemplo, apesar das importantes pesquisas recentes sobre a capacidade cerebral para regenerar as células e a respeito de uma potencial vacina contra a DA, ainda é necessário confirmar se esses achados produzem algum benefício real para as pessoas com a doença. Do mesmo modo, os avanços na terapia genética e no transplante celular para as doenças que afetam o cérebro não têm relevância para as pessoas com DA em um futuro próximo. Por isso, devemos ser cautelosos para não nos entusiasmarmos demais com esses relatos preliminares. Entretanto, está começando a haver um progresso real no tratamento da DA.

Atualmente não há drogas antidemência capazes de beneficiar todos que têm DA. Algumas receberam aprovação do governo dos Estados Unidos ou estão sendo consideradas para aprovação pela Food and Drug Administration (FDA). Essas drogas são modestamente benéficas para menos da metade das pessoas que estão nos estágios iniciais e intermediários da DA. Embora seus benefícios sejam em geral de curto prazo, há alguma evidência de que podem ter também efeitos mais duradouros. Como não há como prever quem pode se beneficiar dessas drogas, cada indivíduo com DA que pode se permitir adquiri-las deve provavelmente utilizar uma dessas drogas em uma base experimental para determinar sua eficácia. Do mesmo modo que o prescrito para todas as outras drogas, essas devem ser tomadas sob a supervisão de um médico competente e experiente que pode ajudá-lo a avaliar a segurança e eficácia do tratamento.

A maioria das drogas testadas até agora para a DA representa tentativas de substituir substâncias químicas que são deficientes nos cérebros das pessoas com DA. Essa abordagem segue um modelo utilizado no tratamento da doença de Parkinson, outro transtorno cerebral comum entre pessoas idosas que resulta em movimentos mais lentos, rigidez e tremores. A deficiência de uma substância química chamada dopamina é a principal responsável pelos sintomas de Parkinson. Há vários remédios controlados disponíveis que tentam compensar essa deficiência e, como resultado, as pessoas com doença de Parkinson frequentemente encontram alívio, e às vezes até mesmo uma melhora substancial, dos seus sintomas. O problema da abordagem de uma droga única para tratar a DA é que a doença envolve toda uma série de deficiências nos cérebros das pessoas afetadas. Ainda não foi desenvolvida nenhuma droga específica capaz de repor todas essas substâncias químicas.

Tratamentos atuais

Até agora, após submetidos a testes rigorosos durante muitos anos, só quatro tratamentos medicamentosos para DA foram aprovados pela FDA. Essas drogas antidemência só são disponibilizadas com receita médica. Outras estão em várias fases de testes nos Estados Unidos e em outros países, e sua entrada no mercado é esperada para os próximos anos. A Tabela 4.1 lista as quatro drogas e suas respectivas dosagens recomendadas:

Nome da droga/ Nome comercial	Fabricante	Situação atual	Dosagem recomendada pelo laboratório
Tacrine/Cognex	Parke-Davis	Aprovada em 1994; não mais comercializada ativamente	10 mg quatro vezes ao dia (40 mg/dia); aumentar 40 mg/dia até chegar à dosagem de 40 mg quatro vezes ao dia (160 mg/dia)
Donepezil/Aricep	Eisai, Inc.	Aprovada em 1996	5 mg uma vez ao dia; aumentar depois de quatro a seis semanas para 10 mg uma vez ao dia

Rivastigmina/ Exelon	Novartis Parmaceuticals	Aprovada em 2000	1,5 mg duas vezes ao dia (3 mg/dia); aumentar 3 mg/dia a cada duas semanas até chegar a 6 mg duas vezes ao dia (12 mg/dia)
Galantamina/ Reminyl	Janssen Pharmaceutical Products	Aprovada em 2001	4 mg duas vezes ao dia (8 mg/dia); aumentar 8 mg/dia após quatro semanas para 8 mg duas vezes ao dia (16 mg/dia)

* Informação de fevereiro de 2003.

TABELA 4.1   Tratamentos para a doença de Alzheimer aprovados pela FDA*

Inibidores da colinesterase

Todas as drogas atualmente aprovadas para o tratamento da DA nos Estados Unidos pertencem a uma classe conhecida como inibidores da colinesterase. Essas drogas controladas atuam basicamente retardando ou inibindo o colapso de uma substância química cerebral chamada acetilcolina. Essa classe de drogas visa em essência reproduzir de forma artificial um processo que ocorre naturalmente. As evidências até essa data indicam que todas essas drogas têm efeitos modestos, porém significativos, em quase metade daqueles que estão nos estágios iniciais e intermediários da DA.[1] Os benefícios incluem uma leve melhora, por um período de muitos meses, nas habilidades de linguagem e na capacidade para lidar com tarefas, como cuidar da aparência pessoal. Há evidências de que essas drogas podem ajudar a retardar o esperado índice de declínio da pessoa. Na verdade, elas podem ser equivalentes a "atrasar o relógio" do processo da doença em seis meses, ou até mais em alguns casos.[2] Desse modo, essas drogas prolongam potencialmente a independência da pessoa por um período de tempo maior do que o esperado sem o seu uso. Mais uma vez, repetimos que nem todos reagem favoravelmente a essas drogas, e por isso as expectativas devem ser moderadas.

Os benefícios relatados para essas drogas tendem a ocorrer quando ingeridas doses mais altas, o que também aumenta a probabilidade de efeitos colaterais conhecidos, como diarreia, vômito e náusea. Tendo em vista o potencial para esses efeitos gastrintestinais adversos, a interação com drogas anti-inflamatórias não esteroidais (Aine), como o Advil e o Motrin, deve ser cautelosa, pois essa classe de drogas tanto controladas como de venda livre pode causar problemas similares. (Ver a seção sobre drogas anti-inflamatórias, mais adiante neste capítulo, para mais informações sobre os Aine). Da mesma forma que com qualquer tipo de droga, é requerida monitoração cuidadosa com todos os inibidores da colinesterase. Em virtude de seu potencial para retardar a progressão da DA, essas drogas estão sendo testadas para comprovar se podem adiar o início da doença em pessoas com deficiência cognitiva leve (DCL).

Não há evidências que corroborem a ideia de que combinar essas drogas seria mais benéfico do que usar apenas uma. Além disso, essa combinação pode aumentar a chance de efeitos colaterais indesejados. Talvez seja melhor utilizar uma nova classe de drogas em associação com a atual. Embora um estudo que compare diretamente a atual classe de drogas antidemência possa ser útil na determinação de qual delas é a mais benéfica para um uso prolongado, ainda não foi concluído nada a esse respeito. A única maneira de determinar que droga é mais adequda para uma pessoa em particular é simplesmente por meio da tentativa e do erro. Embora as drogas operem de maneiras similares no cérebro, elas têm propriedades químicas, efeitos colaterais e perfis de segurança diferentes. Indivíduos com DA com frequência reagem diferentemente às drogas, e por isso é importante manter uma mente aberta durante o processo de tentativa e erro. Há evidências de que se uma droga não for eficaz ou bem tolerada, mudar para outra pode ser benéfico.[3]

Quais são os benefícios práticos das drogas antidemência atualmente disponíveis? Mais uma vez, repito que metade das pessoas nos estágios iniciais e intermediários da DA que as utilizam responde favoravelmente, pelo menos durante algum tempo, quer em termos de melhora, quer em relação à estabilidade. Melhoras na memória, no raciocínio e na concentração são as mudanças positivas mais frequentemente relatadas. Os familiares relatam que as pessoas afetadas muitas vezes parecem mais espertas ou mais atentas durante o tratamento com medicamentos. A capacidade da pessoa para recordar eventos recentes e para realizar os cuidados pessoais e as tarefas domésticas pode também melhorar. Problemas como repetir perguntas, colocar os objetos nos lugares errados ou ficar confusa em novos ambientes podem ser amenizados, e o humor e o comportamento também podem ser beneficiados. Embora as alterações raramente sejam substanciais, as famílias daqueles com DA em geral são gratas. Como é tentador procurar melhora até mesmo onde não existe nenhuma, a verdadeira eficácia de uma determinada droga deve ser medicamente avaliada depois que ela tiver sido experimentada durante alguns meses.

Progressos na prevenção e no tratamento

Deve haver até duas dúzias de drogas para doença de Alzheimer em várias fases de testes nos centros de pesquisa do mundo todo. Pode demorar vários anos antes que o valor dessas drogas experimentais seja totalmente entendido. Todas elas são tentativas de melhorar o desempenho das drogas antidemência pioneiras já aprovadas pela FDA. Nos próximos anos, devemos contar com várias drogas antidemência adicionais, oferecendo benefícios mais significativos e duradouros para as pessoas com DA.

Inibidores da colinesterase
Drogas anti-inflamatórias
Estatinas
Terapia de reposição de estrógeno
Antioxidantes
Outras medicinas complementares e alternativas
A abordagem "use-o ou perca-o"
Uma vacina?

TABELA 4.2 Abordagens para tratar, adiar ou prevenir a doença de Alzheimer

A Tabela 4.2 lista várias abordagens para o tratamento, o adiamento ou a prevenção do início da doença de Alzheimer que estão em várias fases de estudo.[4] Como prevenir a doença é obviamente mais desejável do que apenas tratar seus sintomas, é provável que a prevenção venha a ser um foco importante da pesquisa no futuro.

Drogas anti-inflamatórias

Os pesquisadores sabem que a inflamação cerebral contribui para a DA, e por isso é lógico considerar o papel das drogas anti-inflamatórias na prevenção ou no tratamento da doença. Há evidências preliminares sugerindo que o uso regular de drogas anti-inflamatórias não esteroides (Aine), incluindo as controladas (Indocin, Celebrex e Vioxx) e as de venda livre, como ibuprofeno (Motrin, Advil) e naproxeno sódico (Aleve), podem proteger contra a DA. Vários estudos têm mostrado que as pessoas que usam Aine para tratar artrite têm uma probabilidade menor de desenvolver DA do que aquelas que não os utilizam.[5] Consequentemente, os pesquisadores estão agora examinando o papel potencial dos Aine no adiamento do início da doença entre pessoas idosas com deficiência cognitiva leve. O uso de Aine no tratamento de pessoas que já têm DA não é totalmente conhecido, mas um grande estudo recente envolvendo dois diferentes Aine se mostrou decepcionante.[6] Além disso, visto seus potenciais efeitos colaterais, os Aine não são recomendados para tratar ou prevenir DA.

Estatinas

Estudos recentes têm mostrado que as pessoas que usam estatinas, uma classe de drogas que baixam o nível de colesterol, têm um risco significativamente reduzido de ter DA, em comparação com aquelas que usam outros agentes ou não usam nenhuma droga para baixar o nível de colesterol.[7] Sabe-se que as drogas que baixam o nível de colesterol ajudam a prevenir e tratar a doença arterial coronariana e a DA. Entretanto, não se sabe como as estatinas realmente agem para reduzir o risco de DA. As estatinas atualmente comercializadas nos Estados Unidos incluem a lovastatina, atorvastatina, fluvastatina, pravastatina e muitas outras. Há um entusiasmo considerável com relação aos grandes testes clínicos atualmente em andamento que vão determinar se as estatinas são na verdade úteis na redução do risco de DA e para tratar aqueles que estão nos estágios iniciais e intermediários da doença. Em janeiro de 2009, um estudo feito pelo médico M. M. B. Breteler do Erasmus University Medical Center, em Roterdã, confirma que as estatinas reduzem em cerca de 43% o risco de desenvolvimento da doença.

Terapia de reposição de estrógeno

Apesar dos achados encorajadores dos estudos preliminares, os ensaios clínicos mostram que a terapia de reposição de estrógeno não parece prevenir a DA ou retardar sua progressão entre as mulheres após a menopausa.[8] Estão em andamento outros testes envolvendo o papel do estrógeno no tratamento ou na prevenção da DA, mas ainda será verificado se o estrógeno pode ser benéfico para algumas mulheres. No entanto, o uso de estrógeno na população em geral pode diminuir em consequência de achados amplamente divulgados de um estudo americano que mostra graves efeitos adversos entre algumas mulheres.[9]

Antioxidantes

A pesquisa sugere que a morte dos leucócitos que ocorre nas pessoas com DA resulta parcialmente da produção aumentada de "radicais livres", moléculas de oxigênio que causam danos no corpo todo.[10] Tem havido muita especulação sobre os potenciais benefícios dos antioxidantes em reduzir e prevenir esse dano. Muitos estudos estão começando a examinar essa abordagem para prevenir e tratar DA. Os estudos preliminares parecem promissores.

Em um estudo importante que testou altas doses de um antioxidante comum, a vitamina E, entre pessoas nos estágios intermediário a tardio da DA, aquelas que usaram vitamina E suplementar cerca de sete vezes, a dose diária recomendada, experimentaram alguns efeitos benéficos.[11] Nesse estudo, uma dosagem diária de 2 mil unidades internacionais de vitamina E reduziu o índice de declínio esperado em comparação com aqueles de um grupo controle, que receberam placebo. Embora os resultados do estudo não tenham sido conclusivos, muitos médicos atualmente recomendam que aqueles que têm DA tomem altas doses de vitamina E, pois esta é potencialmente benéfica, relativamente segura e barata. A única advertência é que uma alta dose de vitamina E é potencialmente perigosa se combinada com drogas que afinam o sangue.

Dois grandes estudos mostraram que as pessoas idosas que regularmente ingerem grandes quantidades de vitamina E ou C *através de alimentos, mas não de suplementos*, baixaram significativamente seu risco de desenvolver DA.[12] As atuais pesquisas sobre antioxidantes, incluindo folato, selênio, vitamina B_6 e vitamina B_{12} suplementares, estão examinando se o índice de declínio pode ser retardado entre as pessoas com DA. Esses nutrientes são naturalmente encontrados em vegetais verdes e folhosos, mas também estão disponíveis como suplementos nutricionais em produtos de venda livre. O ácido fólico e as vitaminas B são considerados bons produtos para estudo adicional, pois ambos são seguros e baratos.

Outros antioxidantes também têm mostrado alguma esperança. Por exemplo, o extrato de gingko, extraído das folhas das árvores de gingko, tem sido relatado como levemente eficaz no tratamento de pessoas com DA e outras demências.[13] Entretanto, em virtude de falhas importantes no estudo, seus achados foram questionáveis. Um exame formal de várias pesquisas mostrou um efeito pequeno, porém importante, do tratamento com 120 a 140 mg de *Gingko biloba* por dia.[14] Atualmente, um grande estudo clínico do *Gingko biloba*, financiado pelo Centro Nacional de Medicina Complementar e Alternativa (The National Center for Complementary and Alternative Medicine), está sendo desenvolvido em muitos locais dos Estados Unidos e vai esclarecer o papel do gingko no tratamento da DA. Embora a Alemanha tenha aprovado extratos de gingko (240 mg/dia) para tratar a DA, e o *Gingko biloba* venha sendo usado há 5 mil anos na medicina chinesa tradicional para vários propósitos, ainda não há consenso entre os médicos norte-americanos sobre o seu valor no tratamento da DA.

Com relação à memória, muitos estudos preliminares envolvendo animais têm mostrado os benefícios de alguns alimentos, como espinafre, mirtilo e morango, que são repletos de antioxidantes. Ainda está por ser comprovado se esses achados se aplicam aos humanos. Embora, evidentemente, a nutrição apenas não seja um tratamento suficiente para a DA, manter uma dieta saudável é sempre uma boa ideia.

Outras medicinas complementares e alternativas

Como não há tratamentos médicos significativos para a DA e o ritmo das pesquisas é lento, muitas pessoas buscam ajuda fora da corrente científica predominante. Cada vez mais pessoas têm ficado desiludidas diante dos limites da medicina moderna no tratamento de várias condições e enfermidades. Práticas antigas como acupuntura, acupressão, massagem, aromaterapia e fitoterapia estão ressurgindo. Bilhões de dólares são gastos anualmente nos Estados Unidos em terapias alternativas. Muitos profissionais de medicina complementar e alternativa dizem oferecer ajuda e até cura àqueles com condições médicas que não respondem aos tratamentos convencionais. Talvez a ciência moderna algum dia prove que algumas dessas terapias não ortodoxas realmente funcionam. O interesse na medicina alternativa está sujeito a aumentar com o envelhecimento da geração *baby boom*. O Centro Nacional de Medicina Complementar e Alternativa, sob os auspícios do Instituto Nacional de Saúde, está encarregado de investigar essas antigas e novas formas de tratamento.

Os fabricantes desses produtos têm proposto muitos suplementos dietéticos, remédios fitoterápicos e outros agentes naturais para melhorar a memória ou aumentar o fluxo sanguíneo para o cérebro. Hormônios como o deidroepiandrosterona (DHEA, sigla do inglês) e remédios fitoterápicos como alho, ginseng, cava-cava e chá-verde têm sido elogiados como potencializadores da memória ou como meios naturais para melhorar a concentração. Sua popularidade e vendas imensas indicam uma crença disseminada de que deve haver algumas vantagens nesses tipos de medicina alternativa.

Entretanto, até agora não houve estudos controlados que provassem ou desaprovassem as reivindicações de eficácia de nenhum desses produtos, e os consumidores podem não ter informações confiáveis sobre sua segurança, eficácia ou potência.

Tem havido declarações de que um produto conhecido como huperzina, alcaloide derivado de uma planta chinesa (Huperzia serrata), que é um remédio fitoterápico tradicional da medicina chinesa utilizado para febre, melhora a memória e a concentração. A huperzina tem propriedades químicas similares à classe atual de drogas antidemência (inibidores da colinesterase) aprovadas nos Estados Unidos, e essas declarações parecem ter alguma base científica, como atestam estudos preliminares realizados com ratos e humanos.[15] Como a huperzina é considerada um suplemento dietético e, por isso, não está dentro do reino da regulamentação da FDA, é um produto de venda livre nas lojas de nutrição de todos os Estados Unidos. Entretanto, segundo alguns especialistas, provavelmente merece o tipo de monitoração reservado em geral às drogas controladas.[16] Felizmente, um estudo da huperzina financiado pelo governo logo estará em andamento nos Estados Unidos para determinar sua segurança e eficácia no tratamento da DA. O pesquisador Paul R. Carlier da Virginia Tech, em parceria com a Universidade de Ciência e Tecnologia de Hong Kong e a Clínica Mayo, descobriu que um composto da erva realmente contribui para a melhora da memória de quem tem DA.

Embora seja compreensível o desejo de experimentar a vasta série de tratamentos alternativos disponíveis, é também importante manter um ceticismo saudável com relação a comprimidos, procedimentos e práticas não comprovados. Há muitas pessoas bem-intencionadas que acreditam ter tropeçado em uma novidade revolucionária sem o benefício de métodos revolucionários para testar suas afirmações. Do mesmo modo, há oportunistas inescrupulosos ansiosos para se aproveitar da vulnerabilidade das pessoas que estão desesperadas por qualquer coisa de potencial valor. Se você está interessado em buscar terapias alternativas, é recomendável que o faça com a mentalidade de um comprador cauteloso. Se fixar suas esperanças em um paliativo para a DA, você corre o risco de ficar desapontado e ainda de ser explorado.

A abordagem "Use-o ou perca-o"

Com frequência surgem questões sobre o valor dos exercícios mentais na prevenção de doenças cerebrais ou no aumento do "poder cerebral". A teoria do "Use-o ou perca-o" está ganhando maior atenção nos círculos científicos. Os pesquisadores do cérebro estão descobrindo agora que as células nervosas do cérebro dos mamíferos continuam a ser geradas muito depois da maturidade, sugerindo que uma geração de células similar é provável em humanos. Além disso, os cientistas estão começando a explorar os efeitos de ambientes empobrecidos versus ambientes enriquecidos no cérebro. Nos últimos anos, através de experiências com roedores, os pesquisadores demonstraram que a falta de estimulação mental reduz o número de células cerebrais, enquanto a estimulação aumentada promove o crescimento de novas.[17] Estudos humanos recentes mostraram que a estimulação mental na fase tardia da vida pode desempenhar um papel fundamental no adiamento ou na prevenção da DA.[18] Muitos exercícios intelectuais, como jogar cartas ou xadrez, ler um livro, assistir uma aula ou aprender um novo *hobby*, são ao mesmo tempo interessantes e prazerosos. A satisfação pessoal por si só torna essas atividades atrativas, e quer até certo ponto previnam ou não a DA, não há prejuízo em utilizá-las para se manter mentalmente ativo.

Entretanto, até agora não há evidências claras de que o treinamento ou o exercício de funções cerebrais como a memória tenha qualquer benefício para as pessoas com DA. Uma vez que as células cerebrais foram danificadas ou destruídas pela doença, elas não podem ser restauradas através de esforço extenuante. Os exercícios mentais também não parecem manter as células cerebrais funcionando por um tempo mais longo. Os exercícios de memória podem na verdade ser contraproducentes em pessoas com DA em determinadas situações, pois a pressão para lembrar das coisas pode desencadear frustração e baixar a autoestima da pessoa afetada. Entretanto, tipos diferentes de estimulação têm demonstrado influir no humor e no comportamento das pessoas com DA. Por exemplo, um ambiente barulhento e excessivamente estimulante pode provocar agitação, enquanto se sabe que música suave tem um efeito calmante nas pessoas com a doença. Ideias sobre atividades mentais e físicas adequadas para indivíduos nos estágios iniciais da DA são apresentadas no Capítulo 10.

Uma vacina?

Evidentemente, uma vacina para tratar ou prevenir DA representaria um importante salto para diante na medicina. Uma vacina experimental para DA, usada com sucesso em camundongos de laboratório, atraiu muita atenção do público em 1999, mas uma experiência com humanos foi interrompida em 2001 por causar efeitos adversos graves. Se uma vacina reformulada será experimentada novamente é algo que não se sabe, mas várias empresas de pesquisa estão explorando essa abordagem.

∞

Embora não possa ser descartada a hipótese da ocorrência de um progresso substancial no tratamento ou na prevenção da DA, o mais provável é que haja avanços menores ou graduais. A esperança está em todas as pesquisas que vêm sendo conduzidas por cientistas no mundo todo, especialmente nos Estados Unidos, o líder na pesquisa de DA. A velocidade em que os esforços de tratamento e prevenção são desenvolvidos está em geral relacionada ao nível de financiamento para a pesquisa. O financiamento privado para a pesquisa de DA aumentou de maneira significativa nos últimos anos. Mas, lamentavelmente, os recursos federais para a pesquisa de DA nos Estados Unidos ainda permanecem relativamente baixos, apesar dos enormes custos econômicos e humanos do problema. Como resultado, o progresso é de certa forma lento. Os defensores de uma iniciativa de pesquisa acelerada devem levar essa questão às autoridades públicas, enquanto continuam a levantar fundos para esforços de pesquisa com apoio privado. Outra maneira de se envolver diretamente nesses esforços é participar como voluntário em programas de pesquisa.

Participando de ensaios clínicos de drogas e outros estudos

Qualquer droga nova destinada a tratar pessoas, por fim, tem de ser testada em seres humanos em ensaios clínicos, o que determina se ela é segura e eficaz, em que doses funciona melhor e que efeitos colaterais provoca. Os padrões de eficácia e segurança são diferentes em cada país. A FDA, nos Estados Unidos, talvez seja a agência reguladora mais rígida do mundo, em um esforço para assegurar que todas as drogas satisfaçam os mais elevados padrões de segurança e eficácia através das diferentes fases de testes clínicos.

Uma pessoa com DA pode querer se inscrever em um dos muitos ensaios clínicos de drogas que estão sendo conduzidos em diferentes locais nos Estados Unidos, ou em outros tipos de estudos de pesquisa. Uma razão óbvia e legítima para participar é o interesse próprio. Os estudos que oferecem o potencial de benefícios pessoais diretos são os mais atrativos. A participação na pesquisa pode também proporcionar oportunidades para a pessoa ficar mais informada sobre a DA, discutir maneiras de enfrentá-la e se sentir apoiada pelos profissionais que estão conduzindo os estudos. Esses benefícios podem ser do interesse da pessoa com DA e de seus entes queridos.

A pesquisa que com frequência desperta mais o interesse das pessoas com DA e suas famílias diz respeito às drogas experimentais. Se os tratamentos antidemência que tem encontrado se mostram decepcionantes, você pode querer se envolver em um estudo de uma droga experimental mais recente. Isso pode lhe oferecer a garantia de que tudo o que é possível está sendo tentado. O estágio inicial da doença é o momento adequado para considerar essa opção, pois as pessoas nos estágios tardios são tipicamente excluídas da participação por várias razões médicas, legais e éticas.

Os ensaios clínicos de novas drogas são conduzidos em várias fases durante um período de muitos anos, em geral sob os auspícios de uma companhia farmacêutica. A Tabela 4.3 resume as fases de testes de drogas nos Estados Unidos.

	Primeira fase	Segunda fase	Terceira fase
Número de Participantes	20 a 100 voluntários saudáveis	Até centenas de voluntários com a doença	Até milhares de voluntários com a doença
Duração de tempo	Até um ano	Até dois anos	Um a quatro anos
Propósito	Principalmente a segurança	Principalmente a eficácia e determinar os níveis de dosagem	Segurança, eficácia e facilidade de administração

Fonte: FOOD AND DRUG ADMINISTRATION. From test tube to patient: new drug development in the U.S. Consumer: the magazine of the Food and Drug Administration, n. 2, 1995.

TABELA 4.3 Fases de testes de novas drogas em humanos

É importante entender claramente os possíveis riscos e benefícios da participação em ensaios clínicos de drogas. É preciso explicá-los com cuidado antes de seu ente querido com DA se oferecer para se inscrever como participante. Todos os estudos de drogas experimentais para humanos em centros renomados de pesquisa médica em cooperação com companhias farmacêuticas e agências do governo incluem salvaguardas. A participação nesses estudos não envolve nenhum custo financeiro, e o risco de dano é mínimo devido aos padrões éticos e aos rígidos protocolos seguidos.

Uma droga promissora é testada primeiro para eficácia e segurança, utilizando-se tubos de ensaio e estudos com animais no laboratório. Essa fase preliminar pode durar de um a seis anos, e se a droga mostrar-se suficientemente promissora, passa-se à primeira fase de testes com humanos. Esse passo requer a aprovação da FDA. Nessa fase com humanos, a droga é testada principalmente para a segurança em um pequeno número de pessoas, em geral menos de cem voluntários saudáveis; sua duração é normalmente de cerca de um ano. Se for bem-sucedida, os testes passam para a segunda fase.

Na segunda fase, a droga é testada em várias centenas de indivíduos que têm a doença que a droga pretende tratar; sua duração pode ser de até dois anos. Nessa fase, os pesquisadores empregam um método conhecido como estudo duplo-cego, controlado com placebo. Os participantes são aleatoriamente designados para dois grupos. Um grupo recebe a droga experimental e o outro grupo recebe um placebo – um comprimido sem os ingredientes ativos. Os estudos são considerados duplo-cegos porque, até sua conclusão, nem os participantes nem os pesquisadores sabem quem está recebendo a droga e quem está recebendo placebo. Uma terceira parte fica a par dessa informação para monitorar quaisquer efeitos colaterais sérios da droga e realizar uma análise dos resultados do teste. Se a segunda fase for bem-sucedida, a próxima envolve um número ainda maior de pessoas com a doença – de centenas até milhares.

Na terceira fase é usado novamente o método duplo-cego, controlado com placebo. A duração pode ser de um a quatro anos. Durante essa fase, os pesquisadores podem oferecer uma opção de "estudo aberto" como um incentivo para participar dele. Nesse caso, todos os participantes que completam o estudo recebem a opção de tomar a droga experimental durante seis meses a um ano, antes de o fabricante da droga requerer sua aprovação à FDA. Se a droga se mostrar benéfica e segura no fim dessa terceira fase, um requerimento é apresentado para exame da FDA.

Testes adicionais podem ser exigidos antes de a FDA estabelecer a determinação final de aprovar ou negar o pedido da nova droga. Após um exame cuidadoso de todas as informações relacionadas à segurança e à eficácia coletadas em todas as fases de testes, a FDA determina se a droga deve ser aprovada para o uso do público, em geral através de uma prescrição do médico. Mesmo que a droga seja aprovada, solicita-se à companhia farmacêutica que continue apresentando relatórios descrevendo o desempenho da droga. Em geral, essas companhias têm em média um índice de cerca de 20% de sucesso em passar as novas drogas através das fases de testes com humanos para serem aprovadas para comercialização. O processo de aprovação, do início ao fim, em geral demora mais de dez anos e custa milhões de dólares. O alto preço das drogas novas está diretamente relacionado às fases de pesquisa e desenvolvimento.

Grande parte da pesquisa se concentra mais em encontrar respostas para as questões básicas sobre a natureza da doença, em vez de sobre as drogas para tratá-la. Há estudos para identificar fatores de risco adicionais para DA, diferentes métodos de diagnóstico e maneiras não médicas de tratar problemas de humor e comportamentais, para citar apenas alguns. Esses projetos de pesquisa podem não oferecer nenhum benefício imediato ou pessoal, mas são capazes de conduzir a um conhecimento que tem aplicações práticas para outras pessoas no futuro. O altruísmo está no cerne da participação nesse tipo de pesquisa, e as pessoas com DA e suas famílias com frequência se sentem bem com seus papéis de voluntários nesse importante trabalho. Independentemente do resultado, elas sabem que fizeram a sua parte para expandir o conhecimento sobre a DA. São como os construtores das catedrais europeias que levaram décadas para serem concluídas: embora possam jamais testemunhar o resultado final da sua contribuição, acreditam que os esforços combinados de muitas pessoas algum dia resultarão na resolução do quebra-cabeça da DA.

Deve-se lembrar, no entanto, de que a participação em pesquisa não é algo indicado para todos. A maioria dos estudos é rigidamente controlada, e somente as pessoas que satisfazem determinados critérios podem ser selecionadas para participar. Além disso, alguns estudos podem envolver riscos que não lhe pareça valer a pena enfrentar. Por fim, para participar são necessários tempo e energia. Para descobrir sobre os estudos de pesquisa que estão sendo conduzidos em sua região, entre em contato com os centros financiados com recursos federais listados na seção de Notas deste livro ou com sua subsidiária local da Associação Brasileira de Alzheimer.

Os limites da medicina

As causas subjacentes da DA, assim como os potenciais tratamentos e meios de prevenção, estão sendo investigados em centros de pesquisa do mundo todo. Enquanto os cientistas trabalham arduamente para juntar milhões de peças no quebra-cabeça da DA, você não deve se sentir impelido a gastar seu tempo e energia preciosos buscando um remédio que iludiu inúmeras outras pessoas. A mídia relata regularmente os novos avanços na pesquisa da DA que podem ou não ter aplicações reais a longo prazo. Por enquanto, entender os sintomas, o diagnóstico, os tratamentos e as possíveis causas já é um ponto de partida necessário para as famílias e os amigos daqueles com DA. Informações precisas e atualizadas sobre os aspectos médicos da doença podem ser coletadas de várias fontes – livros, boletins, jornais científicos e a internet. Entretanto, o conhecimento médico sobre a doença revela pouco sobre a melhor maneira de cuidar de alguém com DA. O renomado médico William Osler certa vez advertiu colegas médicos e estudantes de medicina sobre suas prioridades em relação a isso: "Cuide mais do paciente individual do que das características especiais da doença.".[19] A ciência médica tem relativamente pouco a oferecer nesse momento em termos de tratamento, mas você pode oferecer muito em termos de cuidado. A compaixão, as habilidades e a imaginação humanas podem ser muito mais eficazes do que qualquer tratamento com droga na melhoria da qualidade de vida de uma pessoa com DA.

Os estudos científicos sobre a DA têm pouco ou nenhum valor para os familiares e amigos, a menos que apresentem aplicações práticas. Infelizmente, a melhor maneira de cuidar de alguém com DA é um assunto que recebe pouca atenção na maioria dos círculos médicos. A ciência recebe a maior atenção, e o aspecto pessoal da doença não é encarado como tal. Entretanto, a arte do cuidado humano não é menos merecedora de estudo do que a ciência. Milhões de pessoas no mundo todo são afetadas diariamente por essa doença. Elas não podem se permitir esperar que os neurocientistas ou as companhias farmacêuticas apresentem soluções para seus problemas prementes. Em um nível prático, mais recursos são necessários para pesquisar as causas, o tratamento e a prevenção da DA. Nesse meio-tempo, devem ser feitos esforços paralelos para tornar a vida mais viável para todos aqueles afetados por essa doença.

⚭

Em geral, os familiares e amigos das pessoas com DA se sentem melhor concentrando sua atenção nas preocupações cotidianas de prover cuidado. No fim, o trabalho intelectual envolvido na aprendizagem sobre a doença é menos extenuante do que o trabalho emocional envolvido no cuidar de alguém com a doença. Dediquei os capítulos restantes deste livro principalmente à arte humana do cuidado. No próximo capítulo, vou me concentrar especificamente em como entender melhor o mundo em transformação da pessoa com DA.

parte II

Oferecendo cuidado

Capítulo 5

Como é sofrer da doença de Alzheimer?

O que vemos depende de onde estamos sentados.
Ram Dass

Enquanto a primeira parte deste livro cobriu os aspectos médicos da DA, esta parte diz respeito à arte de cuidar de alguém com a doença. Ainda que os indivíduos com DA compartilhem de muitos dos mesmos sintomas, sua personalidade, origens e estilos de vida singulares influenciam muito a maneira como reagem à doença. Entretanto, o modo como a pessoa enfrentava as dificuldades no passado nem sempre continua evidente, devido a mudanças no pensamento provocadas pela doença. Por isso, é fundamental que você e os outros entendam primeiramente como a pessoa com DA percebe seus sintomas, e como eles afetam sua vida diária. Entender a perspectiva do indivíduo pode ser muito útil para você, familiares e amigos ajustarem suas expectativas às necessidades da pessoa.

Neste capítulo, eu me concentro em como as pessoas que vivem com a doença a experimentam de diferentes maneiras. Para isso, apresento uma série de histórias pessoais para mostrar como pode ser variada a experiência da DA.

Diferentemente do crescente corpo de literatura escrito por vítimas e sobreviventes de doenças como câncer, há relativamente pouco material disponível sobre a experiência de viver com DA. Em virtude da própria natureza da doença, as pessoas com DA têm dificuldade para se lembrar e expressar seus pensamentos e sentimentos do modo costumeiro. Sua autorreflexão é limitada pelo esquecimento. Não surpreende, portanto, que menos de dez livros tenham sido escritos por pessoas com DA, e assim mesmo com a ajuda de seus entes queridos.[1] Outros portadores de DA têm compartilhado seus pensamentos em jornais, boletins informativos, entrevistas de televisão ou vídeos educacionais. Dois boletins informativos trimestrais recentemente começaram a dar voz aos portadores da doença nos Estados Unidos: *Early Alzheimer's: a forum for early stage dementia care* e *Perspectives: a newsletter for individuals diagnosed with Alzheimer's disease*.[2] Embora essas publicações incluam regularmente relatos em primeira pessoa, essas reflexões não representam necessariamente todo o conjunto de opiniões sobre como se vive com a doença.

Somente algumas poucas pessoas entre as milhares acometidas pela DA escreveram livros. Esse fato sugere que elas provavelmente são indivíduos excepcionais, com um alto grau de consciência sobre sua doença e que mantiveram uma capacidade de comunicação excepcional. Embora seus *insights* possam oferecer importantes indícios sobre as experiências de outras pessoas portadoras da doença, seria provavelmente um erro esperar que todos com DA tenham o alto grau de *insight* que esses indivíduos exibiram. Entretanto, vale a pena ler todas essas histórias, pois elas podem lhe proporcionar um maior entendimento da experiência de seu ente querido e ajudar você a enfrentar a situação mais efetivamente.

Algumas experiências e sentimentos comuns

As histórias pessoais compartilhadas em obras publicadas de autoria de portadores de DA têm em comum alguns temas básicos. Os autores com frequência descrevem sensações inquietantes de alienação, solidão e medo, embora em um tom positivo também comuniquem uma apreciação aprofundada dos prazeres simples da vida. Em *Partial view: an Alzheimer's journey*, o ex-professor de história Cary Henderson descreve sua sensação de estar alienado dos outros:

> Estar atrapalhado é uma parte muito grande do Alzheimer. Embora eu não esteja tão mal quanto às vezes fico, isso vai e vem. É uma doença que oscila muito. Quando cometo um erro estúpido, tendo a ficar na defensiva em relação a ele; tenho uma sensação de vergonha por não saber o que deveria saber. E por não ser capaz de pensar coisas e ver coisas que eu via vários anos atrás, quando era uma pessoa normal – mas todos agora sabem que eu não sou uma pessoa normal, e estou bastante consciente disso.[3]

Ele fala também da sua intensa solidão devido à doença: "Acho que uma das piores coisas da doença de Alzheimer é que você fica muito sozinho com ela. Ninguém à sua volta realmente sabe o que está acontecendo. E, na metade do tempo, ou na maior parte do tempo, não sabemos o que está acontecendo dentro de nós.".[4]

A solidão e a alienação também aparecem como temas em outras obras escritas por indivíduos com DA. Em seu excelente livro, *My journey into Alzheimer's disease*, Robert Davis escreve sobre essa alienação:

> Assim que meu diagnóstico foi anunciado, algumas pessoas ficaram muito pouco à vontade à minha volta. Percebi que de início foi difícil lidar com o choque e a dor. Era estranho que, na maioria dos casos, eu tivesse de fazer um esforço para procurar pessoas que estavam me evitando e olhá-las nos olhos e dizer, "Eu não mordo. Ainda sou a mesma pessoa,

mas simplesmente não posso realizar mais o meu trabalho. Sei que um dia desses eu não estarei mais aqui, mas, por enquanto, ainda estou presente em casa e preciso da sua amizade e da sua aceitação.".[5]

Em seu relato pessoal, *Show me the way to go home*, Larry Rose escreve sobre a sensação de ser removido do fluxo da vida: "Consigo me perceber deslizando por esta ladeira escorregadia. Sinto uma tristeza e uma ansiedade que jamais experimentei antes. Parece que sou a única pessoa no mundo com esta doença.".[6] Ele também relata:

> Estou me tornando cada vez mais retraído. É muito mais fácil ficar na segurança do meu lar, onde Stella me trata com amor e respeito, do que me expor a pessoas que não entendem, pessoas que erguem as sobrancelhas quando eu tenho dificuldade para dar o troco certo no caixa, ou quando sou incapaz de pensar nas palavras certas quando me perguntam algo. Talvez fosse mais fácil para eles se eu não parecesse tão saudável.

Ele mais tarde usa uma imagem sombria para expressar seus sentimentos de isolamento: "Sinto que estou sozinho caminhando para um precipício. Ninguém entende a frustração em meus pensamentos."[7]

Em *Living in the labyrinth*, Diana McGowin resume sua distância emocional dos outros citando uma frase pungente de um filme: "A coisa mais solitária do mundo é estar de pé quando todos estão sentados... e todos olham pra você e perguntam, 'O que há de errado com ela?'".[8] Em seu texto autobiográfico sobre viver nos estágios iniciais da DA, Christine Boden suplica por entendimento quando descreve não se sentir mais "normal": "Mas não conseguimos evitar estar como estamos – sabemos que há algo terrivelmente errado conosco, e parecemos estar perdendo o contato até mesmo com quem somos. Precisamos de toda a ajuda que pudermos obter.".[9]

Embora os sentimentos de alienação e solidão sejam com frequência mencionados nesses relatos pessoais, talvez as experiências mais perturbadoras sejam aquelas de medo. Robert Davis escreve: "Talvez a primeira mudança espiritual que eu tenha percebido foi o medo. Na verdade, nunca conheci o medo antes. À noite, na escuridão total, aparecem esses medos absurdos... As antigas emoções se foram, enquanto emoções atemorizantes e descontroladas chegam para substituí-las.".[10] Diana McGowin fala de um medo recorrente de que seu marido pudesse abandoná-la: "O que seria de mim? Eu precisava do seu apoio moral e repetidamente o fazia jurar que cuidaria de mim pelo resto da minha vida. Depois de ouvir mais uma vez sua promessa, eu indagava se ele sabia como seria difícil mantê-la no futuro.".[11] Cary Henderson aponta com frequência que a paranoia é uma peça-chave na sua experiência da DA e acrescenta: "Acho que a doença nos torna meio irracionais. Às vezes por medo e às vezes por estar sendo aparentemente deixado de fora das coisas. Mas é difícil não ficar desconfiado e eu certamente espero que ninguém use isso contra mim.".[12]

Por mais estranho que possa parecer, uma apreciação aprofundada dos prazeres simples é também um tema entre essas histórias pessoais sobre se sentir alienado, solitário e atemorizado. Segundo Robert Davis, "Uma jornada para o interior do Alzheimer é também uma jornada para as simplicidades muito básicas da vida.".[13] Apesar de ter um alto grau de consciência dos seus sintomas e das mudanças resultantes em seus estilos de vida, uma adaptação à doença é evidente. Por exemplo, Christine Boden declara:

> Estou de certa forma mais estendida, mais linear, mais gradual em meus pensamentos... Sou como uma versão em câmera lenta do meu antigo eu – não fisicamente, mas mentalmente. Não é tão ruim, pois tenho mais espaço interno neste modo linear de ouvir, ver, apreciar as nuvens, as folhas, as flores... Estou menos compulsiva e menos impaciente.[14]

Larry Rose também escreve sobre alguns benefícios: "Tem havido muitas mudanças na minha vida desde o início do Alzheimer, e a algumas delas sou agradecido. Sinto mais compaixão pelas pessoas, pelos pássaros, pelos veados e semelhantes. E estou cada vez mais apaixonado por Stella.".[15] Diana McGowin observa que sua doença lhe deu uma nova perspectiva: "Este conhecimento me permite saborear a vida de maneira mais aberta e voraz. Aprecio mais as coisas boas, sejam elas os amigos de confiança, as lembranças queridas, a beleza da natureza ou os prazeres físicos.".[16] A busca por algo positivo na experiência pessoal da DA é repetida em todo o livro notavelmente otimista de Thaddeus Raushi, *A view from within*. Embora ele esteja bastante consciente de suas perdas causadas pela DA, prefere adaptar sua atitude para se adequar à situação: "Isso tem a ver com as pequenas coisas da vida elevadas a um nível de apreciação. Tem a ver com relacionamentos carinhosos.".[17] A capacidade humana para a resiliência diante das dificuldades é incrível em todos esses relatos pessoais sobre a vida com DA.

A adaptação à DA pode parecer surpreendente devido às frustrações diárias impostas pela doença e à sua natureza inexorável. A consciência do declínio nas habilidades mentais está com frequência associada à apreciação das lembranças remanescentes na vida da pessoa. Aqueles que encontram alguma paz em meio à sua confusão tendem a desafiar nossas suposições sobre como pode ser viver com a doença. A carta do ex-presidente Ronald Reagan ao público americano no fim de 1994 também ilustra esse ponto importante. Ele expressa preocupação sobre o que o futuro pode reservar para sua esposa, embora o tom geral da sua carta não seja pessimista. Ao contrário, o sr. Reagan fala sobre sua intenção de continuar a desfrutar das atividades ao ar livre e permanecer em contato com amigos e partidários. Termina sua carta dizendo, "Agora começo a jornada para o poente da minha vida.".[18] Essa metáfora pode abalar nossas expectativas sobre o que ele deveria estar pensando ou dizendo sobre ter DA. Será que não devia estar se sentindo zangado ou triste? Estava simplesmente assumindo uma postura de negação? Como o homem que um dia foi considerado a pessoa politicamente mais poderosa do mundo podia estar enfrentando com tanta calma esse estado de impotência? Afinal, eu não me sentiria horrível se tivessem acabado de me dizer que tenho DA? Como muitas pessoas com DA, que devido à sua capacidade diminuída de intelectualizar não mais ocultam seus verdadeiros sentimentos, o sr. Reagan estava provavelmente apenas expressando que o ontem e o amanhã não são mais prioridades e que ele está confiante de que os outros vão cuidar dos detalhes enquanto ele estiver prosseguindo na sua "jornada".

Em um boletim da divisão de Los Angeles da Associação de Alzheimer, um familiar de uma pessoa com DA critica o sr. Reagan por seu ponto de vista: "Ele se equivoca quando chama isso de 'a jornada para o poente da minha vida'. Suas palavras soam como um agradável passeio ao crepúsculo. Na verdade, é um terrível mergulho no vazio da meia-noite.".[19] Essa crítica pode representar as perspectivas de alguns familiares que testemunham profundas mudanças em seus entes queridos; no entanto, não leva em conta que a experiência pessoal da doença é tão singular quanto os indivíduos que a vivenciam. Talvez seja injusto julgar o sr. Reagan ou outros cuja experiência subjetiva da DA difere daquela que conhecemos, ou supomos conhecer, sobre uma pessoa portadora da doença.

Para entender o estado de espírito de alguém com DA, é necessário reexaminar nossas expectativas de como ele deve pensar ou sentir. Para aliviar a pessoa com DA da pressão para agir "normalmente", devemos aceitar a atual realidade do indivíduo – não importa o quão distorcida ela possa parecer. Tentar impor às pessoas com DA a nossa versão da realidade lhes presta um desserviço e baixa sua autoestima, enfatizando suas limitações em vez das forças que lhe restam. As pessoas com DA simplesmente não podem corresponder às nossas antigas expectativas, e nessas circunstâncias devemos adotar novas que acomodem as demandas da doença. O estudioso de ética Stephen Post enfatiza a necessidade de reconsiderarmos nosso ponto de vista.

> Como a nossa cultura valoriza tanto a racionalidade e a produtividade, os observadores facilmente caracterizam a vida das pessoas com demência nos termos mais lúgubres... A experiência da pessoa com demência irreversível e progressiva é evidentemente trágica, mas não precisa ser interpretada como meio vazia em vez de como meio cheia.[20]

Cary Hendersen declara esse sentimento de uma maneira singularmente pessoal: "Há coisas que eu gostaria de poder fazer e planejo continuar a fazê-las enquanto puder.".[21] Do mesmo modo, Charlton Heston comunicou eloquentemente seu espírito de luta quando anunciou em agosto de 2002 que havia sido diagnosticado com DA: "Não estou desistindo nem me entregando... Preciso reconciliar em igual medida a coragem e rendição. Por favor, não sintam pena de mim. Eu não sinto. Só posso estar um pouco menos acessível a vocês, a despeito da minha vontade.".[22]

Graus variados de consciência dos sintomas

Antigamente, supunha-se que todos que tivessem DA fossem inconscientes da sua perda de memória e não ficassem perturbados com isso. Mesmo hoje, alguns profissionais médicos acreditam equivocadamente que isso acontece em todos os casos. Algumas pessoas, como aquelas anteriormente citadas, são bastante conscientes de seus sintomas, enquanto outras parecem não ter consciência deles. Outros portadores da doença flutuam em sua consciência, muito cônscios de que estão aquém da sua capacidade, mas inconscientes disso se não forem desafiados. Os pacientes de DA, em sua maioria, têm uma percepção parcial ou limitada de como a doença afeta suas vidas. A doença com frequência diminui a consciência da natureza e da gravidade dos sintomas, como se o controle da intensidade de luz tivesse baixado a ponto de reduzir sua capacidade de enxergar as coisas com clareza.

Ninguém tem certeza de a que se devem esses diferentes níveis de consciência. A personalidade pode desempenhar um papel, mas por si só não pode ser responsável por essa série de experiências. A extensão e a localização do dano no cérebro também podem influenciar o grau de percepção da pessoa. Evidências crescentes, baseadas em estudos de imagens cerebrais, mostram que o nível de consciência está ligado à deterioração do lobo frontal, a parte do cérebro associada à consciência, à percepção e ao julgamento. À medida que a DA avança ao longo do tempo, a consciência pessoal dos próprios sintomas em geral também diminui – um tipo estranho de bênção.

A maneira como as pessoas com DA percebem seus sintomas é fundamental para se entender como elas podem receber sua ajuda. Há uma boa chance de que alguém que reconheça as limitações e os efeitos da DA encare sua ajuda como necessária. Uma pessoa que não tem consciência de seus sintomas pode encarar seus esforços de ajuda como desnecessários, aviltantes e invasivos. Um relacionamento de confiança com a pessoa que tem DA pode aumentar o nível de cooperação, mas a consciência por si só não vai persuadir alguém que não consegue enxergar a necessidade de ajuda. Mesmo que você tenha a melhor das intenções, pode não ser capaz de convencer alguém a aceitar sua colaboração.

Para a minoria das pessoas com DA que estão bastante conscientes da sua doença, a vida diária pode ser muito frustrante, como ilustram os autores citados anteriormente. Eles podem se sentir constrangidos e temer cometer erros. Embora com frequência tentem compensar ou encobrir seus lapsos, seus esforços podem estar aquém das suas expectativas ou daquelas dos outros. Podem ficar seriamente deprimidos se passarem a se concentrar em suas falhas, culpar-se pelos problemas causados pela doença, ou dizer que se acham estúpidos ou fazer outros comentários autodepreciativos.

As pessoas com DA que têm consciência de suas limitações podem também descarregar suas frustrações nos entes queridos. Por exemplo, em um artigo publicado no *Chicago Sun-Times*, Donald Baron, que tem DA, escreve sobre seu desagrado com o papel modificado que sua esposa assumiu em seu casamento: "Fico muito zangado com minha esposa, Jean. Ela está sempre me dando ordens e me dizendo o que eu posso e não posso fazer.".[23] Do mesmo modo, em uma entrevista gravada em vídeo, dr. David Bronson revela sua raiva mal direcionada por ter a doença: "Não estou mais no comando. Não sou livre para ir e vir como era no passado. Sinto frequentemente que minha esposa agora se comporta como se fosse minha dona. Acho que parte da minha raiva está sendo direcionada a ela quando ela está tentando preencher as lacunas para mim. Acho que não sou mais eu mesmo.".[24]

Em contraste, muitas pessoas com DA expressam gratidão pela ajuda dos outros. Comentando como se orgulha de sua esposa, um homem me disse:

> Gostaria que minha memória fosse melhor, mas não há muito que eu possa fazer a respeito. Simplesmente faço o melhor que posso. Minha esposa me observa como se ela fosse um falcão. Qualquer coisa que tenha de ser feita, ela me diz: "Joe, eu faço ou ajudo você a fazer.". Tenho muita ajuda. Sei o que ela está fazendo. Tenho a melhor esposa do mundo.

Em um artigo publicado em um boletim da Associação de Alzheimer, Gloria Sterin agradece o tato de seu marido ao ajudá-la a enfrentar a doença: "Ele é meu baluarte. A melhor coisa nele é que está sempre propenso a me deixar fazer o máximo que consigo fazer sozinha. Não fica o tempo todo me protegendo e me dizendo que eu não posso fazer as coisas. Em vez disso, me oferece apoio e encorajamento. Eu nunca me sinto inadequada quando ele está por perto.".[25]

Evidentemente, há uma variação sobre a reação de viver com os efeitos da DA entre aqueles que têm consciência da sua doença. Alguns ficam ambivalentes quanto a pedir ou receber ajuda. Uma mulher com DA entrevistada pelo boletim *Perspectives* expressa sentimentos mistos: "Pra mim era um inferno toda vez que precisava de ajuda. Eu pensava: 'Não preciso disso ainda ou não quero isso ainda.' Fico sempre contente quando obtenho ajuda. Acho que é um processo lento.".[26] A luta entre a independência e a dependência será novamente discutida no próximo capítulo.

Por outro lado, há aqueles que parecem totalmente inconscientes da sua doença. Às vezes são descritos como se estivessem em um estado de negação, um mecanismo de defesa comum que protege a psique humana de realidades dolorosas. Entretanto, essa descrição em geral não é útil para se entender as pessoas com a doença. A memória e o julgamento prejudicados, não a negação, levam muitas pessoas com DA a acreditar que estão intactas. Elas podem não perceber que estão esquecendo nomes ou lugares, ou podem não ficar perturbadas com isso. Em termos simples, elas se esquecem de que esquecem. Em vista disso, sua frustração pode ser leve, quase inexistente. Acreditam piamente que está tudo bem. Seus egos, construídos sobre uma vida de realizações, continuam tão bem preservados que elas não conseguem reconhecer o que é claro para os outros. Por exemplo, James Anthony fez o seguinte comentário ao descrever a dificuldade que tinha para realizar seu trabalho, devido à DA: "Eu não tinha consciência de que estava tendo dificuldades, mas minhas dificuldades ficaram visíveis quando meu supervisor apontou meus lapsos de uma maneira muito ríspida... Não conseguimos vivenciar o que esquecemos.".[27] Por isso, confrontar as pessoas que não têm consciência de suas deficiências não é apenas inútil, mas também pode ser perturbador para todos os envolvidos. A doença é que tem de ser responsabilizada pela aparente ausência de preocupação. Como elas não têm consciência da necessidade de ajuda, é muito difícil conseguir sua cooperação, mesmo quando a ajuda é claramente necessária.

Seguem-se trechos extraídos de entrevistas que realizei com várias pessoas com DA para ilustrar melhor a ausência de consciência.

Um trabalhador ferroviário aposentado de oitenta anos relata: "Estou mais lento porque estou velho. Minha esposa diz que minha memória está realmente ruim, mas eu não percebo isso.". Ele prossegue, explicando: "Consigo fazer qualquer coisa que sempre fiz. Talvez não tão depressa quanto fazia antes. Ainda dirijo meu carro! Minha esposa diz que eu me esqueço de para onde estou indo, mas não concordo com isso. Ela fica louca comigo porque eu me esqueço. Diz que eu não faço nada. Diz que eu devia ser mais ativo. Isso a aborrece mais do que aborrece a mim.".

Uma dona de casa de setenta anos explica: "Não acredito que tenho um problema de memória porque tenho uma memória melhor do que a média das pessoas. E realmente acredito nisso. Na verdade, tenho uma memória melhor do que a do meu marido.". Sobre o impacto da DA na sua vida, ela declara: "Eu faço as mesmas coisas que sempre fiz. Lavo, cozinho, passo e faço compras. Tento fazer o máximo que posso. Posso esquecer algumas coisas, mas, sabe, não sou mais nenhuma jovem.".

Escrevendo para um boletim da Associação de Alzheimer, James Anthony deixa espaço para o papel da negação em sua experiência da DA e sugere que certo grau de negação é conveniente:

> É interessante que muitos de nós com Alzheimer somos falantes. Não sei bem por quê. Acho que, tendo recebido essa notícia pesada, decidimos que vamos fazer o máximo para estar com os amigos e familiares, e fazer as coisas que gostamos de fazer. É uma receita que as pessoas que não têm Alzheimer poderiam tentar seguir. Não quero sugerir que as pessoas com Alzheimer não tenham a medida de suas perspectivas... [mas] um certo grau de negação é essencial. Como alguém que está tomando café quente, sorvemos a verdade da nossa condição de maneira cautelosa e tranquila.[28]

Em geral, as pessoas que estão extremamente conscientes da sua doença ou totalmente abstraídas dela são uma minoria daquelas que têm DA.[29] Para a maioria dos que estão nos estágios iniciais, a consciência pessoal flutua, mas em geral permanece em um nível mais baixo do que o esperado, pois a percepção da natureza e do grau de suas deficiências é embotado pela doença. A maioria das pessoas não se concentra nas suas deficiências, ou encontra maneiras de justificá-las.

Os trechos de entrevistas que se seguem ilustram o nível parcial ou baixo de consciência que é bastante comum nos estágios iniciais da doença.

Um eletricista aposentado de 75 anos relata: "Estou com problemas de memória. Não estou tão esperto como era antes. Acho que a velhice está se instalando, e por isso temos de encará-la, gostemos ou não. Muitas pessoas estão piores do que eu, e portanto tenho de encarar isso um dia de cada vez e esperar o melhor.". Mais adiante, ele diz:

> Ainda não vejo muita diferença na minha vida, sabe? Trabalhei como eletricista em uma loja e, portanto, sempre usei minhas mãos. E eu era muito bom nisso. Ainda estou ocupado todo o tempo. Cuido da minha casa e do meu jardim e estou sempre me ocupando. Sempre encontro algo para fazer. Faço aquilo com que estou familiarizado e, se sou solicitado a fazer algo diferente, posso pedir ajuda.

Uma professora aposentada de 73 anos comenta:

> Eu li sobre esta doença. Não preciso usar tanto a minha memória quanto precisava antes. Eu diria que as coisas que esqueço são coisas que não são mais tão importantes para mim. Se esqueço algo, ou procuro me informar ou pergunto ao meu marido, porque estamos os dois em casa. Eu digo: "Querido, esqueci isto e aquilo. Você consegue se lembrar?". E ele me ajuda a lembrar.

Com relação às suas expectativas para o futuro, ela diz: "Bem, só espero que a minha saúde continue como está. Espero poder viver da maneira como estou agora em espírito e corpo, porque tenho uma vida muito boa.".

Em virtude de sua incapacidade de recordar o passado recente ou planejar antecipadamente o futuro, as pessoas com DA naturalmente tendem a se concentrar no presente e no passado distante. Embora tenham conhecimento das perdas ou mudanças, elas com frequência iniciam um processo gradual de adaptação à sua doença. Com o tempo, as pessoas com DA em geral baixam suas expectativas de suas próprias habilidades, em vez de ficar lutando para manter os padrões anteriores de pensar e fazer coisas. Como comenta uma mulher: "Minha mãe sabe que não se lembra e sabe que não consegue fazer algumas coisas sozinha. Encara isso muito calmamente. Isso não a frustra como me frustraria.". Como o passado recente e o futuro passam a ter uma importância diminuída, e outras pessoas assumem a responsabilidade de lembrar e planejar por elas, as pessoas afetadas conseguem experimentar mais livremente o "aqui e agora". A experiência de viver o momento presente assume um significado mais profundo. Em um artigo para um boletim, Jan Soukop narra um incidente que lhe permitiu apreciar o momento presente. Depois de descrever sua tristeza sobre "a perda do que era e do que poderia ser", ela diz:

> Certo dia, quando me atrapalhei na cozinha para preparar um bule de café, algo chamou minha atenção através da janela. Havia nevado e eu havia me esquecido de como podia ser bela a visão de uma neve caindo suave e tranquilamente. Logo me agasalhei e fui lá para fora para me juntar a meu filho que estava limpando a entrada da nossa garagem. Quando me curvei para pegar uma massa daqueles flocos esplendorosamente brancos na minha pá, parecia que eu não poderia fazer outra coisa senão me maravilhar diante da sua beleza. Desnecessário dizer que meu filho não compartilhou do meu entusiasmo. Para ele, aquilo era apenas um trabalho; mas para mim foi uma experiência. Mais tarde, percebi que por um curto período de tempo Deus me permitiu a capacidade de ver a neve cair através dos mesmos olhos inocentes da criança que um dia fui, tantos anos atrás. Jan ainda está ali, pensei eu, e há maravilhas a serem contempladas a cada novo dia. Elas só estão diferentes agora.[30]

É claro que a maneira como as pessoas com DA percebem seus sintomas é extremamente individualizada e pode ser radicalmente diferente da nossa imagem do que poderia parecer para nós. Além disso, ao tentar entender o pensamento e o comportamento das pessoas com DA, não podemos mais simplesmente nos basear nas nossas experiências vividas com elas. Na verdade, a experiência passada pode limitar a nossa compreensão do modo como as pessoas afetadas estão sendo desafiadas pela doença. Isso sugere que, não importa o quanto possamos ser compassivos ou empáticos, quando tentamos entender os pensamentos e sentimentos daqueles com DA há uma chance de que nossas suposições possam estar equivocadas. Toda uma nova maneira de pensar e agir é em geral exigida para acomodar as percepções alteradas de uma pessoa com DA.

A importância do ambiente social

Qualquer um que tenha se tornado incapacitado, independentemente da condição básica, experimenta uma sensação de perder o seu lugar no mundo. Para as pessoas com DA, isso é verdade tanto em termos literais quanto figurativos, pois ficar desorientado com relação ao tempo e ao espaço é um sintoma comum. Em outro nível, a percepção que a pessoa tem de si própria pode ficar ameaçada quando as conexões com as outras pessoas, lugares e coisas começam a falhar no correr do tempo. O mundo pode facilmente se tornar um lugar confuso. Por isso, é vital que os portadores de DA tenham pessoas atenciosas que os ajudem a se conectar com seu ambiente. Na verdade, a presença ou ausência de pessoas atenciosas pode ser o fator mais importante na determinação da qualidade de vida de um portador de DA.

A sensação de estar desarraigado ou desorientado foi descrita no relato de um caso original do dr. Alzheimer de uma mulher de meia-idade com DA. Essa mulher desafortunada, agora conhecida pelo nome de Auguste D., foi arrancada de sua família e de sua casa em 1901 e colocada em um hospital psiquiátrico em Frankfurt, na Alemanha, até sua morte em 1905. Segundo as anotações escritas do dr. Alzheimer, ela com frequência dizia: "Eu perdi o meu eu.".[31] Embora sua doença tenha lhe provocado desorientação, o ambiente desolado em que foi obrigada a viver muito provavelmente intensificou essa desorientação. Havia pouco ou nada que a mantivesse conectada à sua vida passada. Nenhuma experiência familiar lhe era proporcionada para reavivar seu interesse e sua satisfação na vida diária. No estilo de vida anormal do hospital, com a interrupção do contato com pessoas e atividades que lhe eram familiares, não espanta que Auguste D. tenha experimentado uma perda do seu eu. Suas habilidades de enfrentamento diminuídas por causa da doença, combinadas com um ambiente empobrecido, devem ter tornado sua vida miserável.

Embora já faça quase um século desde que o dr. Alzheimer encontrou Auguste D., a importância de ajudar as pessoas com DA a se sentirem conectadas com o mundo e com as outras pessoas ainda não é totalmente entendida. Anteriormente, acreditava-se que a vida de um indivíduo antes do início da doença tinha pouca ou nenhuma influência sobre sua experiência da DA. Além disso, havia a crença de que nada poderia influir no curso progressivo da doença e que a qualidade de vida seria no máximo marginal. Nos últimos anos, essas suposições foram desafiadas pela percepção crescente de que muito poderia ser feito para melhorar o bem-estar das pessoas com DA.

Alguns pesquisadores têm sugerido que, quando a família e os amigos compensam as incapacidades das pessoas com DA e promovem as habilidades remanescentes, o índice de declínio pode ser retardado.[32] Assim como um ambiente empobrecido pode intensificar os sintomas das pessoas e diminuir sua qualidade de vida, um ambiente enriquecido pode influenciar positivamente o seu processo de doença e melhorar sua qualidade de vida. Isso requer grande sensibilidade sobre suas necessidades físicas, psicológicas e sociais, e assumir a responsabilidade de satisfazer essas necessidades. Em vez de confiar exclusivamente nos tratamentos médicos para melhorar o bem-estar das pessoas com DA, podemos em lugar disso nos concentrar em nossas interações pessoais com elas, o que pode com frequência influenciar bem mais sua qualidade de vida. Um bom relacionamento é melhor do que a droga mais poderosa.

Do que realmente necessitam as pessoas com DA?

Embora toda pessoa com DA seja única, e as preferências individuais devam ser respeitadas, as pessoas com a doença em geral compartilham as mesmas necessidades básicas. Além da necessidade física de alimentação, vestuário e habitação, as pessoas com DA requerem três outras coisas para serem relativamente felizes: intimidade, comunidade e atividades significativas.

Intimidade se refere à proximidade e à familiaridade com outras pessoas, locais e coisas. Em um relacionamento íntimo como um casamento ou uma amizade, os indivíduos se importam um com o outro e buscam o bem estar um do outro. Sem intimidade, o medo e a solidão prevalecem. Quando a necessidade de intimidade não é satisfeita, uma série de medos reais e imaginados comumente se enraíza nas pessoas com DA. Elas podem temer perder o controle da sua vida ou ser abandonadas por sua família e amigos. Um homem observou que sua esposa portadora de DA ficou obcecada em trancar as portas de sua casa porque estava preocupada com intrusos. Uma mulher com DA me disse certa vez: "Eu me preocupo com o fato de que meu marido esteja tendo um caso e vá me abandonar." Elas podem temer se tornar dependentes e daí serem uma carga para os outros. Um homem com DA expressou frustração sobre sua dependência em relação a sua filha: "A coisa que eu mais detesto é sempre pedir a ela que me lembre das coisas. Ela tem coisas melhores a fazer do que cuidar de mim. Afinal, ela tem uma vida própria." Quer essas preocupações sejam ou não justificadas, elas são muito reais para a pessoa com DA. A intimidade através do contato físico, assim como estar em contato com outras pessoas, ajuda o portador de DA a superar os medos.

Às vezes, a necessidade de intimidade é exagerada, como pode ser visto naqueles que "grudam" ou passam a ser a sombra dos entes queridos. Simplesmente estar todo o tempo na presença física de uma pessoa de confiança pode oferecer tranquilidade a uma pessoa com DA que, do contrário, se sente atemorizada quando está sozinha ou com estranhos. Do mesmo modo, sentir-se conectado com um lugar familiar e seguro como a própria casa pode ser também confortante. Mas, uma vez mais, isso pode ser exagerado quando a pessoa com DA resiste aos convites para sair de casa. Até mesmo a proximidade com bichinhos de estimação ou outros objetos favoritos pode oferecer conforto. O relato pessoal de Cary Henderson inclui muitos elogios ao seu cão, incluindo uma sugestão para outras pessoas com DA: "Eu acho que qualquer pessoa com DA pode se beneficiar de um cãozinho amigável. Alguém com quem ela possa brincar e conversar – é ótimo conversar com um cão que você sabe que não vai retrucar você. E dessa maneira você não comete erros.".[33] A história de Larry Rose sobre a vida com DA, em *Show me the way to go home*, também está repleta de referências engraçadas e tocantes ao seu companheiro constante, um porquinho barrigudo chamado Floyd.

As pessoas com DA precisam de intimidade talvez mais do que nunca. Quando pouco a pouco vão perdendo suas maneiras costumeiras de se conectar com outras pessoas e com o mundo, precisam que os outros se aproximem delas e as ajudem a se sentirem conectadas. E como a sua iniciativa com frequência se esvanece, os outros devem se esforçar para satisfazer essa necessidade de intimidade de maneiras ativas. O relacionamento íntimo faz que as pessoas com DA se sintam seguras e lhes permite desfrutar de serem reconhecidas e apreciadas.

Comunidade refere-se a uma percepção de pertencer a um grupo com o qual é possível compartilhar um vínculo comum. Essa comunidade pode consistir de apenas uma outra pessoa, uma família ou um grupo maior de pessoas que possa enxergar, além das realidades superficiais, o valor de cada indivíduo. As pessoas com DA podem se sentir alijadas de sua família, amigos e vizinhos por causa de seu esquecimento e outras deficiências. Assim como os portadores de lepra nos tempos bíblicos, elas com frequência se sentem rejeitadas, indesejadas ou deslocadas em uma sociedade que dá um alto valor à autoconfiança, à produtividade e ao talento intelectual. As pessoas com DA em geral pensam e agem diferentemente daquelas que são consideradas "normais". Podem se sentir alienadas e constrangidas quando falham na tentativa de se lembrar de nomes ou não conseguem realizar uma tarefa simples. Um homem com DA admitiu para mim: "Eu costumava ser cheio de autoconfiança, mas agora me percebo cometendo erros. Não quero parecer tolo diante das outras pessoas.". Entretanto, uma verdadeira comunidade reconhece a diversidade das experiências humanas e permite que todos sejam tratados de uma maneira humana e digna – especialmente aqueles portadores de uma incapacidade.

As pessoas com DA necessitam da certeza de que são aceitas pelo que são, e não pelo que podem fazer. Pertencer a uma comunidade afetiva significa que a pessoa com DA é aceita sem que as condições usuais sejam satisfeitas. Suas limitações são minimizadas, enquanto suas potencialidades remanescentes são valorizadas. O valor pessoal de alguém com DA pode ser mantido se os outros compartilharem da visão de uma comunidade afetiva e inclusiva. Os familiares e amigos podem aprender a criar uma atmosfera calorosa e amigável, e desse modo enriquecer a vida de todos os envolvidos. A necessidade da comunidade é com frequência satisfeita em grupos de apoio para pessoas com DA em virtude de suas preocupações compartilhadas. Uma mulher com DA elogiou seu grupo de apoio, dizendo: "Estou em paz quando estou com meu grupo. Posso ser eu mesmo sem fingir que estou 100%. O grupo tem sido minha tábua de salvação. Todos ali entendem como é se sentir perdido e esquecido. Isso não faz diferença para nós.".

Por fim, as pessoas com DA precisam estar envolvidas em *atividades significativas*. Ideias preconcebidas sobre trabalho ou passatempos produtivos devem ser substituídos por novas ideias para atividades que sejam adequadas às suas habilidades e incapacidades. Se colocadas em uma situação em que pouco ou nada possam fazer por si mesmas, elas vão se sentir inadequadas e cair na passividade. Mas se lhes forem dadas oportunidades para participação ativa, não importa quão pequeno possa ser o seu papel, a afirmação e o sucesso são possíveis.

As atividades são a substância do cotidiano. Preparar uma comida, arrumar a cama, limpar um aposento, cantar uma canção, comprar alimentos, cuidar de um bichinho de estimação e dar uma caminhada são tipos de atividades informais que podem dar significado à vida da pessoa com DA. Essas coisas comuns podem ressaltar as habilidades remanescentes da pessoa e criar oportunidades para ela dar algo aos outros, em vez de ser sempre o recipiente da atenção. As pessoas com DA podem fazer algumas dessas atividades sozinhas, mas mais frequentemente necessitam do encorajamento e do apoio de outras pessoas. Por isso, a *intimidade* e a *comunidade* são reforçadas através do engajamento em *atividades significativas*. Christine Boden resume essa perspectiva em seu relato pessoal da vida com DA: "Quero continuar a sorver a beleza deste mundo e sentir o amor da minha família e dos meus amigos. Mesmo que eu não possa me lembrar durante muito tempo destas experiências, ainda quero tê-las. Certamente, recordar uma experiência não constitui a única satisfação deste momento!".[34]

As pessoas com DA dependem de outras para enxergar o mundo através de seus olhos e garantir a satisfação de suas necessidades de intimidade, comunidade e atividades significativas. Precisam de pelo menos uma pessoa afetiva para atuar como companheiro, mentor, líder, treinador ou melhor amigo. Um indivíduo com frequência assume a principal responsabilidade de comprovar que essas necessidades sejam satisfeitas. O fato de você estar lendo este livro sugere que pode ser a principal pessoa nesse papel. No próximo capítulo vou tratar de como você pode melhor servir seu ente querido com DA em seu papel de "líder".

O que alguns familiares têm a dizer

As citações que se seguem de familiares de pessoas com DA ilustram como os relacionamentos afetivos e compassivos estão no cerne da satisfação das necessidades. Mais conselhos de familiares de pessoas com DA serão compartilhados no Capítulo 13.

Geri comenta sobre sua mãe com DA:

> Ela precisa de nós para dizer: "Tudo bem você estar assim, mamãe. Ainda gostamos de você. As pessoas ainda querem estar com você.". Temos de lhe dar um empurrão para ela voltar ao convívio da sociedade, senão ela fica em casa o tempo todo. Nós nos asseguramos de que ela se alimente bem e de que suas roupas estejam limpas. Tentamos nos certificar de que ela própria também faça algumas coisas.

Marge faz a seguinte observação sobre seu marido com DA: "Ele precisa de mim para estar no comando das coisas. Se acha que estou tendo dificuldades com isso, sente-se culpado de estar sendo um peso pra mim. Ele precisa saber que me sinto bem com isso e que estarei sempre ao seu lado.".

George apresenta esta declaração sobre sua esposa: "Mais que qualquer outra coisa, ela precisa ser mantida feliz. Não quero vê-la em uma situação em que se sinta confusa. Cuido dela e também de mim.".

Fred simplesmente fala sobre sua esposa: "Ela precisa de mim para ficar bem. Se fico angustiado, ela também fica.".

Mary diz o seguinte sobre seu marido:

> Ele precisa do meu amor e da minha afeição. Precisa também de orientação. Faz tudo o que eu lhe peço, mas não se oferece voluntariamente

para fazer nada. Eu lhe pedi hoje para ir até o posto de gasolina pegar combustível para podermos abastecer a máquina de cortar grama e também pegar o jornal. Ele pegou o jornal, mas esqueceu o combustível. Eu devia ter sido mais adequada.

Frank fala sobre sua irmã: "Ela não precisa tanto de ajuda prática quanto de apoio moral. Eu nunca pensaria em ficar insistindo com ela, porque não consegue se lembrar de um nome. Se ela quer contar uma história mas não consegue se lembrar do nome das pessoas envolvidas, eu lhe digo para de qualquer modo ir em frente.".

Phillip comenta: "Minha mãe quer sempre estar ocupada. Ela mora sozinha e se fica sem ninguém mais de um dia, sente-se infeliz. Ela precisa do meu tempo e do meu apoio.".

Sally descreve como trata seu marido:

Ele precisa de lembretes amáveis. Tento minimizar isso. Sei que precisa que eu lhe demonstre muito amor e o elogie. Eu o deixo por sua própria conta, a menos que saiba que ele está realmente tendo dificuldade com algo. Se corro muito depressa para atendê-lo, ele fica irritado. Prefiro que ele consiga fazer as coisas sozinho e se sinta bem com suas realizações.

⚜

Não foi de repente que esses familiares chegaram a um entendimento de sua posição singular na vida de um ente querido com DA. Com o tempo e com a experiência, eles pouco a pouco se adaptaram ao seu novo papel. Esse processo exigiu uma mudança profunda na maneira como passaram a encarar seu relacionamento com o indivíduo que está mudando devido à doença. Pouco a pouco aprenderam a fazer mudanças para se adequar à situação. No próximo capítulo, vou tratar de muitos aspectos importantes desses papéis e responsabilidades modificados.

Capítulo 6

Como mudam os relacionamentos, os papéis e as responsabilidades

Como não podemos mudar a realidade, vamos mudar os olhos com os quais enxergamos a realidade.
Nikos Kazantzakis

A doença de Alzheimer inevitavelmente conduz a mudanças nos relacionamentos. Assim como a progressão da doença, essas mudanças são de início sutis, mas pouco a pouco tornam-se profundas. As pessoas com DA não conseguem mais agir como antes. Suas habilidades de comunicação e raciocínio vão gradativamente falhando. Não conseguem mais assumir sozinhas as responsabilidades que um dia foram para elas naturais. Em vista disso, você precisa aprender a aceitar as habilidades declinantes de seu ente querido e fazer ajustes. Seu relacionamento com a pessoa afetada não pode continuar o mesmo. Você terá de mudar suas expectativas do que ela pode e não pode fazer de forma independente, compensar as incapacidades e assumir um número crescente de responsabilidades. Como certa mulher disse sobre seu marido com DA: "Somos nós que temos de mudar. Ele não pode e não mudará para se adequar a nós.".

Neste capítulo, discuto seu papel singular na vida da pessoa com DA, assim como a natureza mutante do seu relacionamento com os familiares, amigos e outros. Se seu cônjuge ou parceiro(a) de longo tempo tem DA, a triste verdade é que seu relacionamento jamais será o mesmo. Você terá de assumir um papel mais ativo do que antes da doença. Se sua mãe ou pai tem DA, seu relacionamento com ela ou ele também vai mudar. O tempo e a energia que você vai precisar para se dedicar às várias coisas feitas por ela ou ele vão aumentar com o passar do tempo. E o seu envolvimento com um cônjuge, pai ou mãe com DA provavelmente afetará também todos os seus outros relacionamentos – com os entes queridos em casa, com seus irmãos, com os amigos e com os colegas de trabalho.

Aceitando o diagnóstico

O primeiro passo é aceitar que o diagnóstico de DA é uma realidade permanente. No início, é natural querer negar isso – a negação é a maneira de a psique humana nos proteger de sentir os efeitos terríveis causados por situações dolorosas. Ela nos permite tempo para que a notícia penetre dentro de nós. Você pode inicialmente rejeitar os sintomas de DA em seu ente querido, até que algo o obriga a ir em busca de um diagnóstico. Você pode duvidar da primeira consulta e procurar uma segunda ou terceira opinião. Isso é compreensível e absolutamente normal. No começo, a dúvida o capacita a se preparar emocionalmente para a realidade e para as implicações práticas de conviver com a doença. Tenha isso em mente quando lidar com outras pessoas que possam ter dificuldade em aceitar a notícia ou que duvidem da seriedade da situação.

A negação é com frequência reforçada pelos sintomas enganosos – ou aparentemente ausentes – da doença. Afinal, a pessoa com DA pode parecer fisicamente saudável. Um homem comentou sobre sua esposa: "Como ela parece tão bem como sempre, é na verdade difícil acreditar que o seu cérebro esteja realmente doente.". Uma filha comentou: "É fácil negligenciar a necessidade de ajuda de minha mãe. Ela parece ótima, apesar das suas dificuldades. Na verdade, parece muito melhor do que a média das pessoas da sua idade. É tentador esquecer que ela realmente tem Alzheimer.".

A natureza flutuante dos sintomas também pode fazê-lo se surpreender com o diagnóstico. Pode haver dias em que a pessoa com DA é, na maior parte do tempo, muito parecida com quem era antes. Tantas dificuldades podem estar intactas que você pode ser levado a minimizar ou a desconsiderar as deficiências da pessoa. Gloria Hoffman refere-se a isso em seu vídeo educacional, *Caring about Howard*: "Houve uma época em que eu ficava como em uma montanha-russa. Ele tinha um dia muito bom e eu pensava: 'Será que há mesmo algo de errado com ele?'. E então, no dia seguinte, ele não conseguia se lembrar de nada. Um dia eu ficava animada e no outro deprimida.".[1] Um marido me confidenciou:

> Ainda que ela tenha sido diagnosticada com Alzheimer um ano atrás, eu continuava a ter uma discussão interna sobre se ela realmente tinha essa doença. Por recomendação de um terapeuta, comecei a dizer a mim mesmo uma vez por dia: "Sim, ela tem doença de Alzheimer." Dizer isto parece estar ajudando a acalmar a minha mente.

Sua relutância em aceitar o diagnóstico pode ser reforçada pela pessoa com DA, que pode ser inflexível sobre a manutenção da sua liberdade pessoal e da sua autonomia. Os valores de autoconfiança e individualismo estão profundamente enraizados na nossa cultura. Nós raramente – se não nunca – queremos parecer dependentes dos outros para algo. Os homens, em particular, têm tradicionalmente associado a dependência com fraqueza pessoal e com uma ameaça à sua masculinidade. E as mulheres, que têm sido tradicionalmente responsáveis por cuidar dos outros, podem resistir a serem cuidadas por outros. Uma mulher com DA explicou esse dilema, dizendo: "Quando você sempre foi uma pessoa que gosta de prestar ajuda, é difícil estar do lado que recebe ajuda.".

Por causa dessas conotações negativas de dependência, é compreensível que as pessoas com DA possam ser reticentes em pedir ajuda ou possam resistir a ofertas de ajuda. Algumas pessoas com DA expressam seu desejo de independência na forma de ressentimento ou hostilidade para com aqueles que estão oferecendo auxílio. Às vezes pode haver uma aparente contradição entre o seu desejo de independência e sua necessidade de ser ajudado em certas coisas. A pessoa com DA pode dar sinais confusos: querer ajuda, querer ser independente, querer ficar acomodada ou querer ser tratada normalmente. Um homem com a doença revelou essa luta interna quando me disse: "O estranho de viver com essa doença é que você tem de lutar contra ela e aceitá-la ao mesmo tempo.".

Você não deve esperar captar de imediato todas as implicações da doença. O entendimento – e a aceitação – em geral ocorre aos trancos e barrancos. Você pode achar que tem pouco ou nenhum tempo na sua vida para as exigências da doença. Outras prioridades podem ter precedência ou competir com as necessidades da pessoa com DA. Entretanto, você e a pessoa afetada ficarão mais ajustadas a longo prazo se você começar agora a assumir um papel de liderança no seu relacionamento. A pessoa com DA pode sofrer consequências adversas se você não levar em conta como a doença está prejudicando a vida dela. A aceitação do diagnóstico e de seus efeitos de mudanças na vida vai melhorar significativamente sua capacidade de controlar suas reações às mudanças relacionadas com a doença. A pessoa afetada também poderá se beneficiar de sua perspectiva esclarecida. Em certo sentido, você vai começar a abrir espaço para a doença sem deixar que ela domine completamente a sua vida. Tente não se sentir oprimida pelos desafios atuais ou por aqueles que vêm pela frente. O tempo permite muito treinamento na prática para aprender a como cuidar de alguém com DA.

Assumindo o papel de liderança

Como o portador de DA não tem mais as habilidades mentais para ser completamente independente, é requerido um tipo especial de liderança. Pelo menos uma pessoa vai precisar assumir a autoridade geral para garantir o bem-estar da pessoa com DA, mas, se possível, será melhor incluir outros também. Lidar com as necessidades básicas, como casa e comida, envolve muito trabalho, assim como com as necessidades psicológicas e sociais discutidas no capítulo anterior. Você não precisa temer assumir esse importante papel de liderança ou grande parte dele, embora isso de início possa parecer complicado. A pessoa com DA precisa da sua ajuda. Se possível, é melhor compartilhar esse papel com alguma outra pessoa ou pelo menos delegar algumas das responsabilidades a outros que estão dispostos a ajudar e a apoiar seus esforços.

Se a pessoa com Alzheimer for seu cônjuge, pai ou mãe, irmão ou irmã, sogro ou sogra, cunhado ou cunhada, pode ocorrer um deslocamento no equilíbrio de poder em seu relacionamento. Você pode de início se sentir pouco à vontade com o termo "poder", mas a dinâmica de poder, influência e autoridade existe em todo relacionamento e pode ser usada de maneira construtiva. A mudança no equilíbrio de poder deriva do fato de que a pessoa com DA precisa de proteção diante dos riscos impostos pela doença e não pode mais suprir sozinha suas próprias necessidades. Por causa da deficiência na memória, no pensamento ou em outras funções cerebrais, a pessoa com DA não tem mais igualdade intelectual em relação aos outros – uma realidade lastimável. Quando o papel de uma pessoa no relacionamento muda e o controle pessoal diminui, o papel da outra pessoa também precisa mudar de maneiras correspondentes.

Qualquer pessoa que dá a direção e assume uma maior responsabilidade em um relacionamento está exercendo mais poder do que a outra. Entretanto, isso não significa que a dignidade da pessoa com DA deva ser diminuída ou ignorada. Ao contrário, preservar sua dignidade torna-se a prioridade máxima. Ao assumir a liderança, sua função não é dominar a vida da pessoa com DA, mas ajudar a minimizar as deficiências dela e maximizar as habilidades que lhe restam. Isso implica não apenas *cuidar* da pessoa com DA, mas também se *preocupar* com ela. O papel de liderança, fundamentalmente, diz respeito a satisfazer as necessidades do outro.

Assumir a liderança da vida de outro adulto requer autoconfiança. Também requer extraordinária empatia, paciência e compreensão para exercer esse papel primordial de uma maneira amorosa. Apesar da desigualdade do relacionamento, a autoestima da pessoa com DA deve ser preservada. Do contrário, podem surgir sentimentos de constrangimento, depressão e frustração, e podem ocorrer conflitos. Em *Counting on kindness: the dilemmas of dependency*, Wendy Lustbader descreve a sutileza necessária ao líder:

> A melhor ajuda é aquela discreta. Os cuidadores que fazem as coisas reservadamente, sem anunciar seus esforços, deixam intacto o orgulho de uma pessoa dependente. A posição de estar em dívida não é enfatizada, e não é feita nenhuma menção a acomodações especiais. A situação de desamparo passa para segundo plano, no qual pode ficar sem ferir a autoestima da pessoa.[2]

A sensibilidade para com os sentimentos da pessoa que está sendo ajudada pode conduzir a uma compreensão e a uma cooperação mútuas.

Saber como e quando ajudar totalmente, em parte ou não ajudar também exige que você pense e reaja com rapidez. Às vezes pode lhe parecer mais eficiente assumir completamente uma tarefa. No entanto, assim fazendo, também pode estar ignorando as habilidades remanescentes de alguém com DA. Você pode pensar: "Posso preparar uma refeição na metade do tempo que ele, por isso é melhor que eu mesmo a prepare", embora a pessoa com DA possa extrair satisfação ao desempenhar algum papel na preparação de uma refeição. No outro extremo, pode supor que uma determinada tarefa possa ser feita independentemente, fazendo que a pessoa com a DA se esforce demais sem necessidade. Você pode pensar: "As contas ainda podem continuar a ser pagas por ela mesma", quando, na verdade, ela pode querer ser aliviada dessa tarefa estressante. Compreender os diferentes níveis de dependência e independência requer muita ponderação sobre as necessidades e preferências da pessoa afetada. Ao mesmo tempo, você não pode negligenciar os limites do seu próprio tempo, energia e paciência. Equilibrar todas as necessidades práticas e pessoais pode ser um verdadeiro malabarismo.

Uma boa metáfora sobre o relacionamento em mutação entre você e a pessoa com DA é a conexão entre dois dançarinos. Quando um casal dança, os papéis de condutor e seguidor são cuidadosamente sincronizados. Um bom condutor dança de uma maneira que permite ao seguidor ser conduzido quase sem esforço. As "dicas" do condutor podem ser tão sutis que o seguidor pode não parecer estar sendo conduzido. O casal dança com elegância quando cada parceiro coopera fazendo a sua parte. Em seu relacionamento com uma pessoa com DA, você pode ter de mudar seu papel de conduzido para condutor.

Outra coisa sobre o seu relacionamento é que não é mais possível assumir tacitamente que a pessoa com DA consiga fazer as ações apropriadas. Você precisa agora assumir um papel mais ativo na dança. Precisa aprender a quando agir e quando recuar. As flutuações nos sintomas com frequência vão tornar mais difícil avaliar quando tomar a iniciativa e oferecer auxílio, e quando recuar e se abster de ajudar. Em um artigo de jornal, Jean Baron descreve esse problema em relação ao seu marido com DA: "Talvez o mais difícil seja a contradição entre a sua necessidade de independência e a sua necessidade de ajuda em algumas coisas. Isso o faz me acusar, por um lado, de tratá-lo como se fosse uma criança e, por outro, de não ser sensível às suas necessidades.".[3]

Pode demorar um longo tempo – meses ou até anos – para você aprender um novo conjunto de "ginástica mental", embora possa saber que agora uma nova maneira de se relacionar é necessária. A transição para o seu novo papel de liderança pode se desenvolver com o tempo. Em seus estágios iniciais, a doença não exige que você assuma em tempo integral uma postura de provedor de cuidado. Nesse estágio, em um nível prático e emocional, é importante manter em mente os limites do seu papel de liderança. Um homem compartilhou seus pensamentos comigo sobre o seu papel limitado, porém fundamental, durante o estágio inicial da doença de sua esposa:

> Eu intencionalmente não penso em mim como um "cuidador", pois a palavra implica uma total dependência por parte dela. Isso pode ser uma questão de semântica, mas tento diferenciar entre as coisas que ela necessita que eu faça e o que ela pode fazer por si mesma. Até agora, as segundas têm superado muito as primeiras. Quando isso se inverter, suponho que terei de me tornar um cuidador.

Felizmente, como a DA progride muito lentamente, na maioria dos casos você pode ir assumindo pouco a pouco o seu papel de líder. Entretanto, quanto antes ocorrer a mudança nos papéis, melhor será para a pessoa com DA. Se você for assertivo sem ser dominador, prestar ajuda sem ser autoritário, e bondoso sem ser condescendente, maior será a probabilidade de a pessoa com a doença reagir positivamente às suas boas intenções.

Quando seu parceiro tem DA

Se seu cônjuge ou parceiro de longa data tem DA, como seu novo papel como líder vai afetar seu relacionamento? A resposta a essa pergunta pode depender de como você elaborou os termos do seu relacionamento no passado. Por um lado, se tendeu a ser mais o líder no passado, então é possível que já tenha a experiência e a autoconfiança para assumir as responsabilidades que seu ente querido com DA anteriormente assumia. Por outro lado, se a pessoa com DA era mais o líder em seu relacionamento, é mais provável que você tenha alguma dificuldade para se ajustar a esse novo papel. Dick Tilleli, que tem DA, escreve sobre as mudanças de papel em seu casamento:

> Há ocasiões em que tenho dificuldade para fazer as coisas, e peço a ajuda dela. Acho que é diferente do que costumava ser. Anos atrás, eu era o homem da casa. Era o sujeito que fazia tudo. Agora ela faz a maioria das coisas, e eu não gosto disso. Mas é algo que tem de ser feito... A maior parte do tempo ela está certa, mas às vezes eu simplesmente quero fazer o que quero.[4]

Se você e seu parceiro tinham papéis mais ou menos iguais no passado, então você provavelmente está mais bem preparado para aceitar as mudanças que estão ocorrendo agora.

Do mesmo modo, se vocês desfrutaram de um relacionamento longo e feliz, sua história juntos pode capacitá-lo a lidar com os desafios presentes e futuros. No entanto, mesmo as uniões mais longas, que duram cinquenta ou sessenta anos, são testadas pela DA. Se você teve um casamento turbulento, por exemplo, pode ter receio de cuidar de um cônjuge com a doença. Por outro lado, caso tenha tornado a se casar mais tarde na vida e vocês não tiveram muitos anos juntos antes de seu cônjuge apresentar a doença, você pode ponderar se tem a obrigação de continuar no relacionamento. Além disso, os filhos de um casamento anterior de seu cônjuge podem não aceitar prontamente o seu papel de liderança. Um relacionamento não tão sólido pode ser ameaçado pelas exigências impostas pela doença. Sentimentos confusos podem surgir.

Em relacionamentos comprometidos, há uma expectativa de que cada pessoa fará o seu papel para prover o outro. A mutualidade e a reciprocidade são aspectos inerentes do acordo de casamento ou da parceria de longo tempo. Infelizmente, a DA não mais permite que o cônjuge ou parceiro de longo tempo, hoje portador da doença,

Como mudam os relacionamentos, os papéis e as responsabilidades

faça o seu papel na troca de cuidados. Essa é uma realidade encarada geralmente com tristeza e dor pelo cônjuge saudável, cujo parceiro não pode mais participar integralmente do casamento ou tomar decisões das maneiras tradicionais. Embora possam ser descobertas novas maneiras de se comunicar, resolver problemas e expressar amor, a carga de romper com velhos hábitos e criar novos recai nos ombros do parceiro saudável. Uma pessoa com DA que foi seu amigo, ajudante, conselheiro e companheiro íntimo pode não ser mais capaz de continuar nesses papéis. E você não poderá mais contar com as tarefas práticas anteriormente realizadas por seu parceiro. Agora vai precisar assumir essas responsabilidades ou delegá-las a alguma outra pessoa. Seguem-se alguns exemplos dessa dinâmica:

Um marido percebeu que sua esposa não conseguia mais preparar alimentos quentes com segurança e necessitava de supervisão: "Eu nunca preparei uma refeição em nossos 52 anos de casamento. Agora sou o cozinheiro-chefe.".

Uma esposa observou que seu marido não podia mais lidar com suas finanças: "No início, ele se ressentiu da minha ajuda. Eu não tinha as habilidades ou a experiência para lidar com operações financeiras, mas finalmente aprendi. Não sabia sequer como lidar com um talão de cheques até que percebi que ele estava se atrapalhando todo.".

Um marido disse: "Pode parecer engraçado, mas eu não sabia como fazer funcionar a máquina de lavar roupas. Quando minha esposa não conseguiu mais fazer essa tarefa, pedi à minha filha que me ensinasse a lidar com as roupas.".

Uma esposa disse: "Ele fazia todas as compras da casa depois que se aposentou. Então, começou a se esquecer das coisas no supermercado e tive de assumir essa responsabilidade.".

Depois que uma esposa observou que seu marido estava dirigindo de maneira estranha, ela disse: "Ele sempre foi o principal motorista, até que eu percebi que ele estava pondo em risco a própria vida e a dos outros. Agora, sou motorista em tempo integral, apesar da sua resistência.".

Assumir responsabilidades novas ou aumentadas para essas tarefas práticas é uma parte importante das mudanças no relacionamento conjugal. No entanto, expressões de intimidade, incluindo sexo, podem também mudar. A intimidade reside em muitas habilidades interconectadas que são prejudicadas pela DA. Essas incluem a capacidade de comunicar seus próprios pensamentos e sentimentos e compreender a comunicação verbal e não verbal. A qualidade geral do relacionamento sofre quando o parceiro com DA não consegue mais dar ou receber intimidade da sua maneira habitual.[5] Além disso, por razões ainda não inteiramente entendidas, o interesse e a função sexual com frequência se desvanecem entre as pessoas com DA. O desejo sexual da pessoa saudável também pode diminuir em virtude das muitas mudanças que estão ocorrendo no relacionamento.

Os casais que continuam a encontrar satisfação – sexual ou de outro tipo – no seu relacionamento, em geral o fazem redefinindo os termos do seu compromisso. Em vez de esperarem uma parceria em igualdade de condições, o parceiro saudável normalmente aceita as limitações do outro e cria novas oportunidades para o propósito e a proximidade compartilhados. Os relacionamentos saudáveis se desenvolvem a partir da flexibilidade dos dois parceiros na reação às circunstâncias que vão se modificando no decorrer de sua vida juntos. Embora as pessoas com DA provavelmente não têm mais a capacidade de fazer ajustes, o outro parceiro pode, na verdade, assumir a liderança na renegociação do seu compromisso, para que ambos se sintam confortáveis com seus papéis e responsabilidades modificados.

Muitas pessoas comprometidas, mas que não são casadas, também são afetadas quando um parceiro desenvolve DA. Por várias razões, um número crescente de pessoas mais velhas opta por viver juntas sem se casar. Elas podem se conhecer tardiamente, após a morte de um cônjuge ou de um divórcio, e decidir viver juntas, mas sem a intenção de formalizar seu compromisso em um casamento. Esses casais podem ter uma obrigação moral em relação um ao outro, mas com frequência carecem das proteções legais e financeiras proporcionadas aos casais casados. Do mesmo modo, casais de *gays* e lésbicas idosos podem ter um relacionamento de longa data, mas sem os mesmos direitos desfrutados pelos casados. Além disso, a maioria dos casais do mesmo sexo paga um alto preço emocional por sua orientação sexual. Seus familiares, em geral, resistem a aceitar seu estilo de vida e seu parceiro de longa data. No entanto, os casais informais enfrentam questões similares àquelas enfrentadas pelos casados quando um dos parceiros ou cônjuges tem DA. As mudanças que ocorrem no relacionamento são igualmente desafiadoras. Por isso, é possível que os casais tenham de esclarecer seus direitos legais, financeiros e sociais para efetivamente lidar com seus papéis e responsabilidades alterados em relação ao parceiro ou cônjuge com DA.

Quando seu pai ou sua mãe tem DA

Se sua mãe ou seu pai tem DA, é natural que você queira permanecer em seu papel tradicional de filho ou filha. É difícil mudar padrões de comportamento com alguém que você conheceu a vida toda. As expectativas e as maneiras de se comunicar tendem a se tornar entrincheiradas em relacionamentos duradouros – para o melhor ou para o pior. Por exemplo, pode parecer estranho agir como tomador de decisões diante de alguém que uma época teve autoridade sobre você. Mas, por mais perturbador que isso possa ser de início, a deficiência na memória, no julgamento, na linguagem, na orientação e nas relações visuais-espaciais vão exigir que você regularmente lhes dê orientação, lembretes e outras formas de ajuda.

Se seu pai ou sua mãe está viúvo(a) ou divorciado(a), você poderá ser a pessoa que finalmente assumirá o papel de liderança. Isso significa que você está agora em uma posição de ser "pai ou mãe de seu pai ou mãe"? É difícil evitar pensar em assumir o papel de liderança nesses termos. É verdade que você pode se tornar responsável pela satisfação de muitas necessidades emocionais e práticas de um pai ou mãe com

DA, em termos similares a ser pai ou mãe de uma criança. Um filho declarou: "Meu pai sempre foi meu mentor. É difícil aceitar que ele agora necessita de mim da mesma maneira.". Madeleine L'Engle descreve esse problema em *The summer of the great-grandmother*: "Não quero ter poder sobre a minha mãe; quero ser sua filha. Em vez disso, tenho de ser sua mãe.".[6] No entanto, é um erro pensar em uma inversão completa de papéis por uma inevitável razão: seus pais sempre serão seus pais, e você sempre será pai ou mãe de seus filhos. Além disso, as crianças normalmente aprendem com seus pais – mas uma pessoa com DA não vai aprender com você ou sempre se lembrar de suas boas intenções. As crianças também se tornam menos dependentes com o tempo, enquanto o pai ou mãe com DA pouco a pouco se tornam mais dependentes, apesar de todos os seus maiores esforços.

Embora o pensamento e comportamento de seu pai ou mãe possam parecer por vezes infantis, uma pessoa com DA é um adulto idoso com uma doença cerebral, não uma criança. Por isso, você deve levar em conta a personalidade singular e toda uma vida de experiências de seu pai ou de sua mãe. Os pais de modo geral temem qualquer forma de dependência de seus filhos. Ajudar um pai ou mãe com DA a manter uma sensação de liberdade e evitar pensar nele ou nela como uma carga é fundamental para o reforço da sua autoestima.

A maneira como você enfrenta a doença de seu pai ou mãe pode ser influenciada por seu relacionamento passado com ele ou ela. Se vocês desfrutaram de um bom relacionamento, você pelo menos tem uma base sólida de onde partir para o papel de liderança. Embora esse processo vá exigir tempo e prática, finalmente vai parecer mais natural. Uma mulher entrevistada no vídeo educacional *From here to hope* declara: "Parecia que eu de repente estava na posição de ser a tábua de salvação de papai. Isso foi muito complicado para nós dois. Ainda tem seus momentos complicados, mas muito menos do que no início. Agora nos conhecemos muito melhor.".[7]

No entanto, até mesmo no melhor relacionamento pai/mãe-filho(a), é muito fácil para o filho ou filha voltar a se sentir de vez em quando como um adolescente frustrado. A típica luta por independência do adolescente é com frequência representada no conflito com o pai ou a mãe. Se um pai ou uma mãe com DA questiona o seu papel de liderança, as antigas batalhas do relacionamento podem parecer estar voltando à tona. Mágoas do seu passado podem ser despertadas. Uma filha descreveu esse dilema:

> Minha mãe ainda tem a capacidade de me irritar quando tenta me corrigir ou critica alguma decisão que eu tomei. Eu me sinto de novo com dezesseis anos, quando ela não confia na possibilidade de eu fazer boas escolhas. Acho que os velhos discos voltam a tocar em minha cabeça nessas situações. Eu me esqueço de que sou uma mulher feita de 49 anos lidando com uma mulher de 77 com Alzheimer, que simplesmente ocorre ser minha mãe.

Permanecer objetivo em meio a encontros emocionalmente carregados com seu pai ou mãe com frequência requer a ajuda de outras pessoas. Você pode precisar que seu cônjuge, outros familiares, amigos ou um psicólogo o ajudem a abrir seus sentimentos e adquirir uma perspectiva madura sobre a condição incapacitante de seu pai ou mãe.

Se você não teve um bom relacionamento com seu pai ou sua mãe, ou questões importantes do passado ainda não estão resolvidas, definitivamente vai precisar de ajuda para se adaptar ao seu papel em modificação. Por causa da natureza da DA, agora é tarde demais para você resolver quaisquer diferenças antigas com seu pai ou sua mãe relacionadas à igualdade. O conflito interpessoal não pode continuar sem consequências desastrosas para ambos. Você precisa encontrar outros meios para resolver seus problemas com seu pai ou sua mãe, de preferência através de ajuda profissional. Enquanto isso, precisará recorrer a outras pessoas com as quais possa compartilhar o papel de liderança. Por exemplo, se você tem um cônjuge amoroso e que o apoia, ele ou ela pode com frequência assumir esse papel com menos dificuldade devido à ausência de "bagagem emocional" que você carrega em relação a seu pai ou sua mãe com DA. Sem o benefício dessa ajuda, você pode se sentir mal preparado para assumir seu novo papel. Seu desejo de alívio, até mesmo de fuga, pode ser forte.

Você também não pode ignorar que tem outras prioridades, além de assumir a liderança em benefício de seu pai ou sua mãe. Seu casamento, filhos e outros relacionamentos também merecem sua atenção. Seu trabalho e seus outros interesses também podem demandar tempo e energia. As necessidades crescentes de seu pai ou de sua mãe e as outras responsabilidades pessoais de vez em quando possivelmente vão competir com suas próprias necessidades. Será necessário examinar suas prioridades, e talvez reduzir outros compromissos para abrir espaço para as mudanças na vida de seu pai ou de sua mãe.

Se você tem irmãos e irmãs, o ideal seria que todos na família compartilhassem as responsabilidades de maneira igual e justa em benefício de seu pai ou de sua mãe com DA. Entretanto, em geral uma pessoa acaba assumindo o papel primário como líder. Se possível, o líder pode delegar algumas tarefas aos irmãos. Por exemplo, um de vocês pode lidar com as contas de seu pai ou mãe, enquanto outro pode cuidar das consultas médicas e odontológicas. A boa comunicação é essencial para manter a cooperação entre todos os envolvidos. Antigas rivalidades com frequência emergem se os irmãos não tiveram um bom relacionamento no passado. Requer esforço pôr de lado as diferenças pessoais para servir os interesses do pai ou da mãe com DA.

Os irmãos que não vivem próximo ou que raramente têm contato com o pai ou a mãe com DA podem ter dificuldade de avaliar a extensão dos problemas associados à doença, e não entender suas crescentes responsabilidades. Assim como você precisou superar suas dúvidas iniciais sobre a seriedade dos sintomas, seus irmãos também podem precisar de tempo e experiência para enfrentar os fatos. Embora talvez seja preciso ser assertivo ao declarar suas expectativas, também é necessário ser paciente ao lidar com eles. Em seu próprio tempo e modo, seus irmãos podem oferecer algum tipo de ajuda. Nesse meio-tempo, você pode ser acusado de exagerar os sintomas, aumentar o nível de dependência de seu pai ou mãe, ou procurar ter um controle indevido sobre suas decisões. Falta de experiência, negação e desconfiança podem motivar esse tipo de pensamento por parte dos irmãos, e por isso pode ser necessário exercitar alguma paciência extra.

Se você não consegue convencer seus irmãos incrédulos a mudar sua mente, é melhor pedir a um médico, enfermeira, assistente-social ou outro profissional para marcar uma reunião familiar e explicar os fatos. Dessa maneira, seus motivos já não serão mais o centro da discussão. Uma pessoa de fora, objetiva e entendida no assunto, pode instruir os outros sobre a doença e sobre a necessidade de cuidado de sua mãe ou de seu pai de uma maneira que você não tem como tratar de início. Uma conferência familiar pode ser um meio útil de colocar todos os interessados em um entendimento comum. Além disso, sua necessidade de solicitar ajuda de seus irmãos e irmãs será justificada. Se seus irmãos não podem comparecer a uma reunião desse tipo, com frequência podem ser feitos arranjos para que eles se unam à reunião via um telefone com viva-voz, ou você pode preferir marcar uma discussão separada por telefone em um momento posterior. Também é possível gravar a conferência em áudio ou vídeo. Com a permissão de seu pai ou de sua mãe, pode também tirar cópias de seu registro médico e enviá-las aos irmãos impossibilitados de comparecer a uma conferência familiar.

Contando aos outros sobre o diagnóstico

Assim como você talvez tenha ficado relutante para reconhecer os sintomas da DA ou aceitar de início o diagnóstico, outros familiares, amigos e vizinhos podem não entender o que está acontecendo com a pessoa com DA. Eles podem carecer da experiência direta que você tem, de ver os sintomas se desenvolverem ou de ouvir o diagnóstico em primeira mão. Merecem conhecer os fatos se a ajuda deles é esperada, pois do contrário podem ficar confusos e perturbados com os sintomas. Ou, decorrente de sua falta de entendimento, podem ficar frustrados em suas tentativas de fazer que a pessoa com DA "aja de maneira normal" – por exemplo, se lembrar de determinadas coisas. Outras pessoas ainda podem ficar desconcertadas diante dos sintomas e então parar de telefonar ou visitar. Se mantidas na ignorância do diagnóstico, podem encontrar desculpas para se distanciar. Contudo, aquelas que forem informadas do quadro em geral valorizam a explicação e podem se sentir aliviadas por ter uma oportunidade de ser úteis. Infelizmente, alguns indivíduos não lidam bem com a notícia e finalmente param de telefonar ou visitar. No entanto, outros normalmente enfrentam o diagnóstico com aceitação e desejo de serem úteis se lhes for dada a oportunidade.

Algumas pessoas com DA e seus familiares podem se opor totalmente a contar sobre o diagnóstico a qualquer pessoa de fora de um pequeno círculo de parentes e amigos próximos. Podem ter medo de ser estigmatizadas e tratadas de maneira diferente. Uma mulher com Alzheimer disse: "Meus amigos do clube me evitariam imediatamente se soubessem que eu tenho esta doença.". Ela também expressou que a ajuda deles a faria se sentir como uma "inválida". E acrescentou: "O que eles não sabem não vai magoá-los.". Outra mulher declarou: "A última coisa que eu quero é compaixão, e é isso que sempre pareço obter.".

Aqueles que passam pouco tempo com o portador de DA podem não enxergar o grau dos sintomas. Além disso, as pessoas nos estágios iniciais da doença às vezes têm uma capacidade excepcional para se colocar "à altura das circunstâncias" e ocultar os sintomas. O aspecto físico pode também ser enganoso. Em muitos aspectos, a DA é uma doença invisível em seus estágios iniciais, pois raramente há qualquer manifestação física. A aparência de boa saúde, associada com habilidades sociais, pode dar aos outros a ideia de que não há nada de errado. Em *Alzheimer's disease: inside looking out*, uma mulher chamada Barb declara: "Por fora eu pareço perfeita, e por isso em geral ninguém consegue achar que há algo de errado. Não percebem o que está acontecendo comigo. Para mim, vencer esta doença era ver quantas pessoas eu conseguia enganar.".[8] Depois de explicar algumas de suas "estratégias de encobrimento" da sua DA, Christine Boden escreveu: "Depois de uma conversa social com você, em que eu podia ter parecido estar incrivelmente bem e mentalmente focada, fiquei exausta, atormentada e vazia de toda a minha capacidade de representar. Precisei ficar algumas horas deitada, de olhos fechados, para conseguir me recuperar.".[9]

Observadores casuais podem ponderar se os relatos sobre a pessoa com DA são inverídicos ou exagerados. Podem ter pouco ou nenhum conhecimento sobre os estágios iniciais da doença e pensar nela estritamente nos termos dramáticos com frequência exibidos na mídia. Você e outras pessoas próximas à situação podem ficar perturbadas com essas impressões erradas e com a má interpretação demonstrada pelos outros. Certa mulher expressou seu desalento diante das reações da família do seu marido com relação à sua doença: "Seus irmãos e irmãs o viam apenas nas grandes comemorações e então conversavam sobre os velhos tempos. Evidentemente, eles podem perceber que ele consegue se lembrar dos fatos antigos e por isso assumem que sua memória está ótima. Não têm ideia do que está acontecendo com ele no dia a dia.".

Pode ser confuso ou perturbador para a família e os amigos serem deixados sem informações sobre um ente querido que foi diagnosticado com DA. Também pode ser difícil para você conservar uma fachada e manter o diagnóstico em segredo. Pode ser impossível manter a pessoa com DA fora do alcance das pessoas e de situações que possam expor suas dificuldades. E, à medida que a doença progride, irá se tornar mais difícil explicar os sintomas. O marido e o filho da mulher citada anteriormente, que não queria que ninguém no clube soubesse do seu diagnóstico, admitiram ficar cansados de dar desculpas por ela, embora quisessem cumprir o seu desejo. Observaram que vários amigos expressaram preocupação sobre o seu estado mental. À medida que a doença progredia, ela ficava menos capaz de ocultar seus sintomas. Além disso, seu marido se sentia isolado por não poder discutir a situação deles com outras pessoas. Finalmente, conseguiu revelar o diagnóstico dela a seu círculo de amigos, obtendo assim uma nova fonte de ajuda e compreensão.

Como acontece com a maioria das questões que você enfrenta no seu papel de líder, a decisão sobre a revelação do diagnóstico deve ser ponderada à luz das necessidades da pessoa com DA e das necessidades das outras pessoas, incluindo você. Proteger a privacidade e manter segredo sobre o diagnóstico por fim se comprova irrealista. Em algum momento você vai ter de romper o silêncio e contar a verdade aos outros. Eles podem então escolher por si mesmos se vão se envolver de alguma maneira. Mesmo que haja uma longa demora em revelar a notícia, de todo modo as pessoas descobrirão a verdade.

Como e quando essa notícia é revelada também é uma questão de decisão pessoal. Às vezes isso é feito em conversas individuais com determinados parentes e amigos. Você pode também revelá-la enviando uma carta a todos os que a pessoa afetada conhece. Essa notícia deve se iniciar com os fatos médicos, especialmente os sintomas e as necessidades atuais da pessoa com DA. Deve também haver uma explicação sobre a maneira como outras pessoas podem ser úteis tanto agora quanto no futuro. Finalmente, ao revelar o diagnóstico aos outros, deve ser enfatizada a importância de manterem uma atitude carinhosa com relação à pessoa afetada. O exemplo de carta que se segue ilustra como a notícia pode ser compartilhada com outras pessoas:

Queridos familiares e amigos,

Escrevo algumas notícias sobre meu pai e solicito a sua ajuda. Nos últimos anos houve alterações graduais em sua memória e raciocínio, e então recentemente o levamos ao médico para fazer uma avaliação. Após a realização de vários testes, o médico explicou a nós, incluindo papai, que ele estava com sintomas da doença de Alzheimer. De início ficamos chocados, mas papai não pareceu ter ficado perturbado com o diagnóstico. Fomos informados de que, na maioria dos casos, a doença progride lentamente e que papai pode permanecer mais ou menos o mesmo durante meses, até anos. Esperamos que a medicação que ele está tomando agora retarde a progressão e melhore parcialmente seu esquecimento. Não há remédio mágico para a doença de Alzheimer, mas os pesquisadores estão caminhando a passos largos no entendimento de suas causas e no desenvolvimento de melhores tratamentos.

Papai está com boa aparência e parece ótimo na maior parte do tempo. Os problemas físicos não são aparentes neste estágio. Ele não parece tão perspicaz e falante quanto era no passado, embora ainda mantenha um bom senso de humor. Gosta de falar sobre os "velhos tempos", mas sua memória dos eventos recentes está decaindo. Aprecia o convívio com as pessoas, mas às vezes o ritmo rápido das conversas ou a agitação das crianças o aborrecem, e então tentamos ajudá-lo. Ele continua dirigindo seu carro, mas não se aventura mais a sair da vizinhança por medo de se perder. Gosta de jogar golfe, mas precisa de encorajamento para fazê-lo, pois se sente constrangido temendo esquecer sua pontuação. Ajuda em todo tipo de tarefas, mas precisa de lembretes durante sua realização. Papai é incrivelmente "normal" em alguns aspectos, mas em outros é totalmente diferente do seu "antigo eu".

A doença de papai tem sido difícil para todos nós, especialmente para mamãe. Papai não é mais o homem que era alguns anos atrás, e isso tem deixado mamãe muito triste, embora esteja enfrentando tudo relativamente bem. Tem feito muitos ajustes às necessidades dele, e aqueles de nós que moram perto estão fazendo o máximo para ajudá-la. O médico nos advertiu de que papai vai precisar mais do nosso tempo e da nossa energia à medida que seus sintomas forem piorando.

Mamãe e papai evidentemente não querem piedade, mas precisam estar em contato com pessoas que os apoiem. Suas visitas, saídas, telefonemas, cartões e cartas vão lhes fazer saber que vocês se preocupam com eles neste período difícil. Por favor, telefonem ou escrevam se tiverem alguma dúvida. Eu ocasionalmente os irei atualizando sobre a condição de papai e sobre suas necessidades modificadas. Tanto mamãe quanto papai irão precisar de apoio emocional e ajuda prática ao longo do caminho. Espero que todos nós possamos ajudá-los a extrair o melhor de uma situação tão difícil. Seu interesse será muito apreciado.

Atenciosamente,

(Seu nome)

As reações dos outros

É difícil prever como os familiares, amigos, vizinhos e outros vão reagir ao tomar conhecimento de que alguém próximo a eles tem uma doença cerebral incapacitante. A DA pode ter um significado pessoal profundo para as pessoas, tanto real quanto simbólico. Para algumas, ela evoca seu medo da morte; para outras, é um dos desafios da vida a ser enfrentado com decoro e dignidade. Assim como seu relacionamento com o portador de DA está mudando, seu relacionamento com os outros também deve mudar quando surgirem novas prioridades. Algumas pessoas leais ficarão do seu lado; outras poderão desapontá-lo com sua aparente insensibilidade. Alguns irão surpreendê-lo com sua solidariedade e outros lamentavelmente vão se afastar.

Você vai precisar se cercar do máximo de pessoas possível que ofereçam ajuda prática e apoio emocional. Esses relacionamentos precisam ser apreciados e cultivados. Um indivíduo pode ser capaz de compartilhar uma ampla série de responsabilidades, enquanto outro pode oferecer apenas uma pequena ajuda ocasional. É importante que você saiba quem realmente vai ajudá-lo, e isso requer que você informe os outros sobre suas necessidades. Você não pode esperar que os outros saibam como é assumir uma pessoa com DA. Como poucos tiveram o tipo de experiência em primeira mão que você está tendo, precisam de instruções claras sobre como ser útil, tanto agora quanto no futuro. Suas expectativas precisam ser explicitadas o máximo possível.

Se alguns relacionamentos próximos se mostrarem decepcionantes, você precisa avaliar até onde quer insistir em sua busca. Algumas pessoas podem parar de lhe telefonar ou visitar, apesar de seus pedidos de ajuda. De início, você pode achar difícil entender seu esquivamento. Pode ser ainda mais difícil desistir de suas expectativas. Não obstante, insistir na busca daqueles que não conseguem se comprometer pode com frequência causar muito ressentimento e amargura. É melhor concentrar sua energia em atividades mais frutíferas. Não permita que as frustrações dominem sua vida quando você tem à mão prioridades tão prementes. Se possível, busque força através do perdão.

Algumas pessoas bem-intencionadas podem lhe dar conselhos ou críticas não solicitados sobre "o que é melhor" para você e para a pessoa com a doença. Suas intenções aparentemente boas podem ser ofuscadas por sua indisposição para escutar o que você realmente necessita. Encoraje-as a passar algum tempo com a pessoa com DA para entender plenamente a complexidade da situação. O contato direto com o portador de DA pode abrandá-las e lhes permitir entender melhor sua perspectiva. Por exemplo, você pode convidá-las para passar uma tarde ou um fim de semana com a pessoa portadora de DA e, no fim, é possível ganhar um aliado.

A DA tem um efeito propagador em todos os relacionamentos. Esse começa no centro, com o indivíduo afetado, e se dissemina para todo o círculo de familiares e amigos daquela pessoa. Se você está mais próximo desse centro, vai naturalmente sentir com maior profundidade os efeitos da doença. À medida que você pouco a pouco vai assumindo a vida de um ente querido, seu próprio estilo de vida vai também se modificando. Se isso vai ser uma experiência positiva ou negativa para você dependerá das decisões que tomará ao logo do caminho. Vai exigir autorreflexão, talvez em um nível muito mais profundo do que jamais antes em sua vida. Um filho reflete sobre seu relacionamento com sua mãe portadora de DA:

> O que vamos discutir aqui é tanto sobre nós mesmos quanto sobre a pessoa que tem doença de Alzheimer. Nosso relacionamento um com o outro agora está modificado, mas ainda não está terminado. Há para nós uma abertura, uma oportunidade que será nossa última chance juntos. Pode se tornar um novo período muito significativo em que encontremos

novos papéis e, finalmente, venhamos a compreender o que nossas vidas significaram até agora.[10]

∞

Uma doença crônica pode extrair o melhor e o pior dos relacionamentos. Em vez de se concentrar nos aspectos negativos, esse pode ser um período de cura de antigas tensões e o fortalecimento de laços dentro do seu círculo de familiares e amigos. O teste real da sua coragem com frequência se inicia ao tomar decisões difíceis sobre questões práticas. Vou tratar de algumas decisões fundamentais no próximo capítulo.

Capítulo 7

Tomando decisões práticas

Mesmo que você esteja no caminho certo, se ficar parado alguém vai atropelá-lo e passar por cima de você.
Will Rogers

A natureza mutante do relacionamento entre você e a pessoa com DA com frequência estará refletida nas várias decisões que agora precisam ser tomadas. Diversas áreas de interesse, tipicamente envolvendo segurança e bem-estar, vêm à tona nos estágios iniciais: dirigir um carro, administrar as medicações, manter uma dieta adequada e lidar com as finanças. A capacidade de as pessoas com DA viverem sozinhas para se manterem independentes torna-se discutível e pode levantar questões relacionadas à sua liberdade pessoal. Pode haver um conflito entre as preferências da pessoa com DA e as suas percepções de suas próprias necessidades. Você vai precisar ser assertivo ao lidar com as questões práticas, pois é improvável que a pessoa com DA inicie mudanças no estilo de vida sem alguma orientação. Se você não adotar uma postura proativa, provavelmente uma crise vai se desenvolver. Em outras palavras, se você não agir, pode finalmente pagar um preço alto por sua inação.

Garantindo a segurança na estrada

Talvez nenhuma questão levante tanta discussão quanto a capacidade da pessoa com DA de dirigir com segurança um veículo motorizado. Em nossa cultura, dirigir é mais do que um meio de transporte e de estar conectado com outras pessoas e lugares. É também um símbolo de liberdade pessoal. Tirar carteira de motorista é considerado um rito de passagem para a vida adulta, assim como ter o primeiro carro. Por isso, dirigir um veículo motorizado tem implicações tanto práticas quanto emocionais. Mas dirigir não é um direito pessoal, não importa o quanto possa ser importante para o estilo de vida de uma pessoa. É um privilégio que obedece alguns padrões de competência, e dirigir com segurança é uma preocupação fundamental, dado o potencial de danos e morte decorrente de colisões.

Infelizmente, a capacidade para dirigir de uma pessoa com DA fica com frequência comprometida no início da doença.[1] Dirigir um carro com segurança requer um conjunto complexo de habilidades, incluindo coordenação, orientação, concentração, percepção, memória e processamento rápido de uma série de informações. A deficiência de qualquer dessas habilidades pode afetar as habilidades para dirigir e conduz a violações e acidentes de trânsito. Contudo, algumas pessoas com DA mantêm boas habilidades para dirigir durante meses e até anos, apesar de seus sintomas. Atualmente não há padrões médicos claros que possam ser aplicados para avaliar se alguém nos estágios iniciais da DA deva ser impedido de dirigir com segurança. Consequentemente, o desejo pessoal do indivíduo de continuar dirigindo pode entrar em conflito com a necessidade de segurança por parte do público, sem uma forma clara de resolver a questão.

Nos estudos de pesquisa, um simulador de direção e um teste prático especial têm mostrado haver maneiras bastante efetivas de avaliar a competência para dirigir entre motoristas com DA.[2] Um teste de dois minutos envolvendo a capacidade de um indivíduo para reconhecer dez sinais de trânsito comuns também tem sido sugerido como um meio fácil para determinar a necessidade de mais avaliação das habilidades de direção.[3] Esses testes ainda não foram adotados como uma prática de rotina. A falta de orientação médica ou legal sobre a questão de dirigir significa que ou a pessoa com DA ou outros com conhecimento das suas habilidades na direção devem tomar a decisão de quando restringir essa atividade. Embora essa abordagem individualizada corrobore a liberdade de cada motorista, também constitui um risco para a segurança dos demais.

Felizmente, a maioria dos motoristas com DA adapta suas práticas de direção para compensar o declínio de suas habilidades. Eles com frequência reduzem ou param de dirigir depois que escurece ou com mau tempo, e evitam o trânsito nos horários de pico, estradas de alta velocidade e rotas com as quais não estão familiarizados. Muitos voluntariamente restringem seu hábito de dirigir e por fim param de dirigir. Podem temer se perder, não se sentir confiantes ao manobrar um veículo, esquecer algumas regras de direção ou não prestar atenção no trânsito. Às vezes ser multado ou causar um acidente lhes mostra que dirigir se tornou muito perigoso, mas em geral conseguem reconhecer seus limites e agir de acordo.

Se um motorista com DA não é mais considerado seguro nas ruas e não reconhece prontamente os riscos, outros precisam apontá-los para ele. Ouvir suas preocupações com a segurança pode ser o bastante para convencer a pessoa a reconsiderar dirigir. O diálogo honesto e a negociação geralmente produzem resultados positivos. Recomenda-se uma abordagem franca, porém diplomática, em que você expresse suas preocupações e ao mesmo tempo reforce a autoestima de seu ente querido. Deixar de dirigir pode não ser um transtorno se houver a disponibilidade de outras alternativas. Arranjar outro motorista ou utilizar transporte público pode facilitar a transição. Caso não existam boas opções de transporte para a pessoa com DA ou se sua percepção ou julgamento sobre a segurança estiver danificado, é menos provável que ela desista de dirigir voluntariamente.

Às vezes as pessoas com DA se recusam a parar de dirigir, embora suas habilidades estejam obviamente comprometidas. Você pode hesitar em intervir, racionalizando que os benefícios de dirigir superam os riscos. Por exemplo, um cônjuge que depende da pessoa com DA para o transporte pode não enxergar outra alternativa e nega o perigo crescente. Em outros casos, pode haver a preocupação de não chatear a pessoa com DA ao dizer-lhe que não pode mais dirigir. Essas considerações pessoais devem ser ponderadas em relação aos riscos mais ameaçadores para a segurança pessoal e do público. Para ajudá-lo a decidir onde você se coloca nessa questão, eis uma pergunta simples para fazer a si mesmo: Sinto-me tranquilo deixando meus filhos ou netos andarem em um carro dirigido por uma pessoa que tem DA?

Se você acredita que, ao dirigir, os riscos à segurança realmente superam os benefícios, várias soluções podem ser experimentadas antes que o problema seja resolvido. A resistência continuada por parte da pessoa com DA, que tem pouca ou nenhuma percepção dos perigos que representa o fato de ela dirigir, pode exigir que você use medidas cada vez mais contundentes. O método que se segue em geral se mostra eficaz quando você não consegue chegar a um entendimento mútuo com um motorista perigoso:

> Obter a cooperação do médico para dizer à pessoa que pare de dirigir. Você primeiro vai precisar compartilhar privadamente suas preocupações com o médico. Se ele concordar em assumir um papel impositivo, os familiares e amigos ficam aliviados da pressão. Além disso, o envolvimento do médico enfatiza que a decisão é baseada em uma avaliação profissional, e não em uma reação pessoal subjetiva. Como a pessoa com DA pode esquecer a ordem do médico, convém tê-la por escrito em uma folha de receituário ou em papel timbrado. Uma observação como "*Não dirija devido à sua condição médica*" pode ser suficiente para resolver a questão. Você pode usá-la posteriormente e direcionar qualquer "queixa" ao médico. O médico não precisa especificar a DA como razão; indicar um problema de coordenação ou visão pode ser mais aceitável para a pessoa com a doença. A maioria dos médicos está disposta a assumir essa carga de responsabilidade se os perigos de dirigir são evidentes.

Em sua maioria, nem as leis nem as diretrizes médicas são claras sobre essa importante questão. Por isso, você é finalmente responsável por fazer um julgamento consciente que garanta a segurança na direção da pessoa com DA, assim como a segurança do público.

Mantendo uma boa saúde

Algumas questões de saúde e segurança também merecem uma atenção de perto. Entre essas questões se incluem ter a certeza de que a pessoa com DA toma as medicações adequadas e come refeições balanceadas. Você precisa monitorar cuidadosamente essas atividades para evitar riscos potenciais associados ao uso inadequado das medicações e à ingestão de uma dieta deficiente.

Medicações

As pessoas idosas em geral tomam muitos comprimidos, tanto drogas controladas quanto produtos vendidos sem receita médica, incluindo suplementos vitamínicos e remédios fitoterápicos. Menos de 15% das pessoas idosas não tomam medicação nenhuma.[4] Estima-se que pelo menos 25% dos americanos idosos tomam drogas controladas diariamente, mas eles nem sempre ingerem a dose ou a medicação certa.[5] Seguir as instruções de um médico com relação ao uso das medicações requer uma boa memória. Mesmo que uma pessoa com DA esteja acostumada a tomá-las na mesma hora todos os dias, não há garantia de que a rotina continue sem falhas. Ela pode também tomar muito pouco ou demais pelo simples fato de sua incapacidade de se lembrar quando tomou a última dose. A falha em seguir corretamente a prescrição pode ter consequências sérias, como uma superdosagem, envenenamento por droga ou até mesmo a morte. Dezenas de milhares de pessoas são hospitalizadas todos os anos por complicações decorrentes de confusões com medicações. As pessoas com DA que vivem sozinhas são as que correm maior risco desses tipos de problemas.

Há duas maneiras de garantir com certeza que a pessoa com DA está tomando a medicação corretamente: observá-la tomando os remédios, ou você mesmo administrá-los. Há algumas outras opções, mas são menos confiáveis. Uma delas é contar o número de comprimidos remanescentes em um frasco e então descobrir se a quantidade correta foi tomada desde a última reposição. Se tudo parece bem, monitore a situação regularmente. Se houver um problema, experimente algumas dessas ideias:

- Coloque a medicação em um organizador semanal de comprimidos e conte as pílulas no fim do dia ou a cada semana. Mantenha os remédios restantes fora do alcance da pessoa com DA.
- Arranje um relógio de pulso ou de parede que toque em momentos programados todos os dias para lembrar à pessoa com DA de tomar a próxima dose.
- Procure alguns organizadores de medicamentos mais sofisticados, disponíveis em lojas de suprimentos médicos, que disponham de um *timer* e um alarme para proporcionar lembretes. Esses organizadores são programados para se adequar ao horário da medicação da pessoa e são muito simples de programar. Também busque dispositivos computadorizados e outros avanços tecnológicos que possam ser adequados para essa necessidade específica.
- Mantenha instruções escritas em um local extremamente visível ou telefone para a pessoa na hora de tomar a medicação; porém, esses lembretes

podem não funcionar se a pessoa com DA não conseguir completar tarefas que envolvam muitas etapas.

Nutrição

As pessoas nos estágios iniciais da DA não devem ter problemas para se alimentar adequadamente se houver alguém disponível para ajudar a planejar e preparar refeições regulares. Entretanto, se a pessoa com DA for responsável pelo preparo das refeições, algumas mudanças podem ser esperadas. Embora ela ainda seja capaz de preparar refeições regulares, a variedade dos alimentos e das receitas costuma diminuir com o tempo. Em geral, as refeições tornam-se mais simples devido à dificuldade de seguir todas as etapas necessárias ao preparo de refeições mais complicadas. A preparação dos alimentos também pode diminuir pouco a pouco devido ao risco de esquecer a comida no fogo e iniciar um incêndio. A pessoa pode pular refeições ou recorrer a pequenas refeições ou lanches em vez de manter uma dieta balanceada. Os efeitos de uma alimentação deficiente podem ser desastrosos para alguém que precisa de uma dieta especial – os diabéticos, por exemplo – e por isso é vital que as refeições sejam monitoradas.

As pessoas com DA também podem carecer de critério para comprar alimentos nutritivos. É provável que tenham dificuldade para planejar as refeições, organizar listas de compras e lidar com dinheiro, e por isso podem acabar comprando menos alimentos. Também é possível esquecerem o que está no refrigerador permitindo que alimentos frescos e restos de comida se estraguem. Mesmo que uma pessoa com DA compre os alimentos adequados, não se pode ter certeza de que ela vá prepará-los ou comer refeições nutritivas. Você vai precisar checar esses detalhes.

Uma pessoa com DA pode ocasionalmente se esquecer de comer, a menos que seja lembrada de fazê-lo. Se outra pessoa prepara uma refeição para ser comida mais tarde, o portador de DA pode não comer sem um lembrete. Algumas pessoas com a doença perdem seu paladar para tudo, exceto para alimentos doces. Podem ficar viciadas em balas e outras "porcarias" que não têm nenhum valor nutricional. Uma dieta deficiente pode resultar em ganho ou perda de peso desnecessário e, mais seriamente, má nutrição. As pessoas com DA também correm o risco de ficar desidratadas ou sofrer de prisão de ventre se não consumirem quantidades suficientes de líquidos. Além disso, uma dieta deficiente pode acarretar outros problemas médicos capazes de agravar os sintomas de DA. Seguem-se algumas ideias para ajudá-lo a garantir que a pessoa com a doença mantenha uma dieta saudável:

- Antes de tudo, sempre que possível você deve incluir a pessoa com DA nas decisões relacionadas ao seu bem-estar. Você (ou outro membro da família ou amigo) pode ter de assumir a responsabilidade principal pelo planejamento das refeições, pela compra de alimentos e talvez até mesmo pela sua preparação, mas a pessoa com DA deve ser encorajada a participar ao máximo dessas atividades. Simplificar as refeições é uma boa ideia, contanto que elas sejam nutritivas.

As refeições entregues em casa ou "para viagem" estão disponíveis em algumas cidades através de empresas privadas de preparo de alimentos. Uma refeição quente e uma fria são em geral entregues diretamente na casa da pessoa.

Garantindo o bem-estar financeiro

Outra preocupação importante é o manejo da renda e das finanças da pessoa com DA. As pessoas nos estágios iniciais em geral abandonam quase imediatamente as tarefas complexas associadas a lidar com dinheiro. Manter as coisas organizadas, pagar as contas no dia certo, acompanhar os investimentos e fazer transações financeiras em geral são uma carga muito pesada para elas assumirem sozinhas. Na verdade, a dificuldade em realizar cálculos é com frequência um dos primeiros sinais da doença. Cometer erros nos impostos e esquecer de pagar as contas podem ter consequências desastrosas, enquanto exercer um julgamento deficiente em transações financeiras pode resultar em perda dos bens. Por isso, você ou outra pessoa de confiança precisa lidar com essa questão, monitorando ou assumindo as atividades financeiras. Explorar a melhor maneira de ajudar alguém com DA a lidar com as finanças é algo que deve ser feito nos estágios iniciais, em vez de esperar que ocorram problemas mais tarde.

As pessoas com DA podem correr o risco de ser exploradas financeiramente por familiares, amigos, corretores, pessoal de *telemarketing* e outros tipos de vendedores. Na verdade, a exploração financeira é a principal causa de encaminhamentos a agências estatais que são responsáveis por investigar alegações de abuso e negligência de idosos.[6] Lamentavelmente, uma pessoa com DA pode ser convencida a preencher cheques, fornecer os números de cartões de crédito ou transferir propriedade para outras pessoas e depois se esquecer desses "presentes" ou "investimentos". Os vigaristas usam vários esquemas de correspondências e telefonemas fraudulentos com pessoas vulneráveis que muito frequentemente caem na armadilha de promoções como apostas fantasmas em corridas de cavalo, obras de caridade falsas e golpes do tipo "fique rico depressa". Em decorrência dos enormes riscos do envolvimento com esses esquemas, você deve o mais rápido possível tomar providências para proteger a renda e os bens da pessoa com DA. Algumas medidas de proteção incluem:

- Não hesite em ficar envolvido se a pessoa com DA pedir sua ajuda para lidar com as finanças. Mesmo que não seja solicitado, você deve se oferecer para ajudar a se certificar de que as contas sejam pagas em dia e de que os bens sejam administrados adequadamente. A pessoa afetada precisa indicar formalmente alguém para agir em seu nome. Isso não significa que a pessoa com DA esteja cedendo sua renda e bens a outra pessoa; apenas lhe dando a responsabilidade pela administração financeira. Precisará ser negociado se a pessoa indicada terá responsabilidade total ou parcial. Vários instrumentos legais disponíveis para esse propósito, como procurações e curadoria, serão explicados mais detalhadamente no Capítulo 9.

- Se possível, providencie o necessário para que algumas ou todas as contas e cheques sejam enviados diretamente a você (ou a outra pessoa de confiança). Dessa maneira, as contas e a renda poderão ser facilmente monitoradas. Mais uma vez, a cooperação da pessoa com DA será necessária para a realização desse arranjo.
- Esteja alerta para o fato de que colocar os bens em posse ou arrendamento conjunto é uma salvaguarda limitada, pois a pessoa com DA tecnicamente mantém o acesso aos bens e tem igual controle. Além disso, a posse conjunta de contas de poupança, imóveis e outras formas de propriedade tem implicações fiscais para as duas partes que devem ser consideradas. A elegibilidade para benefícios do governo também pode ser afetada negativamente quando se adiciona o nome de alguém a uma conta, um título ou uma escritura.
- Você pode proteger os cheques de pensão e outras fontes de renda transferindo eletronicamente os fundos diretamente para contas bancárias. Outra opção é conseguir um "pagamento por procuração", em que a pessoa com DA autoriza formalmente a inclusão do nome de outra pessoa nesses cheques. Esses mecanismos que permitem salvaguardas limitadas e medidas abrangentes, como procurações, são recomendados.

Situações de vida alternativas para a pessoa com DA

Cerca de 30% das pessoas nos estágios tardios de DA vivem sozinhas, e o número é provavelmente maior para pessoas nos estágios iniciais da doença.[7] Sem uma ajuda considerável de outras pessoas, viver sozinho sob a nuvem da DA pode com frequência gerar problemas. Infelizmente, uma pessoa com DA é propensa a negligenciar o seu próprio cuidado e experimentar solidão, medo, confusão e outros problemas de saúde e segurança, a menos que serviços de apoio sejam acionados. É provável que você precise avaliar a situação, identificar quaisquer necessidades não satisfeitas e criar um plano de ação. Recrutar a ajuda de outras pessoas nessas medidas é uma boa prática. Também é desejável envolver a pessoa com DA no plano, mas isso nem sempre é factível. Entretanto, o objetivo deve ser minimizar os riscos, sem deixar de permitir o maior nível possível de independência.

Se a pessoa com DA mora sozinha e não recebe ajuda regular, recomenda-se enfaticamente recorrer a serviços de apoio para garantir segurança, companhia e conveniência. A ajuda ocasional de parentes, vizinhos e amigos invariavelmente deixa lacunas na assistência necessária. Por isso, talvez seja conveniente contratar alguém para ajudar a pessoa, levá-la até a casa de um parente ou conduzi-la a uma instituição de apoio. Embora haja muitas boas razões para se considerar serviços domiciliares ou outros arranjos, é também importante pesar todas as vantagens e desvantagens para todos os envolvidos. Evidentemente, a pessoa com DA não conseguirá viver sozinha sem níveis cada vez maiores de ajuda à medida que a doença progride. Entretanto, o momento exato para implementar mudanças vai depender da situação específica de cada pessoa.

As preferências da pessoa com DA que mora sozinha *não* devem ser a principal consideração em quaisquer decisões que você tome sobre sua situação de vida. Suas necessidades, assim como as preocupações das outras pessoas, são partes vitais do processo de tomada de decisão. A pessoa com DA em geral prefere pessoas, lugares e rotinas que lhe são familiares. Por isso, ter uma pessoa para ajudá-la em casa ou transferi-la para um novo lugar pode soar ameaçador. Algumas pessoas com a doença podem se sentir humilhadas ou preocupadas com o fato de que a sua liberdade pessoal será refreada pelos prestadores de ajuda, não importa o quão bem-intencionados ou úteis eles possam ser. Entretanto, é possível introduzir ajuda ocasionalmente de maneiras que facilitem a transição e melhorem a qualidade de vida geral da pessoa afetada. Em alguns casos, a pessoa com DA pode receber com satisfação ajuda para a realização de determinadas tarefas.

Uma boa supervisão pode ser necessária para garantir que prestadores de ajuda remunerados e não remunerados estejam satisfazendo adequadamente as necessidades da pessoa. Além disso, as companhias de tempo parcial, tempo integral ou que morem na casa nem sempre são leais, confiáveis ou úteis. E, embora os bons prestadores de ajuda possam se mostrar valiosos, permitindo que a pessoa com DA viva em sua casa, permanecer na própria residência nem sempre é a melhor opção por várias razões. Vou tratar desse tópico em maior profundidade no Capítulo 9.

Se a ajuda em tempo parcial ou morando na casa não for factível, a transferência para outro local pode ser necessária. Apesar dos riscos de permanecer na própria casa, a decisão da remoção tem muitas desvantagens que necessitam de uma consideração cuidadosa. A pessoa com DA pode considerar sua própria casa como um porto seguro, enquanto outros locais podem lhe parecer estranhos e confusos. A adaptação a um novo lar pode se mostrar muito devastadora para alguém com a doença. Na verdade, ser arrancada de sua casa e ter de se acostumar com um novo lar pode exacerbar deficiências na memória e na orientação, pelo menos a curto prazo. Permitir que alguém fique na casa com a pessoa parte do dia ou removê-la para outro lugar envolve uma série de grandes ajustes. A pessoa com DA que mora sozinha pode de início resistir a qualquer tipo de mudança. Qualquer coisa nova ou diferente pode parecer ameaçadora, pois novas lembranças deverão ser criadas, um problema básico da doença. Você – e outras pessoas – pode ter de ir em frente, tendo em mente os melhores interesses da pessoa e esperando que sua resistência finalmente se desvaneça. Convém limitar a participação da pessoa afetada nos detalhes de qualquer mudança fundamental. É importante notar que se você planeja e realiza todas as tarefas necessárias para efetuar as mudanças, pode ficar esgotado. Por isso, recrute a ajuda de outras pessoas nesse trabalho estafante.

Se você não mora próximo do seu ente querido que está com DA, vai precisar fazer muitas coisas para garantir que todas as suas necessidades sejam satisfeitas. Cuidar a distância de alguém com DA pode ser um empreendimento complexo, demorado e dispendioso. Entretanto, pode ser realizado com sucesso se forem acionados as pessoas e os serviços apropriados. Os profissionais conhecidos como "administradores de cuidado geriátrico", em geral assistentes-sociais ou enfermeiros, podem ser úteis na avaliação das necessidades. Os administradores de cuidado também podem ser pagos para coordenar e monitorar os serviços se não houver outra pessoa disponível para isso. Devido ao grande investimento de tempo, energia e dinheiro envolvido no cuidado a distância, a transferência da pessoa com DA deve ser seriamente considerada.

Na análise final, você deve atuar como juiz em todas essas questões importantes relacionadas ao bem-estar da pessoa com DA. A participação da pessoa com DA nas decisões que afetam diretamente a sua vida é evidentemente importante. Você pode encontrar conselhos e informações oferecidos por outras pessoas na tomada das decisões necessárias, e todos os ângulos devem ser examinados antes de colocar um plano em ação. Felizmente, poucas situações necessitam de uma ação imediata, e por isso você terá tempo para considerar as opções. Não obstante, é uma boa ideia ter um plano em mente bem antes de a situação se tornar crítica.

Fazendo a coisa certa

Embora algumas pessoas com DA aceitem de bom grado orientação e assistência, outras resistem a qualquer tipo de ajuda. A maioria das pessoas com DA mantém um interesse em fazer o que for possível para ter poder de decisão nas coisas que lhe dizem respeito, tais como dirigir, as medicações a serem tomadas, sua alimentação, suas finanças e sua situação de vida. Uma mulher, Ruth, deixou claro seu desejo de autonomia: "Não sou um filão de pão que você pode pegar e colocar aqui ou ali. Vamos conversar a respeito e eu vou escutar para poder tomar uma decisão informada – a minha decisão."[8] As opiniões da pessoa com DA precisam ser consideradas sempre que possível. Suas habilidades remanescentes devem ser preservadas ao máximo. Por exemplo, alguém que não consegue mais cozinhar independentemente pode ser capaz de ajudar na preparação dos alimentos sob a supervisão de outra pessoa. Alguém não mais capaz de pagar suas contas sozinho pode ainda assinar cheques enquanto outra pessoa trata das outras questões.

Infelizmente, as pessoas com DA nem sempre podem ter a palavra final nas decisões fundamentais. A doença pode prejudicar seu julgamento, às vezes resultando em uma superestimação de suas competências, de forma que outras pessoas devem às vezes decidir o que é melhor para elas. Em alguns casos, para a pessoa com a doença trata-se de uma perspectiva assustadora confiar a outros tanta autoridade sobre sua vida. Do mesmo modo, é assustador para você assumir tal responsabilidade pelo bem-estar de outra pessoa. Entretanto, você pode se tranquilizar sabendo que está agindo para proteger a pessoa com DA de alguns riscos e para lhe garantir a melhor qualidade de vida possível. O portador de DA pode também se sentir aliviado e grato de que outra pessoa se encarregue de questões que ela tem tido dificuldade de lidar sozinha.

É fácil racionalizar que alguém que você conhece, que em geral agiu de forma responsável no passado, vai continuar a agir de forma responsável, apesar de ter DA. Por isso, de início há uma tendência normal para se negligenciar as dificuldades da pessoa para dirigir, lidar com dinheiro e com outras questões importantes. No entanto, há perigos reais em superestimar as competências da pessoa com DA. Beverly Bigtree Murphy faz a seguinte observação sobre sua hesitação em assumir um papel de liderança devido à doença de seu marido:

> Fui obrigada a aceitar a responsabilidade pela vida de Tom, algo que tive dificuldade em fazer por querer preservar sua dignidade. Não há dignidade em obrigar as pessoas a tomar decisões quando não mais conseguem fazê-lo. Demorei cinco anos para entender que as decisões não eram mais as decisões dele, ou decisões nossas, mas sim decisões minhas. O alívio que senti quando finalmente aceitei a tarefa como sendo minha não pode ser expressada em palavras.[9]

Pesar os riscos potenciais contra a autonomia da pessoa com DA é uma tarefa árdua. Tomar a decisão certa em nome de outra pessoa pode ser difícil se as escolhas parecem pouco claras. Recrutar a ajuda de outros para avaliar objetivamente cada decisão pode ajudar a esclarecer essas escolhas e identificar as alternativas. Uma filha descreveu seu processo de tomada de decisão em relação à sua mãe com DA:

> Eu sabia que havia uma chance de que ela pudesse se perder ou se envolver em um acidente enquanto dirigia seu carro. Mas eu estava disposta a aceitar esses riscos, considerando que ela ficaria isolada dos amigos e da família se não pudesse mais dirigir. Mais tarde, quando percebi que ela podia estar perdendo suas habilidades para dirigir, pedi a opinião de seus vizinhos sobre a maneira como ela estava dirigindo. Com esta informação extra e alguns conselhos de seu médico, foi decidido que a segurança estava em jogo e que teriam de ser feitos outros arranjos para o transporte.

Podem ocorrer desacordos entre você, os outros e o portador de DA com respeito às decisões que você toma. Os conselhos e o apoio de outras pessoas são essenciais para manter uma perspectiva adequada. Saber como e quando exercer a liderança em prol da pessoa com DA é uma questão delicada. Às vezes, pode estar bem evidente que é apropriado intervir, especialmente em situações perigosas. Outras vezes, a escolha pode não estar tão nítida. No fim, no entanto, cabe a você, como líder e protetor da pessoa, fazer finalmente a distinção entre os riscos aceitáveis e os inaceitáveis. Não tenha medo de se posicionar nesse papel importante, e confie em seu desejo de fazer o que achar que é o melhor para seu ente querido com DA. Aprender a se comunicar com ele efetivamente será útil na orientação de suas decisões. Você vai precisar desenvolver novas aptidões para falar e ouvir alguém cujas habilidades de comunicação estão falhando. No próximo capítulo, vou tratar desse tópico.

Capítulo 8

Melhorando a comunicação

> *Faça o que a sua criatividade e o seu coração sugerirem.
> Há pouca ou nenhuma esperança de qualquer recuperação
> na memória. Mas um homem não consiste apenas de memória.
> Ele tem sentimentos, vontades, sensibilidades, princípios morais...
> e é aí que você encontra maneiras de entrar em contato com ele.
> No reino do indivíduo, pode haver muito que você possa fazer.*
> R. Luria (neuropsicólogo russo)

Em termos gerais, a comunicação se refere ao envio e ao recebimento de mensagens. A boa comunicação implica que ambas as partes em uma conversa compartilhem igual responsabilidade no envio e no recebimento de mensagens. Por exemplo, se você fala comigo, espera que eu o ouça, e vice-versa. Muitas das habilidades exigidas para a boa comunicação são diminuídas pela DA. Embora falar e ouvir possam parecer tarefas relativamente simples, elas dependem de funções cerebrais complexas que se tornam prejudicadas no curso da doença. Em primeiro lugar, uma ideia deve ser gerada ou organizada. Em segundo lugar, ela deve ser expressa, verbal ou não verbalmente. Por fim, a ideia deve ser recebida e compreendida pela outra pessoa. Esses poucos passos requerem memória, linguagem, percepção, julgamento e a capacidade de processar informações rapidamente, ainda que uma ou todas essas funções cerebrais possam estar prejudicadas nos estágios iniciais da DA. Neste capítulo, primeiro vou descrever vários problemas de comunicação que surgem nos estágios iniciais da doença e depois explicar maneiras de lidar com eles.

Dificuldades de comunicação

Grande parte da interação humana depende da nossa capacidade de lembrar novas informações e compartilhar experiências. Se a aprendizagem não é mais possível devido à incapacidade do cérebro de armazenar novos fatos, a comunicação torna-se um desafio diário. As pessoas com DA em geral fazem enormes esforços para enfrentar esse desafio, mas falham, não importa o quanto tentem. Em decorrência da frustração e do constrangimento relativos a essa questão, elas podem evitar circunstâncias que talvez revelem suas dificuldades de comunicação. A responsabilidade de ajudá-las recai sobre aqueles que têm a capacidade de mudar as maneiras com a qual se comunicam.

Em *Dementia reconsidered*, o psicólogo Tom Kitwood usa uma analogia com o esporte para descrever o papel do líder na comunicação com alguém que tem DA:

> É como ser um experiente treinador de tênis jogando uma partida com um novato; se qualquer jogada for tentada, contanto que a bola passe da rede, o treinador vai criar algo e rebater a bola para que o jogo continue. O treinador precisa ter atitudes e habilidades muito diferentes daquelas requeridas para ganhar um jogo com um jogador do mesmo padrão; mas esse tipo de jogo pode ser criativo, exigente e intensamente satisfatório.[1]

Em geral, uma pessoa que está nos estágios iniciais da DA consegue se comunicar eficientemente, enquanto os outros oferecem alguma ajuda. A Tabela 8.1 relaciona alguns problemas de comunicação que podem ocorrer nos estágios iniciais da doença.

Dificuldade para encontrar as palavras certas
Dificuldade para compreender a linguagem abstrata
Dificuldade para falar ao telefone
Repetição de perguntas ou declarações
Divagação
Dificuldade para resolver problemas
Dificuldade para filtrar visões e sons

TABELA 8.1 Dificuldades de comunicação associadas com os estágios iniciais da doença de Alzheimer

Dificuldade para encontrar as palavras certas

Embora possam ainda ser capazes de formar sentenças completas e pensar logicamente, muitas pessoas nos estágios iniciais da DA têm dificuldade para encontrar as palavras certas durante uma conversa ou se lembrar do nome correto de um objeto ou de uma pessoa. A riqueza geral do seu vocabulário pode diminuir e elas podem recorrer ao uso de frases ou palavras armazenadas para disfarçar, usando expressões como "Isso é mais forte do que eu!" ou "Não consigo dizer como eu faço." Podem também substituir termos gerais por palavras específicas, dizendo: "Quero ir ao lugar de rezar" quando se referem a uma igreja, ou se referindo à sua "coisa de guardar dinheiro", em vez de carteira ou bolsa. Podem também substituir palavras relacionadas, como "café" por "chá" ou "açúcar" por "sal". Sua dificuldade em nomear os objetos ou encontrar a palavra correta pode conduzir a longas pausas entre as palavras e os pensamentos, o que pode ser incômodo para seu interlocutor.

Dick Barlow, que tem DA, escreve sobre essa dificuldade: "O principal problema é que eu começo a dizer algo, e de repente não sei o que estou dizendo. Não sei como dizê-lo, e qualquer coisa que eu pretendesse dizer desaparece da minha mente. O assunto, os meios de comunicação, as palavras que estou prestes a dizer em seguida, tudo desaparece. É muito estressante.".[2] Uma mulher com DA apresenta uma maneira em que os outros podem ajudar:

> Há ocasiões em que não consigo encontrar a palavra certa. Ela simplesmente desaparece. Se deixo a minha mente ficar vazia, isso me acontece com frequência. Às vezes perco totalmente o fio do pensamento. Quando me fazem uma pergunta, pode demorar algum tempo para eu organizar minha resposta. Se eu tiver a chance de reunir meus pensamentos, posso em geral ter uma conversa bastante normal.

Além disso, as pessoas com DA que adquirem uma segunda ou terceira língua podem se tornar menos fluentes nas mais recentes. Podem pouco a pouco voltar à sua primeira língua, pois esta está enraizada na sua memória de longo prazo. Um homem percebeu esta mudança em sua mãe: "Ela emigrou da Polônia para a América aos treze anos. Em poucos anos tornou-se fluente no inglês e só ocasionalmente falava polonês. Mas agora está usando mais frequentemente palavras polonesas para comunicar seus pensamentos. Sua fluência no inglês está diminuindo.".

Dificuldade para compreender a linguagem abstrata

Embora a maioria das pessoas nos estágios iniciais da DA consiga entender palavras simples e concretas, elas podem ter problemas com a linguagem abstrata. É provável que tenham dificuldade para entender figuras de linguagem, gírias, provérbios, idiomas, sarcasmo, indiretas, piadas e homônimos. Do mesmo modo, o uso de pronomes como "ele" ou "dele", em vez de se referir a alguém pelo nome, pode lhes parecer confuso. Elas podem achar difícil acompanhar conversas longas, especialmente aquelas cheias de detalhes que podem ser difíceis de lembrar.

Acima de tudo, as pessoas com DA precisam de muito mais tempo do que a média das pessoas para responder uma pergunta, em virtude de sua dificuldade em interpretar a palavra falada e formular uma resposta imediata. Sua compreensão também pode ser prejudicada por qualquer barulho de fundo que distraia sua atenção.

Em *My journey into Alzheimer's disease*, Robert Davis descreve como era difícil para ele acompanhar as conversas:

> Na minha condição atual, apenas sete meses após o diagnóstico, há momentos em que eu me sinto normal. Em outros momentos, não consigo acompanhar o que está acontecendo à minha volta: quando a conversa passa muito depressa de uma pessoa para outra antes de eu ter processa-

do um comentário, o fio já passou para outra pessoa ou outro tópico, e eu fico isolado da ação – sozinho em meio a uma multidão. Se eu forço ao máximo a minha concentração para acompanhar a conversa, sinto como se houvesse uma espécie de curto-circuito no meu cérebro.[3]

O problema de ser superado pela fala aparentemente rápida dos outros parece ser uma experiência comum entre as pessoas com DA. Em *A view from within*, Thaddeus Raushi descreve como enfrenta esse problema:

> Às vezes eu simplesmente tenho de parar, desligar a minha mente de tudo e relaxar durante alguns momentos depois de uma conversa. Com frequência me deparo dando um suspiro profundo, como aquele que segue um evento emocional ou um evento choroso. É um período de recuperação.[4]

Dificuldade para falar ao telefone

Relacionadas à dificuldade de compreensão são várias as dificuldades com o uso do telefone. As conversas face a face podem ser bem-sucedidas, mas falar ao telefone envolve decodificar a fala dos outros sem o benefício de sugestões visuais. Christine Boden escreve:

> Às vezes tenho dificuldade para entender o que as pessoas estão me dizendo, porque perco a primeira palavra ou algo assim, e não consigo extrair sentido do resto da frase. Isso acontece particularmente ao telefone, onde não há sugestões visuais ou um contexto para me ajudar a tentar entender sobre o que se está falando.[5] E dar um telefonema também requer a habilidade de lembrar o número do telefone ou encontrá-lo em uma agenda. Além disso, se uma mensagem é transmitida pelo telefone, preciso me lembrar dela ou escrevê-la.

Não espanta que a maioria das pessoas com DA evite se comunicar por telefone. Um jovem descreveu sua confusão inicial diante da maneira brusca de sua mãe ao telefone:

> Quando eu lhe telefonava, ela usava todas as desculpas para terminar nossas conversas. Eu achava que ela estava irritada comigo por alguma razão desconhecida. Demorei algum tempo para perceber que ela não tolerava a confusão envolvida em falar ao telefone.

Repetição de perguntas ou declarações

Uma característica muito comum da DA é a tendência da pessoa afetada de repetir muitas vezes a mesma pergunta ou declaração. As repetições podem ocorrer a intervalos de poucos minutos. O ouvinte pode ponderar se a pessoa está fazendo isso com o propósito de chamar a atenção, pois pode ser difícil imaginar que alguém possa esquecer as coisas tão rapidamente. Entretanto, a cada vez a pessoa com DA acha que está fazendo a pergunta pela primeira vez. Perguntas ou declarações repetitivas podem também ser uma forma compulsiva de tentar lembrar, diminuir a ansiedade ou se orientar dentro do próprio ambiente. Como resultado, em vez de se afastarem do telefone, algumas pessoas com DA recorrem a realizar chamadas a qualquer hora do dia ou da noite com as mesmas perguntas ou preocupações.

Uma mulher contou como sua mãe começou a lhe telefonar repetidas vezes:

> Ela tinha consulta marcada com o médico e me telefonava doze vezes por dia para me falar sobre a consulta. Estava tão confusa sobre a data que todos os dias lhe pareciam ser o dia da consulta. Perdi a paciência com ela algumas vezes e outras vezes deixei de atender o telefone. Ela me ligava tarde da noite com a mesma pergunta: "Quando você vai me levar ao médico?". Era difícil imaginar que ela podia esquecer tudo minutos depois de eu ter lhe dado a mesma informação.

Obviamente, são necessárias paciência e compreensão ao lidar com as questões repetitivas de uma pessoa afetada pela DA. Determinar se a repetitividade se origina de uma necessidade não satisfeita pode ajudar. Distrair a atenção da pessoa sobre a preocupação que a está angustiando também pode funcionar.

Divagação

Divagar, perder o fio da conversa ou falar em círculos são coisas que também podem acontecer com as pessoas nos estágios iniciais da DA. Suas tentativas de se comunicar podem por vezes parecer ao ouvinte uma espécie de livre-associação. Sua fala pode ser imprecisa, muito verborrágica e repetitiva. Além disso, muitas pessoas com DA enchem as conversas com detalhes irrelevantes, como uma forma de compensar sua perda de vocabulário ou concentração deficiente. Uma mulher com DA descreveu sua dificuldade da seguinte maneira:

> O primeiro sintoma que eu percebi tinha a ver com minhas respostas às perguntas. As pessoas me faziam uma pergunta e eu lhes dava uma resposta apressada, e invariavelmente ela estava errada. Eu tinha de dizer: "Oh, sinto muito, eu quis dizer isto.". A segunda resposta era sempre melhor que a primeira. Eu costumava ser capaz de dar respostas imediatas, mas agora não consigo mais. É como se às vezes meu trem descarrilhasse.

Dificuldade para resolver problemas

A vida diária pode se tornar uma série de problemas para as pessoas com DA. Antes, elas eram capazes de realizar automaticamente as tarefas simples da vida, como dirigir e cozinhar, quase sem pensar. Entretanto, como a doença destrói o raciocínio e o comportamento normais, as maneiras habituais de resolução de problemas tornam-se menos familiares e confusas. Ao mesmo tempo, as expectativas dos outros podem não ter mudado, provocando confusão e conflito.

Quando estamos no Ensino Médio, aprendemos a resolver problemas de geometria usando o teorema de Pitágoras ($A^2 + B^2 = C^2$), mas a maioria de nós foi pouco a pouco esquecendo essa fórmula. Embora tenhamos conseguido um dia usar essa informação com relativa facilidade, não conseguimos mais nos lembrar dela, pois não precisamos utilizá-la com frequência. Como essa fórmula não faz mais parte do nosso repertório de resolução de problemas, simplesmente a relegamos ao "baú" do cérebro. Para aqueles com DA, as habilidades de resolução de problemas são como tentar lembrar aquela antiga fórmula de geometria. Elas experimentam frustração, especialmente se não há outra pessoa perto para lhes fornecer lembretes ou orientação detalhados.

Dificuldade para filtrar visões e sons

A estimulação excessiva dos sentidos através de muitas visões e sons concomitantes, ou "sobrecarga sensorial", pode desencadear confusão nas pessoas com DA, o que complica ainda mais a comunicação. Elas podem não lidar muito bem com um número elevado de pessoas, ruídos demais, informações visuais ou uma quantidade excessiva de atividades. Podem se sentir oprimidas por demasiadas informações ao mesmo tempo. É como se o cérebro não pudesse mais filtrar os estímulos de forma adequada. Consequentemente, ele se torna saturado e não consegue mais reter as informações, assim como uma chuva pesada causa inundação quando a terra não consegue absorver mais água. É natural que uma pessoa com DA se retraia ou fique perturbada por situações excessivamente estimuladoras.

A quantidade de estimulação que as pessoas com DA conseguem tolerar pode diferenciar muito de sua habilidade passada. Talvez seja difícil para os outros entender como tão pouca estimulação provoca cansaço mental na pessoa com DA. Contudo, isso não significa que todos os estímulos devam ser radicalmente reduzidos ou eliminados. Pouco ou nenhum estímulo também pode gerar tédio, ansiedade ou depressão. Por isso, deve ser encontrado para cada indivíduo um equilíbrio apropriado de estimulação que possa ser bem tolerado. Seguem-se dois relatos pessoais que destacam as complicações da sobrecarga sensorial.

Robert Davis descreve uma experiência angustiante enquanto visitava com sua família um parque temático na Disney World. Sua exaustão resultante conduziu a uma piora repentina da sua memória e da sua linguagem que durou seis dias. Ele comenta que aprendeu a ser menos ousado e acrescenta: "Fico com muito medo e tensão diante de qualquer evento novo, até mesmo um evento maravilhoso. Tenho de estar perto de casa e ter menos estimulação mental e emocional para conseguir ter uma vida normal e tranquila.".[6]

Christine Boden também escreve sobre a minimização ou prevenção de sobrecarga sensorial: "O ambiente barulhento parece reverberar dentro da minha cabeça, e fica muito confuso para meu cérebro extrair algum sentido do que ouço. O mundo de repente se torna afastado, distante e desconectado de mim. Eu me sinto desgastada, pressionada e desesperada para me deitar e fechar os olhos.".[7] Ela mais tarde descobre uma maneira fácil para evitar o excesso de estimulação:

> Quando espero na área tranquila do aeroporto, me deleito na alegria recém-descoberta dos protetores de ouvido. Sento-me ali como se estivesse isolada de tudo o que me cerca, com todos os sons emudecidos, abafados, distantes – sentindo-me como um mergulhador nas profundezas do mar – observando os aviões e os caminhões na pista tranquilos e calmos como se fossem peixes tropicais. Não preciso mais me esforçar para acompanhar um mundo tumultuado, conflituoso e confuso.

Parece claro que algumas situações podem oprimir pessoas com DA com uma quantidade de visões e sons confusos, e elas podem se afastar dessas situações ou evitá-las totalmente. No entanto, você e outros precisam prever a possibilidade de sobrecarga sensorial e tomar providências para reduzir ou prevenir o risco de superestimulação.

Redefinindo seu relacionamento

Não há uma abordagem única ou um conjunto de regras que facilite a comunicação entre você e a pessoa com DA. Não há maneira certa ou errada de se comunicar – somente as maneiras que funcionam e as que não funcionam para sua situação. A longo prazo, provavelmente é mais útil para você considerar como manter ou melhorar seu relacionamento com a pessoa, em vez de se concentrar nas maneiras específicas de lidar com os sintomas da DA. Nesse sentido, sua atitude pode ser mais importante do que qualquer técnica isolada. A comunicação entre duas pessoas ocorre dentro do contexto de um relacionamento. Se há confiança, respeito e aceitação mútuos entre você e a pessoa afetada, então há uma boa chance de os esforços de comunicação serem bem-sucedidos, apesar dos problemas causados pela doença.

A maioria das pessoas com DA tem uma percepção limitada da natureza e da severidade de suas deficiências. Consequentemente, elas podem parecer indiferentes com relação às suas necessidades diárias e não apreciar os esforços de ajuda por parte das outras pessoas. Podem ter pouca ou nenhuma preocupação quanto ao passado ou ao futuro e é possível em geral que se concentrem em questões que dizem respeito ao "aqui e agora". A DA não só prejudica sua capacidade de lembrar, mas também sua capacidade de planejar antecipadamente.

Para a família e os amigos, no entanto, o relacionamento é também experimentado pela perspectiva do passado, com uma história de experiências compartilhadas e formas de comunicação bem estabelecidas. Pode ser difícil para os entes queridos de uma pessoa com DA separar o passado do presente e se adaptar às mudanças impostas pela doença. Seus antigos padrões de comportamento e pensamento podem subsistir, mesmo que você esteja consciente de que vai precisar desenvolver novas expectativas do relacionamento em mudança. Adaptar-se às necessidades da pessoa com DA significa redefinir o relacionamento e aceitar a visão da realidade da outra pessoa. No cerne do entendimento da perspectiva da pessoa com DA está a profunda apreciação do momento presente. Os familiares e amigos que conseguem ter essa apreciação em geral a descrevem como um grande avanço na redefinição do relacionamento. Três exemplos ilustram esse tipo de percepção.

Patti Davis, filha do ex-presidente Reagan, descreve seu despertar para essa realidade em seu livro sobre seu pai, *Angels don't die*. Certa noite ela estava em um jantar com sua família:

> Estávamos sentados lá fora no jardim, e eu olhei para meu pai. Seus olhos encontraram os meus, e o que eu vi neles me disse que a única coisa que importava era que estávamos ali juntos. O passado estava em algum lugar atrás de nós. Já não tinha mais lugar para ele... Não havia passado, havia apenas aquele momento iluminado, e eu pensei: "É isto que significa viver no presente.". Eu então me agarrei a ele, como Wendy se agarrando em Peter Pan – aprendi a voar sobre o passado no brilhante espaço azul que estava bem diante de mim.[8]

A cineasta Deborah Hoffman descreve uma percepção similar em *Complaints of a dutiful daughter*, um documentário sobre sua mãe com DA:

> Durante um tempo enorme eu insisti em que a verdade e a realidade eram importantes. Então, se ela dizia que estávamos em abril, quando na verdade estávamos em maio, eu dizia: "Não, estamos em maio.". Finalmente, percebi: "O que importa isso?". Primeiro ela dizia: "Estamos em maio?", e no minuto seguinte não se lembrava mais de que estávamos em maio. E, afinal, o que importa se ela acha que estamos em abril?[9]

Um homem estava desconcertado diante da incapacidade de sua esposa de reconhecer seus problemas de memória, julgamento e linguagem. Ela era instruída e extremamente inteligente, e no passado conseguia perceber e enfrentar virtualmente qualquer problema. No início, seu marido tentou em vão fazer que ela se lembrasse das coisas. Com frequência apontava os erros em sua lógica. Ela ficava magoada e zangada com seu "autoritarismo" e com suas "acusações". Seu relacionamento começou a deteriorar. Pouco a pouco, ele foi percebendo que as reações hostis de sua esposa eram justificadas, dada a maneira como ela percebia a situação. Começou então a adotar uma filosofia simples: "Daqui em diante, aceito que ela está sempre certa, não importa o que diga ou faça.". No entanto, ele a advertiu de que não lhe permitiria fazer qualquer coisa que não fosse segura. Com a percepção dele do ponto de vista dela, seus desentendimentos diminuíram e seu relacionamento melhorou. Quando ela fazia ou dizia algo um pouquinho "fora de contexto", ele simplesmente "não se importava muito para não prejudicar seu relacionamento".

O tema comum dos relatos anteriores diz respeito à disposição dos amigos e familiares para entrar na realidade da pessoa com DA. À primeira vista, pode parecer irracional adotar essa forma de pensar. Não obstante, é a única forma realística de se conectar de modo significativo com alguém com a doença. Fazer isso requer autoconfiança, empatia e flexibilidade. Concentrar-se no presente melhora a qualidade de vida para todos os envolvidos; enquanto esperar que a pessoa com DA aja e pense "normalmente" perpetua a frustração de todos.

Alguns princípios gerais de comunicação são úteis em qualquer relacionamento entre duas pessoas. No entanto, eles são ainda mais importantes na comunicação com alguém que tem DA. Os princípios se baseiam em um elemento fundamental: a disposição para ouvir atentamente a outra pessoa e reagir de acordo. Isso envolve se comunicar além do nível superficial das palavras e se conectar no nível do espírito humano. Esse nível de comunicação mais profundo valoriza o ponto de vista da outra pessoa sobre o significado e o conteúdo exato das palavras dessa pessoa. O objetivo é um "encontro de mentes" – mas a responsabilidade de trazer à tona esse significado compartilhado cabe a você. Essa forma de comunicação requer habilidade e prática.

Maneiras de ouvir e falar com uma pessoa portadora de DA

As onze medidas simples listadas na Tabela 8.2 podem lhe permitir melhorar sua capacidade de ouvir e falar com alguém portador de DA.

Conseguir atenção
Eliminar os ruídos de fundo
Utilizar dicas não verbais
Manter um tom de voz calmo
Ouvir ativamente
Encorajar a expressão
Encorajar a compreensão
Distrair quando necessário
Proporcionar lembretes
Ajudar com os problemas
Aceitar o silêncio

TABELA 8.2 Princípios da boa comunicação

Conseguindo atenção

Saudar a pessoa com DA pelo nome ou usar um toque suave são boas maneiras de conseguir sua atenção. Interromper alguém no meio de uma tarefa ou de uma conversa pode confundi-la e, portanto, é melhor esperar até que não haja distrações. Muito comuns entre as pessoas com mais de 65 anos, as deficiências visuais e auditivas podem dificultar-lhe obter sua atenção e podem colocar outras barreiras à boa comunicação. Cuidar desses *deficits* sensoriais vai melhorar o nível da atenção da pessoa afetada e o seu sucesso geral na troca de mensagens. Mandar fazer óculos novos ou trocar as lentes dos antigos, ou providenciar a remoção de catarata pode melhorar não apenas a visão, mas também a comunicação em geral. Os novos auxílios auditivos digitais são um grande avanço em relação aos tipos mais antigos e podem melhorar muito as habilidades de escuta e conversa da pessoa afetada.

Eliminando os ruídos de fundo

Para conseguir a atenção completa de alguém, é necessário eliminar ou reduzir ruídos que distraiam a atenção, tais como televisão, música, rádio ou vozes de outras pessoas. Uma conversa face a face em um local tranquilo aumenta suas possibilidades de obter e manter a atenção de uma pessoa com DA. Um homem comentou:

> Antes dessa doença, minha esposa adorava ter nossos pequenos netos à sua volta. Agora mal consegue suportá-los por mais de alguns minutos se eles estiverem agitados. Tem de sair do aposento por causa do ruído confuso. Decidi tentar manter o ruído deles ao mínimo possível.

Uma mulher disse o seguinte sobre seu marido com DA:

> Percebi logo que ele não conseguia manter uma conversa se a TV estivesse ligada ao mesmo tempo, e então eu tirava o som quando precisávamos conversar. Mas não conseguia entender por que ele aumentava tanto o som da TV quando outras pessoas entravam em casa. Finalmente, percebi que aumentar tanto o volume era a sua maneira de bloquear o som das vozes das outras pessoas quando ele estava assistindo TV.

Utilizando dicas não verbais

Proporcionar à pessoa com DA dicas visuais, seja através de expressões faciais, seja por linguagem corporal, é uma parte importante da comunicação não verbal. Olhar diretamente para a pessoa e sorrir vai ajudar a obter e manter a atenção. Um toque suave no braço ou na mão proporciona uma conexão imediata. Sugestões visuais, gestos e outras formas de linguagem corporal também são úteis para o reforço às mensagens verbais. Esses meios de comunicação podem na verdade ser mais eficazes do que as palavras faladas.

Mantendo um tom de voz calmo

Um tom de voz lento e relaxado transmite paciência, enquanto um tom alto e apressado será confuso para a pessoa com a doença. Embora a pessoa com DA possa não captar o significado exato de suas palavras, o tom da sua voz pode expressar intensidade. Por essa razão, as pessoas com DA frequentemente vão "refletir" seu estado emocional. Por exemplo, se você parece ansioso durante uma conversa, pode desencadear ansiedade na outra pessoa. Seja cauteloso nas suas atitudes e sentimentos, porque você pode não intencionalmente comunicá-los através do tom da sua voz e da velocidade das suas palavras.

A maioria de nós fala depressa e incorpora muitas ideias em nossas declarações e perguntas. Uma pessoa com DA pode não conseguir acompanhar uma fala rápida e ficar confusa. Até mesmo uma velocidade de fala aparentemente normal pode parecer muito rápida para uma pessoa com DA decifrar. Por exemplo, se você está familiarizado com outro idioma, mas não for suficientemente fluente para acompanhar um nativo desse idioma, apreciará a oportunidade de diminuir o ritmo da conversa. Você deve aplicar o mesmo princípio quando falar com alguém portador de DA. Reduzir a velocidade da sua fala pode exigir um esforço consciente. Uma filha comentou: "Tenho realmente que falar mais devagar quando estou com minha mãe. Do contrário, percebo que ela fica ansiosa ou se abstrai da conversa em questão de segundos.". Ao mesmo tempo, você não deve querer parecer condescendente como se estivesse falando com uma criança pequena.

Ouvindo ativamente

A expressão ou o conteúdo específico da fala de uma pessoa afetada pode não ser tão importante quanto os sentimentos e pensamentos que ela está tentando expressar. Acessar esse nível de significado mais profundo pode ser a chave para você entender o que está sendo dito. Um filho comentou: "Às vezes não conseguia descobrir o que meu pai estava dizendo por sua dificuldade em encontrar as palavras certas. Mas a maneira como ele se expressava me dava algumas dicas que ajudavam na minha conexão com ele.". Esperar o tempo necessário para ouvir dessa maneira requer grande paciência, mas em geral produz muitos benefícios. Judy Bow escreve sobre a importância da boa escuta em relação ao seu marido com DA: "Tornou-se muito fácil não fazer caso do que ele diz porque é difícil de entender. Invariavelmente, eu percebia que ouvir com paciência o que ele dizia produzia algo que eu não havia considerado em uma dada situação.".[10] A escuta atenta é uma arte que requer prática. Um homem utilizou uma fórmula útil para aprender essa arte em relação à sua esposa com DA: "Agora tento fazer um esforço consciente para ouvir duas vezes mais do que falo.".

Encorajando a expressão

Como foi discutido anteriormente neste capítulo, a pessoa com DA pode precisar "contornar" um tópico antes de encontrar uma palavra ou expressão certa. Você deve ajudar quem está exibindo claramente esse tipo de dificuldade apresentando-lhe a palavra ou expressão necessária. Ela vai apreciar sua ajuda. Obrigar alguém a lutar com as palavras é injusto e desnecessário. Ao mesmo tempo, também é importante proporcionar um tempo extra para a pessoa processar um pensamento ou sentimento antes que ela possa apresentar uma resposta apropriada. É tentador falar no lugar de uma pessoa com DA, em vez de apenas ajudá-la durante uma conversa hesitante, mas você deve evitar interrompê-la. Convém também manter a conversa dentro do tema, pois a pessoa com DA pode tender a se perder em um fluxo de palavras e pensamentos. Finalmente, corrigir os erros e entrar em uma disputa de vontades são atitudes contraproducentes. Se isso acontecer, deve-se mudar de assunto. Do contrário, a pessoa com DA pode se sentir humilhada, ficar frustrada e hesitar sobre entrar em outra conversa.

Encorajando a compreensão

Ao falar com a pessoa com DA, você precisa se certificar de que o que diz é compreendido. Não pode presumir que a comunicação esteja acontecendo apenas porque a outra pessoa está acenando com a cabeça, concordando com o que você diz ou lhe dando uma resposta superficial. Por isso, convém estruturar uma conversa, primeiro introduzindo um tópico e pouco a pouco inserindo os detalhes. Indo do geral para o específico, a pessoa com DA será mais capaz de vincular o contexto e os detalhes. Um filho comentou: "Meu pai sempre captava rapidamente qualquer assunto. Demorei algum tempo para perceber que ele não conseguia mais acompanhar explicações complexas. Quando eu entendia o que se passava e conseguia explicar algo em termos mais simples, ele era capaz de entender.".

Perguntas abertas podem ser confusas para as pessoas com DA. Perguntas que exigem como resposta um simples "sim" ou "não", ou um número limitado de respostas, têm maior probabilidade de serem entendidas. Um homem descreveu um cenário comum:

> Sempre que íamos a um restaurante juntos, minha esposa ficava olhando o cardápio durante um tempo enorme. Quando lhe perguntava sobre o que havia escolhido, ela passava a decisão para mim, dizendo: "Eu como o que você comer.". Mas se eu lhe perguntava se ela queria uma coisa ou outra, ela conseguia prontamente me dizer sua própria preferência. No cardápio havia demasiadas escolhas, e por isso estreitar as opções a ajudava a decidir.

Limitar as escolhas quanto a alimentos, roupas ou atividades a apenas dois ou três itens permite que as pessoas com DA deem a conhecer seus desejos pessoais e as ajuda a preservar seu *status* como adultos.

Do mesmo modo, ideias abstratas e explicações prolixas podem causar dificuldades. Linguagem concreta e frases curtas e simples são mais bem entendidas. Você também deve evitar usar analogias, provérbios, expressões idiomáticas e figuras de linguagem – em vez disso, use termos mais simples. É necessária uma profundidade intelectual para ir além do significado literal de ditados como "Pedra que muito rola não cria limo" ou "Quem tem telhado de vidro não atira pedras no do vizinho".

Ao dar orientações para alguém com DA, também é importante lembrar que dizer algo como "Pule no carro", por exemplo, pode ser encarado literalmente e causar confusão. Sempre que possível, tente usar palavras específicas. Por exemplo, em vez de dizer "Aqui está", tente dizer: "Aqui está o seu chapéu". Também pode ser mais útil se referir a outra pessoa pelo nome em vez de usar pronomes ambíguos. Repetir ou reformular uma pergunta ou afirmação também pode proporcionar um esclarecimento necessário. Por fim, todo esforço deve ser feito para evitar fazer a mais ameaçadora e inútil de todas as perguntas: "Você não se lembra?".

Distraindo quando necessário

Quando uma pessoa com DA faz perguntas ou afirmações repetidas vezes, desviar sua atenção para outro tópico ou atividade pode ser o suficiente para romper o ciclo. A distração pode também consistir em sair para dar uma caminhada ou tomar um lanche. Pedir à pessoa para contar coisas do passado distante também pode ser uma distração agradável. A distração é também uma boa maneira de acalmar a pessoa com DA quando ela fica zangada com você ou se sente frustrada por uma tarefa difícil. Há uma boa chance de que, em um tempo curto, ela se esqueça da situação desagradável. Nessas situações, é legítimo tirar vantagem do problema de memória da pessoa.

Proporcionando lembretes

Nos estágios iniciais da DA, muitas pessoas com a doença usam lembretes escritos para compensar sua memória deficiente. Embora essa estratégia possa ser útil, elas também precisam ser capazes de lembrar onde estão esses lembretes. Um homem foi bem-sucedido em dar todos os dias à sua esposa com DA uma ficha na qual ele escrevia as respostas às perguntas que ela fazia frequentemente. Por exemplo, se ela perguntava "Que dia é hoje?" ou "O que vamos fazer hoje?", ele lhe dizia para olhar a resposta na ficha que estava no bolso dela. Ela finalmente criou o hábito de olhar essas fichas sem nenhuma sugestão para fazê-lo. Calendários e diários podem ser bons auxílios de memória e seu uso deve ser encorajado se foram utilizados regularmente no passado. Colocar lembretes em um lugar visível também pode ser útil. No entanto, esses lembretes escritos devem ser interrompidos caso se tornem uma fonte de confusão.

Dar lembretes repetidos a alguém com DA pode diminuir sua ansiedade em relação ao esquecimento. Mas tenha sempre em mente que lembretes repetidos sobre situações emocionais podem na verdade aumentar a ansiedade e provocar perguntas repetidas sobre o assunto. Por exemplo, dizer a alguém com DA que uma pequena cirurgia está marcada para daqui a um mês pode alarmá-la. Por isso, com frequência é melhor esperar até o último momento para lhe dar informações sobre um evento próximo. Uma jovem observou:

> Eu tive de desistir de preparar minha mãe para tudo. Ela constantemente perguntava sobre alguma atividade futura assim que eu a mencionava para ela. Então, aprendi a esperar. Só lhe falo sobre um evento no momento em que realmente preciso do seu envolvimento. Agora ela não está tão repetitiva quanto estava antes de eu descobrir esta tática.

Ajudando com os problemas

Em vez de fazer uma pergunta difícil, tente oferecer soluções. Por exemplo, ao apresentar alguém, você pode dizer: "Este é seu sobrinho John, e sua esposa, Sharon", em vez de perguntar: "Você se lembra do nome deles?". Sempre que possível, evite questionar; em vez disso, dê a informação apropriada.

Embora a capacidade de uma pessoa para realizar tarefas familiares permaneça relativamente intacta nos estágios iniciais da DA, há ocasiões em que qualquer tarefa, até mesmo uma simples, parece demasiado complexa e exigente. Por exemplo, pode haver até cem etapas envolvidas em escrever e enviar uma carta, e uma pessoa com DA pode achar impossível realizar todos essas etapas independentemente. No entanto, fragmentar as tarefas em etapas pequenas e concretas, oferecendo-lhe lembretes durante o processo e ajudando-lhe nas etapas difíceis, pode propiciar a conclusão da tarefa inteira. Mais uma vez, para proporcionar esse tipo de apoio são necessárias paciência e disposição que reduzam sua velocidade habitual para realizar as coisas.

Uma tarefa nova ou não habitual pode constituir um verdadeiro desafio de resolução de problemas para uma pessoa com DA. Pode ser como aprender um outro idioma na idade adulta. Uma mulher explicou sua tentativa inútil de simplificar a vida de sua mãe:

> Eu percebi que ela não estava se alimentando adequadamente. Então, comprei-lhe um forno de micro-ondas para que ela pudesse cozinhar sem complicações. Ela nunca o usou, queixando-se de que não conseguia entender as instruções. Nunca imaginei que isso seria difícil para ela. Pensando melhor, ela nunca usou nada além de um fogão para cozinhar no passado.

Encorajar o uso das habilidades remanescentes envolvendo tarefas familiares ou já incorporadas no repertório vai resultar em oportunidades maiores para a pessoa com DA ser bem-sucedida. Por exemplo, alguém com DA pode ainda gostar de tocar melodias que lhe são familiares no piano, mas terá muita dificuldade em aprender uma música nova.

Aceitando o silêncio

À medida que a doença progride, as pessoas com DA tendem a confiar cada vez menos nas palavras para se comunicar. Meios de comunicação não verbais assumem uma importância crescente quando diminuem a capacidade e o desejo de usar palavras. Uma pessoa com DA pode não mais iniciar conversas, mas é capaz de prontamente responder perguntas ou comentários feitos por outras pessoas. A troca normal da interação em geral se modifica de tal modo que a pessoa com DA se coloca em um papel silencioso. Pode ser um erro interpretar esse silêncio como um sinal de raiva ou depressão. Na verdade, você pode se incomodar mais com esse silêncio do que a pessoa que está quieta! Não há necessariamente nada de errado com o relacionamento de vocês, apesar da redução na quantidade e qualidade das trocas verbais. E o fato de a pessoa com DA não falar tanto quanto no passado não significa que os pensamentos e sentimentos estejam ausentes. Ou você ajuda a pessoa a expressar esses pensamentos e sentimentos, ou aprende a aceitar o silêncio.

De quem é o problema?

As dificuldades de comunicação associadas com a DA ilustram por que os outros precisam assumir um papel ativo na preservação das habilidades e compensar as incapacidades das pessoas com Alzheimer. Na verdade, as maneiras costumeiras de se relacionar com o mundo tornaram-se difíceis para elas. Como resultado, a comunicação também se torna problemática. Da perspectiva das pessoas com DA, somos nós que estamos dificultando sua vida.

Devemos começar pondo de lado nossas noções preconcebidas sobre a importância das habilidades intelectuais e ajustar nossas expectativas às necessidades da pessoa com DA. Então, torna-se possível para nós entrar em seu reino e ficar à vontade com o relacionamento em processo de mutação. É provável que elas não consigam articular sua gratidão por essa sensibilidade às suas necessidades, mas a atmosfera de confiança, compreensão e abertura estimulada pela comunicação efetiva vai tornar a vida melhor para todos.

Comunicar-se bem com alguém portador de DA envolve um processo de aprendizagem. Pode demorar meses, até anos, antes de uma pessoa se sentir à vontade usando um novo conjunto de habilidades de comunicação em seu relacionamento. Um homem notou que fez progressos mudando suas maneiras quando começou a filtrar suas ideias e palavras para sua esposa "através do prisma do Alzheimer". Uma filha descreveu sua transição para se tornar "uma espécie de ator que improvisa" com relação às dificuldades de comunicação de sua mãe. Pode-se esperar um período de tentativa e erro. Afinal, uma mudança importante nos papéis está ocorrendo no relacionamento, e hábitos de comunicação antigos são difíceis de mudar.

Refletir sobre seus sucessos e fracassos é fundamental para seu processo de aprendizagem. Ann Davidson compartilha um *insight* importante no enfrentamento da doença de seu marido baseada nos erros que ela cometeu:

Eu aprendi a acompanhar aquele momento de reação entre a situação e a perturbação, para descobrir os pensamentos que me ocorriam imprevisivelmente. Quando Julian faz algo estranho, às vezes penso: "Que sujeito idiota!" ou "Oh, meu Deus, ele está piorando!", ou ainda "Eu vou ficar louca!". Estes pensamentos passam de repente pela minha cabeça, mais depressa do que tomo conhecimento deles. Mas quando paro e digo a mim mesma: "O homem que eu amo tem problemas terríveis de memória" ou "Ele não tem culpa", reajo de maneira diferente e sentimentos melhores vêm à tona. Substituir afirmações duras por outras mais úteis muda a maneira como me sinto. Os eventos em si não criam maus sentimentos. O que pensamos e dizemos a nós mesmos provoca uma boa parte da nossa agonia. Não consigo controlar o que Julian diz e faz, mas posso controlar a maneira como eu reajo.[11]

As dificuldades de comunicação causadas pela DA podem constituir o maior desafio ao seu relacionamento com a pessoa portadora da doença. Essas dificuldades não podem ser controladas, mas suas reações a elas, sim. Aprender novas maneiras de comunicação pode ajudar a transpor a lacuna que está sendo criada pela doença. Para mais ideias sobre como melhorar a comunicação, recomendo enfaticamente os livros relacionados em Fontes de Consulta, em especial *A dignified life:* the best friends approach to Alzheimer's care.

A comunicação é também fundamental para ajudar seu ente querido com DA a planejar o futuro. O próximo capítulo concentra a atenção nos vários passos que você vai precisar dar para iniciar a preparação para o futuro próximo e de longo prazo.

Capítulo 9

Ajudando uma pessoa com doença de Alzheimer a planejar o futuro

Não planejar é planejar falhar.
Anônimo

Por ora, tudo o que é requerido de você no planejamento para o futuro é colocar algumas coisas em ordem. Algumas dessas questões necessitam de atenção imediata, enquanto outras requerem consideração cuidadosa antes de você agir. A Tabela 9.1 resume algumas considerações fundamentais para o planejamento. Os dois últimos itens dessa lista estão relacionados principalmente com coisas que você vai precisar saber no futuro; estas serão discutidas em maiores detalhes no Capítulo 12.

Tratar de assuntos legais e financeiros
Repensar a situação de vida
Escolher um médico e outros profissionais
Explorar os recursos da comunidade
Aprender mais sobre a progressão da doença

TABELA 9.1 Considerações fundamentais para o planejamento

Encontrando tempo

Mesmo antes de você entrar nos detalhes do planejamento de curto prazo, convém que se pergunte: "Onde vou encontrar tempo para fazer tudo?". Mesmo que você esteja aposentado, provavelmente tinha outras atividades que ocupavam seu tempo e energia antes de a DA entrar no seu horizonte. Se você tem um emprego de tempo integral ou parcial, pode ser realmente difícil equilibrar seu trabalho e suas responsabilidades pessoais, incluindo aquelas relacionadas à pessoa com DA. Isso certamente vai requerer um rearranjo das suas prioridades. Pouco a pouco, você vai precisar abrir espaço na sua vida para cuidar dos detalhes da vida da outra pessoa. Você não deve assumir que todas as suas atividades de lazer são dispensáveis, pois elas são necessárias para distraí-lo e ajudá-lo a manter um equilíbrio saudável na sua vida. No entanto, muito provavelmente terá de abrir mão de algumas coisas que você faz.

Se está empregado, mas tem condições de se aposentar ou reduzir suas horas de trabalho, explore tais opções. No entanto, se o trabalho é uma boa válvula de escape para você, considere outras formas de encontrar tempo para cuidar de alguém com DA. Pode haver alternativas criativas que lhe deem alguma flexibilidade em seu horário de trabalho.

O tempo é um bem precioso que deve ser administrado com cuidado, dadas as milhares de necessidades de alguém com DA. Uma mulher cuja mãe tem DA comenta: "Não sou mais responsável apenas por minha própria vida. Agora estou o tempo todo planejando duas vidas. Nunca tive de ser tão eficiente!". Um homem cuja esposa tem DA explica que ele aplica suas habilidades de homem de negócios para lidar com esse desafio: "Eu encaro a doença dela como um projeto sólido. Organizo os recursos para nos ajudar a ter sucesso. Tive de adaptar o meu horário a essa realidade. As prioridades agora se encaixam mais facilmente.". Essa é uma boa abordagem para ser usada ao se cuidar das demandas da doença que consomem muito tempo.

Considerações legais

Uma das primeiras coisas a se considerar é fazer que a pessoa com DA designe alguém formalmente para agir em seu nome com respeito às decisões legais e financeiras. Embora em geral se presuma legalmente que os adultos possuem total capacidade para tomar decisões, a pessoa com DA acaba perdendo essa habilidade. Não há teste curto e objetivo que possa estabelecer quando isso acontece. Entretanto, você pode assumir que, em algum ponto no decorrer da doença, a pessoa com DA não terá mais a memória, o julgamento e as habilidades de resolução de problemas ou a capacidade mental para lidar adequadamente com suas questões de saúde e financeiras. A capacidade mental refere-se basicamente à habilidade para receber e entender as informações, avaliar as opções e tomar uma decisão informada consistente com os valores pessoais da pessoa. O planejamento legal e financeiro apropriado permite às pessoas com DA escolherem uma pessoa de sua confiança para agir em seu nome no futuro. Alguns instrumentos legais chamados *diretrizes antecipadas* devem ser usados antes de a pessoa com DA perder a capacidade. As diretrizes delegam a um representante autorizado o poder de agir em nome da pessoa com DA no futuro, caso isso se torne necessário.

É essencial para a pessoa com DA ser proativa e preencher os documentos legais necessários o mais breve possível. Se esperar muito tempo, corre o risco de a pessoa afetada pela doença não ser mais capaz de designar um representante. As principais responsabilidades dessa pessoa são representar as preferências estabelecidas do portador da doença e protegê-la contra abuso ou negligência com respeito às questões de saúde e financeiras.

O instrumento legal mais eficiente para a pessoa com DA é a Procuração Plenipotenciária (PP), uma autorização para se agir em nome de outra pessoa, mesmo que ela perca a sua capacidade jurídica. Como a PP está basicamente relacionada a todas as decisões que afetam o bem-estar da pessoa, é um documento legal muito poderoso. Ele permanece vigente após a incapacidade da pessoa com DA, a qualquer momento em que isso ocorra como especificado no documento. A PP estabelece um relacionamento legal e privado entre a pessoa com DA (o *principal*) e alguém de sua escolha (um *agente*) para atuar como "tomador de decisões substituto". A PP requer que uma segunda pessoa seja nomeada como *suplente* caso o primeiro agente se recuse ou esteja incapacitado de realizar seus deveres.

Uma curatela é um instrumento legal que requer os conhecimentos de um advogado para explicar plenamente seus benefícios para os bens imóveis e para os propósitos de planejamento dos impostos. A curatela consiste em um acordo escrito e em um mecanismo de manejo dos recursos financeiros em que uma pessoa (o *outorgante*) dá a uma pessoa ou a um banco de sua confiança (o *curador*) o poder de controlar sua renda e seus bens de acordo com as condições prescritas. O acordo de compromisso inclui orientações específicas, por exemplo, sobre o modo de prover o cuidado da pessoa com DA (o *beneficiário*) utilizando os recursos transferidos para uma conta administrada pelo curador. A curatela também estipula como os recursos serão distribuídos após a morte e pode ser um meio útil de se evitar inventário. Na curatela podem ser nomeados cocuradores e curadores sucessores. Uma remuneração está envolvida no estabelecimento e na operação de uma curatela; portanto, embora ela possa ter muitas vantagens com relação à PP sobre bens móveis e imóveis, seu custo e complexidade podem ser impedimentos. As pessoas ricas usam rotineiramente curatelas por muitas razões, incluindo uma redução nos impostos sobre as propriedades. Entretanto, elas podem ser úteis também para se lidar com pequenas propriedades e com recursos limitados. Você deve buscar os conselhos de um advogado para descobrir que instrumentos legais são mais adequados à sua situação.

Independentemente de quais instrumentos legais utilize para planejar o período de incapacidade, você vai precisar tomar decisões o mais cedo possível sobre as diretrizes antecipadas. Esperar significa arriscar a possibilidade de que a pessoa com DA não tenha mais a capacidade de se envolver nos detalhes pertinentes do planejamento. Se houver dúvidas sobre como começar o processo de planejamento, planejadores financeiros autorizados e advogados especializados no campo crescente da *lei do idoso* podem ajudar.

Embora seja de vital importância discutir as diretrizes antecipadas com a pessoa portadora de DA, não é aconselhável iniciar a discussão sugerindo que sua incapacidade parece iminente. Táticas intimidadoras não são necessárias se você conseguir comunicar que um planejamento desse tipo é benéfico para todos. Afinal, a incapacidade pode ocorrer a qualquer um, a qualquer momento, por várias razões. Apresente a ideia à pessoa com DA como um meio para que ela escolha seu próprio procurador e garanta que sua renda e bens pessoais sejam protegidos. Coloque a pessoa com DA à vontade, explicando-lhe a necessidade de planejamento em termos simples e concentrando-se no direito da pessoa de exercer agora seu direito de autonomia. Apresente o planejamento como um passo positivo para proteger os direitos e não como uma admissão de que a dependência de outras pessoas ocorrerá mais cedo ou mais tarde. Essa discussão deve acontecer em uma atmosfera casual e em uma conversa particular com a pessoa que tem DA, pois discutir esses tipos de detalhes em grupo em geral conduz à confusão.

Se a pessoa com DA é casada, o cônjuge não é automaticamente considerado o procurador. É melhor se sentarem juntos e escolher quem deve atuar como procurador ou curador de cada parceiro no futuro. Se o planejamento for feito em conjunto, é provável que obtenha a total cooperação da pessoa com DA. Também é possível que um filho adulto que aborde isso sem rodeios com seu pai ou mãe supere as dificuldades do processo com uma sensação de alívio por parte de todos os envolvidos.

O valor de se apresentar esses tipos de salvaguardas é fundamental. Se a pessoa com DA não conclui as diretrizes antecipadas com uma procuração plenipotenciária ou uma curatela, outros podem tirar proveito da situação. Pode haver roubo e exploração por parte de pessoas inescrupulosas, incluindo amigos e familiares. Uma pessoa com DA que mora sozinha pode estar especialmente vulnerável. Suas tentativas (ou aquelas de outra pessoa) para administrar os negócios da pessoa afetada, ainda que realizadas com a melhor das intenções, podem ser contestadas se não forem respaldadas por documentos legais. Do mesmo modo, as tentativas de evitar a má administração financeira podem ser questionadas se ninguém tiver autoridade legal para agir em nome da pessoa incapacitada.

Se as diretrizes antecipadas não tiverem sido estabelecidas antes de a pessoa com DA se tornar incapaz de tomar decisões, a única opção que lhe resta é você ou outra parte interessada peticionar uma corte testamentária pela guarda ou custódia. A guarda envolve um juiz determinar que a pessoa com DA está realmente incapacitada, após a apresentação de evidências médicas, e indicar alguém, conhecido como guardião legal ou curador, para agir em nome dessa pessoa. Às vezes um juiz pode indicar um setor fiduciário de um banco para administrar a renda e os bens da pessoa, particularmente se houver uma disputa entre os membros da família com relação a quem deve ficar encarregado dessas questões. A guarda pode ser imediata, mas pode também constituir um processo legal demorado, desagregador e dispendioso. Pode ser evitado se o planejamento legal e financeiro foi realizado no início da progressão da doença.

Os filhos adultos devem estar preparados para administrar os negócios financeiros do pai ou da mãe com DA no caso de o pai ou mãe sem a doença morrer primeiro ou ficar incapacitado. Convém que o cônjuge não afetado pela doença e os filhos adultos ou outras pessoas envolvidas se reúnam para discutir as contingências e para coletar fatos sobre todas as fontes de renda e sobre os bens. A administração da renda e dos bens, assim como curatelas, testamentos e procurações, precisa ser examinada *antes* que ocorra uma crise. Inúmeros problemas podem ocorrer na ausência de preparação adequada.

Como a maioria dos americanos com DA tem 65 anos ou mais, é provável que esteja recebendo benefícios da Previdência Social derivados da história de trabalho própria ou de seu cônjuge. Entretanto, uma pessoa com DA com menos de 65 anos pode também se qualificar para outro programa de Previdência Social – aposentadoria por invalidez. Esses benefícios derivam de um programa de seguro pago por todos os trabalhadores através de descontos na folha de pagamento. Para se qualificar para os benefícios de invalidez, uma pessoa deve ter trabalhado tempo suficiente e até recentemente à DA para ter a proteção da Previdência Social. Uma petição para os benefícios de invalidez deve ser preenchida no escritório local da Previdência Social assim que seja medicamente documentado o diagnóstico de DA. Os benefícios continuam indefinidamente, sem depender da idade, pois a DA é considerada uma incapacidade permanente. Nos Estados Unidos, para as pessoas que não satisfazem as exigências da história empregatícia para receber os benefícios de invalidez, outro programa da Previdência Social chamado *Renda Previdenciária Suplementar* proporciona benefícios mensais àqueles que satisfazem as exigências de necessidade financeira. Quer a fonte de renda seja um programa de benefícios sociais do governo, quer uma pensão privada, dividendos de ações ou uma pensão vitalícia, é preciso certificar-se de que todos os benefícios estejam sendo recebidos e administrados da forma adequada.

Os advogados e os planejadores financeiros especializados na *lei do idoso* podem dar orientação sobre vários instrumentos disponíveis para planejar o futuro. Outros profissionais, como assistentes-sociais, psicólogos e conselheiros podem ajudar os indivíduos e as famílias a resolver as questões emocionais e mediar disputas que frequentemente surgem quando entra em jogo o dinheiro.

Financiando o custo do cuidado

Ao analisar o planejamento legal e financeiro, é importante considerar as questões relacionadas aos custos e ao seguro-saúde. O seguro-saúde cobre normalmente os custos de doenças graves e alguns serviços preventivos, incluindo hospitalização, exames ambulatoriais e honorários médicos. Entretanto, muitos custos associados a uma condição crônica como a DA, que podem ser descomunais, infelizmente não são cobertos pelos seguros-saúde. Enfim, você pode precisar contratar um profissional para cuidado domiciliar ou utilizar os serviços de um centro-dia para adultos. Recorrer a uma enfermeira particular, embora possa custar caro, pode ser outra opção.

Se seu cônjuge tem DA, você terá algumas obrigações legais relacionadas ao pagamento do seu cuidado. E, embora uma obrigação legal possa não se aplicar se seu parceiro ou pai/mãe não casado tem DA, você pode se sentir moral ou socialmente responsável por contribuir para o custo do cuidado. Quais são algumas de suas opções? A Tabela 9.2 resume áreas fundamentais a serem consideradas.

Renda e bens
Deduções e créditos fiscais

TABELA 9.2   Financiando o custo do cuidado

Renda e bens

A grande maioria do cuidado domiciliar e das despesas com cuidado de enfermagem domiciliar é paga privadamente, ou seja, sai do próprio bolso da pessoa. A renda e os bens de uma pessoa com DA, assim como a renda e os bens conjuntos de um casal casado, podem, por fim, ser abalados e talvez quase esgotados. As expectativas de receber uma herança devem ser postas de lado em prol das necessidades mais imediatas da pessoa com DA. Todo tipo de renda, bens e gastos deve ser revisto. Se possível, consulte um planejador financeiro credenciado para obter orientação com o processo de planejamento.

Nos Estados Unidos, muitos indivíduos e casais idosos que viveram durante a Grande Depressão desenvolveram o hábito de poupar ou investir seu dinheiro para se prepararem para a possibilidade de dificuldades financeiras no futuro. Eles podem relutar em usar seus recursos financeiros, temendo ter pela frente tempos ainda mais difíceis. Uma mulher declarou:

> Meu marido e eu estivemos poupando para tempos ruins. É difícil acreditar que esses tempos chegaram agora que ele tem Alzheimer. Meu filho diz que os gastos estão cada vez maiores, e por isso eu tenho de me acostumar a arcar com novas prioridades. Eu não esperava que tivéssemos de usar desta maneira nosso dinheiro ganho com tanto esforço. Quem espera essa doença? Morrer tranquilamente durante o sono sem uma doença dolorosa ou dispendiosa é uma fantasia.

Não obstante, se seu cônjuge tem DA, seu próprio cuidado futuro também precisa ser computado no processo de planejamento.

Equilibrar as necessidades reais e potenciais de uma ou duas pessoas agora e no futuro não é tarefa fácil; portanto, todo aspecto financeiro deve ser examinado. Por exemplo, o principal bem da maioria das pessoas idosas é sua própria residência. Elas podem ter uma renda fixa, mas têm um patrimônio substancial em sua casa. Liquidar esse bem pode ser uma boa opção para algumas pessoas.

Deduções e créditos fiscais

As deduções também se aplicam aos gastos com cuidado de longo prazo. Os profissionais de saúde recomendam que você documente a necessidade desses serviços e guarde todos os comprovantes de gastos e pagamentos. Os serviços podem incluir aqueles prestados em casa por profissionais pagos ou as despesas incorridas em um centro-dia geriátrico ou em uma instituição de cuidado residencial. Se as deduções específicas não se aplicarem, pode haver disponibilidade de um crédito fiscal para "cuidado domiciliar e dependente" se a pessoa com DA residir com você. A maneira como as leis fiscais o afeta vai depender da sua situação. Recomendo que você se aconselhe com um profissional fiscal para garantir o recebimento de benefícios a que tem direito.

Repensando a situação de vida

Uma questão que surge inevitavelmente para aqueles que cuidam de uma pessoa com DA é se devem considerar transferi-la para outra residência diante do esperado declínio. Ela pode permanecer em sua própria casa indefinidamente, contanto que serviços informais e formais sejam acionados quando necessário. Como foi dito no Capítulo 7, se a pessoa com DA mora sozinha, várias opções precisam ser exploradas: recrutar a ajuda da família e dos amigos, contratar auxílio domiciliar, transferir-se para a casa de um parente ou mudar-se para uma instituição com serviços de apoio. A opção de viver independentemente sem algum tipo de apoio é irrealista. Além disso, o nível de ajuda deve pouco a pouco aumentar no correr do tempo para atender às deficiências crescentes causadas pela doença.

Muitos cônjuges de pessoas com DA com frequência consideram se mudar para uma casa menor ou para um prédio de apartamentos, visando simplificar seu estilo de vida. Outros preferem comprar uma casa maior, prevendo ter de compartilhá-la com um auxiliar remunerado no futuro. Outros ainda consideram se transferir para instituições que ofereçam independência e também níveis variados de cuidado. Mudar-se para mais perto de familiares e amigos que podem dar assistência pode ser também uma boa ideia.

Ao considerar a possibilidade de se mudar para uma instituição, você não precisa pensar estritamente em clínicas de repouso credenciadas, também conhecidas como instituições de cuidado intermediário ou de cuidado especializado. Essas instituições médicas em geral não são planejadas para satisfazer as necessidades de pessoas nos estágios iniciais de DA. Contudo, algumas clínicas de repouso são bem adequadas para cuidar de indivíduos nos estágios finais da doença. Nos Estados Unidos, há uma tendência crescente para criar alternativas que permitam maior autonomia e ofereçam ambientes mais caseiros do que as casas de repouso tradicionais. Você precisa estar informado sobre essas diferentes opções para escolher a situação de vida mais apropriada para seu ente querido que tem DA. Um resumo dessas opções pode ser encontrado na Tabela 9.3.

Comunidades de aposentados
Comunidades de retiro com cuidado continuado
Instituições de vida assistida e outras instituições de cuidados residenciais
Unidades de cuidados especiais

TABELA 9.3 Repensando a situação de vida

Comunidades de aposentados

A maior parte das comunidades de aposentados foi originalmente criada tendo em mente indivíduos idosos saudáveis. Essas comunidades tradicionalmente ofereciam apartamentos tipo estúdio ou quartos com uma ou duas camas, uma sala de refeições e um plano de refeições comuns, alguns serviços de manutenção doméstica e uma série de atividades de lazer. O pagamento é mensal e não há despesas iniciais de ingresso. Espera-se que as pessoas que vivem em comunidades de aposentados possam permanecer ativas e independentes e só farão a transição para uma instituição de cuidado de saúde se necessário. Entretanto, nos últimos anos tem havido uma mudança gradual para acomodar residentes das comunidades de aposentados com incapacidades leves.

Embora muitas comunidades de aposentados tenham agora acoplada uma ala de serviço de enfermagem, muitas não têm nenhum nível adicional de cuidado. A maioria das comunidades de aposentados se adaptou às necessidades modificadas de seus residentes, formando relações com agências externas que proporcionam serviços adicionais, que variam desde um banho uma vez por semana até monitoração diária da medicação. Esses serviços normalmente não estão incluídos na mensalidade e devem ser pagos à parte, com frequência a cada serviço prestado. Em outras comunidades de aposentados, também foram criados programas de vida assistida que permitem que alguns serviços sejam prestados no local a um custo mensal fixado.

Comunidades de retiro com cuidado continuado

As comunidades de retiro com cuidado continuado (na sigla em inglês, CCRCs) oferecem vários níveis de cuidado além da vida independente na ala dos aposentados da instituição. A premissa básica dessas comunidades é que as pessoas idosas com uma saúde razoavelmente boa podem querer primeiro desfrutar de uma vida independente na ala dos aposentados, mas desejam a segurança do cuidado adicional, caso este se torne necessário, em alas adjacentes da mesma instituição. As CCRCs incluem como opção cuidados de enfermagem domiciliar. Essas instituições normalmente requerem uma taxa de ingresso, além de uma mensalidade fixa. As mais caras garantem que todos os tipos de cuidado serão prestados indefinidamente. Essas instituições oferecem cuidado vitalício por um preço fixo. Outras disponibilizam um plano modificado mais barato que proporciona todos os outros serviços, mas limitam a cobertura para um determinado número de dias por ano de cuidados de enfermagem. Há ainda as que requerem que os residentes paguem mensalidades compatíveis com o nível necessário de cuidado.

A ala dos aposentados das CCRCs pode ser apropriada para pessoas nos estágios iniciais da DA, enquanto aquelas que estão nos estágios tardios podem precisar dos serviços disponíveis em outras alas. Os casais casados em que um dos cônjuges tem DA podem ser bem servidos na ala dos aposentados durante um longo tempo da doença, contanto que o parceiro saudável possa assumir o cuidado diário do doente.

Embora a ala dos aposentados ofereça serviços mínimos, serviços adicionais, como cuidado pessoal, podem ser contratados de uma agência externa com pagamento por serviço prestado. Algumas instituições requerem que todos os residentes sejam relativamente independentes no momento da admissão, enquanto outras podem aceitar pessoas com diferentes níveis de necessidade. As exigências e os custos de admissão variam de local para local. Algumas CCRCs são instituições de filiação religiosa, não lucrativas, enquanto outras são de propriedade privada.

Instituições de vida assistida e outras instituições de cuidados residenciais

As instituições de vida assistida (na sigla em inglês, ALF) e outras instituições de cuidados residenciais são em geral constituídas de acomodações estilo apartamento, destinadas a servir aqueles que necessitam de assistência nas tarefas diárias, mas com necessidades médicas mínimas. Não há definição padronizada para vida assistida, e muitos estados americanos não exigem que essas instituições sejam credenciadas. As ALFs em geral proporcionam cuidados 24 horas por dia, sistemas de chamada de emergência para a unidade de cada residente, duas ou três refeições por dia, serviços de limpeza, lavanderia, transporte, administração de medicamentos, atividades recreativas e ajuda com banho, vestuário e uso do banheiro. O custo e o escopo dos serviços nas ALFs, especialmente o número crescente que cuida especificamente das necessidades das pessoas com DA, são com frequência bem adequados às pessoas nos estágios iniciais.

Vida assistida é realmente um termo muito abrangente para muitos tipos diferentes de alojamento: residências que oferecem alimentação e cuidado, instituições residenciais e alojamentos de apoio. Nos Estados Unidos, algumas agências governamentais do Estado regulamentam e ajudam no pagamento do cuidado prestado nessas instituições, embora a maioria dos estados tenha optado por não regulamentar ou proporcionar qualquer forma de pagamento. Os departamentos do idoso ou serviços sociais, ou as agências de saúde pública podem proporcionar informações sobre recursos financeiros, leis e políticas que governam cada tipo de instituição em seu estado.

∽∾

A vasta série de possíveis arranjos de vida pode de início parecer confusa. Se você está considerando várias instituições de cuidado, torne-se um consumidor bem informado. Pesquise para encontrar o mais adequado em termos de serviços, custos e localização. Você pode também buscar opções através dos *websites* e das organizações listadas em Notas.

Os prós e contras das opções de cuidado domiciliar e das instituições de cuidado residenciais devem ser cuidadosamente pesados diante dos recursos financeiros, sociais e psicológicos de todas as partes interessadas. As preferências da pessoa com DA não devem ser a única prioridade. Suas necessidades, assim como os interesses de outros, devem ser incluídos no seu processo de tomada de decisão. Na análise final, você precisa atuar como juiz para determinar se uma mudança vale a pena. Isso requer boa comunicação com outras pessoas que possam ser afetadas pela decisão, para que seus papéis sejam esclarecidos. Por exemplo, se um cônjuge expressa um desejo de se mudar porque há familiares no novo local que o ajudarão, essas expectativas precisam ser compartilhadas com todos. Se a vida assistida parece ser a melhor opção para você, outros precisam conhecer sua justificativa se você espera que eles participem do cuidado continuado.

Como regra, a transferência de local deve ser preferencialmente realizada no início em vez de na etapa final da doença. As pessoas com DA têm maior probabilidade de se ajustar de maneira positiva a um novo ambiente nos estágios iniciais da doença do que nos tardios. Não obstante, mesmo no caso das pessoas no estágio inicial, por ocasião da mudança pode ocorrer uma piora temporária na memória, no humor e no comportamento. Manter a rotina diária da pessoa com DA e conservar seus móveis e lembranças favoritos podem ajudar a facilitar a transição. Se você ou outra pessoa puder se dispor durante um breve tempo a ajudar a pessoa com DA a se movimentar no novo ambiente, o processo de adaptação será facilitado. Dentro de algumas semanas, o novo lar em geral começa a parecer familiar e os efeitos desagradáveis da mudança desaparecem.

Encontrando os profissionais certos

Em todos os estágios da doença, você vai precisar dos conhecimentos e do apoio de profissionais de saúde competentes e sensíveis. Toda pessoa com DA deve contar com um médico de cuidados primários para coordenar a assistência. Os médicos internos de família estão caracteristicamente envolvidos no cuidado primário e são com frequência experientes em diagnosticar e tratar os sintomas de DA, além de cuidar de outros problemas médicos que possam surgir. Encontrar um médico com treinamento e especialização em geriatria é o ideal, mas o número de "geriatras" com especialização formal é ainda relativamente pequeno. Os especialistas em neurologia e psiquiatria podem estar mais adequados para diagnosticar a DA e os transtornos cerebrais relacionados, assim como para avaliar e tratar problemas, como mudanças comportamentais às vezes associadas à doença. Para encontrar um bom médico, você pode se informar no serviço de encaminhamento dos hospitais, centros-dia para idosos, agências de saúde domiciliar e na divisão local da Associação Brasileira de Alzheimer. Se os nomes de alguns médicos forem repetidamente sugeridos por suas fontes de informação, vale a pena seguir essas indicações.

Encontrar um médico experiente em DA e que entenda o seu impacto nas famílias deve ser sua prioridade máxima. Entretanto, você pode precisar da ajuda adicional de vários profissionais em diferentes estágios da doença. Outros profissionais de saúde, tais como enfermeiros, assistentes-sociais, fisioterapeutas e terapeutas ocupacionais podem proporcionar serviços úteis, mas um encaminhamento do seu médico a esses profissionais pode ser requerido para que o seguro pague por seus serviços. O médico de cuidados primários deve estar disposto a telefonar para esses profissionais ou para os médicos das áreas de especialidades na busca de sua perícia e experiência.

Para os médicos, cuidar de pessoas com DA é com frequência problemático. Afinal, eles são treinados para tratar as doenças e promover a saúde, mas pela natureza da DA, a intervenção médica é bastante limitada. Na melhor das hipóteses, os médicos podem melhorar a qualidade de vida daqueles com DA e suas famílias. Na pior, podem criar problemas adicionais para todos os envolvidos, ignorando ou tratando inadequadamente os sintomas. Muitos médicos também se sentem frustrados com condições que não respondem bem à intervenção médica. Para aumentar o problema, os seguros-saúde não proporcionam um reembolso amplo aos médicos pelo cuidado de pessoas com condições crônicas, como a DA.

Felizmente, há um número crescente de médicos sensíveis às necessidades dos portadores de DA e suas famílias. Em primeiro lugar, eles reconhecem que as famílias são os principais provedores de cuidado e merecem estar envolvidas em todas as decisões do cuidado da saúde. Esses médicos entendem que o seu papel se limita principalmente a proporcionar consulta médica às famílias e apoiá-las em seu papel fundamental na vida da pessoa com DA. Essa abordagem compartilhada do cuidado não é apenas realística, mas também extremamente útil. Em segundo lugar, eles consideram fundamental a comunicação com os familiares, ouvindo suas necessidades e informando-lhes sobre a doença. Dedicam um tempo a explicar as várias opções de tratamento, assim como as opções de não tratar. Os médicos sensíveis permitem que as famílias participem das decisões que afetam o cuidado da pessoa com DA e prestam uma atenção especial às opiniões da pessoa mais responsável pelo cuidado cotidiano.

Além disso, esses médicos também possuem habilidade clínica na avaliação de mudanças nas pessoas com DA. Às vezes, o portador de DA pode ter dificuldade para articular sentimentos de desconforto e dor, que são com frequência manifestados em mudanças comportamentais. Descobrir e tratar as causas subjacentes desses problemas, tais como infecção, constipação ou reações adversas à medicação, requer um esforço conjunto. Esses médicos explicam os riscos e benefícios das intervenções médicas, mas enfatizam uma abordagem conservadora. Por exemplo, eles só hospitalizarão alguém com DA por razões urgentes, e mesmo assim vão convidar as famílias a ajudar no cuidado de um ente querido hospitalizado. Finalmente, esses profissionais enfatizam a necessidade de os familiares cuidarem de si e encorajam o uso de serviços auxiliares, tais como ajudantes remunerados em casa ou centros-dia para idosos, que permitem um alívio temporário das tarefas de cuidado. Em suma, os médicos generosos entendem que o seu papel é trabalhar em parceria com as famílias no cuidado.

O bom cuidado médico não é mais tacitamente assumido pelo público consumidor. O aumento na quantidade de processos por negligência médica e as queixas contra organizações de administração de cuidados atestam a insatisfação do público com serviços de saúde de má qualidade. É de vital importância encontrar um médico em quem você confie e com quem possa contar ao longo do processo da doença. O esforço vale a pena, pois a escolha do médico certo terá benefícios duradouros. Encontrar outros profissionais de saúde e serviço social que possam compartilhar seu conhecimento também pode ser útil de tempos em tempos. Depois que atingir os principais objetivos de curto prazo de planejamento legal e financeiro, determinar a situação de vida e encontrar os profissionais certos de atenção à saúde, você pode se concentrar nos desafios cotidianos de readaptar seu estilo de vida segundo as necessidades da pessoa com DA. Valorizar uma percepção de "tempo emprestado" ajuda a concentração nas prioridades durante essa transição. Tornar sua vida o mais prazerosa possível pode assumir um novo significado quando você considera que o tempo está se esgotando para a pessoa portadora da doença. Aproveite as oportunidades para desfrutar do tempo juntos agora, pois a doença pouco a pouco roubará esses momentos. Ao descrever sua perspectiva em relação à sua esposa com DA, Everett Jordan diz eloquentemente: "Sei que este tempo junto com Betty não vai durar. Por isso, quero tirar o máximo do tempo que nos resta juntos. Quer tenhamos apenas um amanhã, cem amanhãs ou mil amanhãs, quero tornar cada dia o mais significativo possível para ela.".[1]

Manter seu ente querido com DA o mais ativo possível pode contribuir muito para sua qualidade de vida. No próximo capítulo, vou tratar das maneiras de engajar as pessoas com DA em várias atividades significativas.

Capítulo 10

Mantendo uma pessoa portadora de doença de Alzheimer ativa e saudável

Estou ávido pela vida que está sendo extraída de mim...
Estou ávido por amizade, felicidade e o toque de uma mão amada.
O que eu peço é que o que resta da minha vida
possa ter algum significado.
James Thomas, citado em *The loss of self*

Para as pessoas com DA, permanecer ativo é essencial para uma boa qualidade de vida. No entanto, muitas atividades que elas anteriormente realizavam com facilidade podem não ser mais viáveis em virtude de deficiências na memória, no raciocínio e na linguagem causadas pela doença. Por isso, você vai precisar ajudar a modificar as atividades desfrutadas no passado pela pessoa afetada, e também precisará levar em conta suas capacidades e incapacidades quando planejar novas ocupações. Uma regra prática é sempre escolher o que lhe dá prazer. Neste capítulo, vou sugerir várias atividades que variam desde algo mais familiar, que as pessoas fazem todos os dias, até programas de atividade mais formais.

A grande maioria das pessoas com DA sofre de solidão, desamparo e tédio. Como foi declarado no Capítulo 5, os antídotos para esses problemas envolvem intimidade, comunidade e atividades significativas. Todos esses paliativos incluem oportunidades para *dar* ou *trocar* afeição, mais do que simplesmente *recebê-la* de outras pessoas. Acomodar essas necessidades humanas básicas provavelmente vai requerer várias mudanças no estilo de vida. Como não se pode esperar que a pessoa com DA realize essas mudanças, você e outras pessoas envolvidas devem montar a estrutura e o apoio. Quando você e outros participarem de atividades físicas, sociais e recreativas com a pessoa portadora de DA, deve lhe permitir usar suas habilidades remanescentes, minimizar os *deficits*, preservar a autoestima e desfrutar da proximidade com outras pessoas. As atividades compartilhadas servem como lembretes de que a vida vale a pena ser vivida.

Você pode intuitivamente saber o valor de atividades estruturadas em sua vida, mas é possível que a pessoa com DA não seja mais capaz de organizar e seguir rotinas sem alguma ajuda. Por exemplo, as refeições diárias proporcionam certo ritmo à vida, mas as pessoas com DA podem ficar desorientadas com relação ao tempo e se esquecer de se alimentar regularmente. Refeições planejadas ajudam-nas a estruturar seu tempo e proporcionam uma sensação de ordem diária. Muitas pessoas com DA se preocupam em não falhar na execução de tarefas e podem perder a iniciativa de tentar qualquer coisa, seja ela rotineira, nova ou diferente, a menos que encorajadas a fazê-lo. O medo e o constrangimento podem isolá-la das outras pessoas, mas quando supridas com atividades apropriadas, elas vão se sentir bem-sucedidas e conectadas com seu ambiente. Por exemplo, com ocupações rotineiras como pôr a mesa para o jantar, você pode pedir à pessoa com DA para ajudá-lo, ainda que minimamente. O tipo certo de atividade também pode ajudar os familiares e amigos a desfrutar de fazer algo *com* o portador de DA, em vez de *para* aquele indivíduo. Essas atividades permitem que a pessoa com DA interaja com outras pessoas e lhe permitem recrutar a sua ajuda. O fundamental é escolher locais de atividade que mantenham seu ente querido o mais ativo possível.

Envolvendo outras pessoas

É importante envolver outras pessoas no planejamento, na iniciação e na execução das atividades, pois você eventualmente precisará de ajuda. É irrealista e psicologicamente doentio tanto para você quanto para seu ente querido com DA ser totalmente responsável por todas as atividades o tempo todo. Você pode achar que as atividades conjuntas que são mutuamente satisfatórias requerem pouco ou nenhum esforço de sua parte. No entanto, tanto você quanto a pessoa com DA vão precisar de algum tempo separados em prol da renovação pessoal; portanto, é importante planejar atividades separadas. Para recrutar com êxito a ajuda de outros familiares e amigos, algumas medidas precisam ser tomadas.

Em primeiro lugar, é seguro assumir que muitas pessoas não sabem o que dizer ou fazer em relação a alguém com DA. É natural para os outros fingir que não há nada de errado ou estereotipar a pessoa como completamente desamparada. Você precisará lidar honestamente com esses dois extremos, explicando os fatos sobre a doença que refutam os mitos e respondem as perguntas. Sua percepção e seu encorajamento podem ajudá-las a se adaptarem às mudanças relacionadas à doença e a ser de maior utilidade para a pessoa com DA. Elas podem precisar de informações sobre como se comunicar efetivamente com a pessoa afetada, ou podem precisar aprender como a doença a afetou, para poderem ajudar a maximizar suas habilidades restantes. Você pode utilizar folhetos, livros e vídeos informativos para reforçar suas explicações.

Em segundo lugar, tenha em mente que as outras pessoas não têm o tipo de contato com a pessoa afetada que lhe permite entender as demandas da doença. Simplesmente falar-lhes sobre a doença ou dar-lhes um panfleto informativo para ler não é o bastante – dê-lhes oportunidades para terem experiências de primeira mão com a pessoa que tem DA. Encoraje-as a passar algum tempo sozinhas com a pessoa afetada, talvez algumas horas ou até mesmo alguns dias. Não há maneira mais rápida de se ganhar um aliado do que deixando alguém ter essa experiência direta.

Às vezes, outras pessoas podem casualmente oferecer ajuda a você ou à pessoa com DA. Você deve encarar essas ofertas a sério e estar preparado com uma ou mais ideias para envolvê-las o mais cedo possível. Outras com frequência precisam que você lhes dê ideias sobre como ajudar. É importante ser específico e concreto com suas instruções. Por exemplo, você pode querer assistir uma peça no teatro local e se sente pouco à vontade para levar com você a pessoa com DA. Pedir a alguém que faça companhia a ela em sua ausência é uma boa maneira de introduzir outros no papel de ajuda. Você deve estar preparado para sugerir algumas atividades que possam ser realizadas enquanto você estiver fora, como fazer um lanche, assistir o DVD de um filme favorito, jogar cartas ou olhar juntos um álbum de fotografias.

Assim como você se adaptou às mudanças produzidas pela doença e alterou suas expectativas da pessoa com DA, outros familiares e amigos também devem se adaptar. Ao longo do processo, os familiares e amigos leais podem se mostrar indispensáveis no compartilhamento do cuidado. Tenho ouvido muitos parentes experientes expressarem arrependimento por só terem pedido ajuda quando já estavam totalmente esgotados. Nunca é demais repetir: não hesite em pedir ajuda!

As pessoas que se importam com os entes queridos com DA dizem com frequência: "Você descobre quem são seus verdadeiros amigos no decorrer dessa doença.". Às vezes aqueles que você esperava que ajudassem, especialmente os que moram perto, podem estar indisponíveis. Podem ter outras prioridades ou carecem da capacidade emocional para passar algum tempo com um parente ou amigo com DA. Você pode se sentir desapontado ou ressentido quando isso ocorre, mas se os outros não reagirem a uma abordagem direta, é melhor não insistir. Tempo e energia preciosos podem ser desperdiçados em esforços inúteis e mais desapontamento. Não obstante, mantenha os canais de comunicação abertos, pois esses familiares e amigos podem finalmente se aproximar no seu próprio tempo e a seu próprio modo.

Tente manter relacionamentos positivos ou desenvolver novos contatos. Você e a pessoa com DA precisam de pessoas que possam proporcionar ajuda prática e apoio moral. Essas podem incluir amigos, irmãos, cunhados, noras, genros, filhos, netos e até bisnetos. Se eles não estiverem prontamente disponíveis, encontrar outras pessoas que estejam em circunstâncias similares a sua pode ser uma boa alternativa. Por exemplo, pode ser útil se juntar a outros cônjuges ou filhos adultos responsáveis por parentes com DA, por intermédio de grupos de apoio ou programas de atividade formais.

Escolhendo atividades apropriadas

Embora as pessoas nos estágios iniciais da DA possam ter muita energia para as atividades, elas com frequência carecem da capacidade para tomar a iniciativa ou seguir

Mantendo uma pessoa portadora de doença de Alzheimer ativa e saudável

os passos adequadamente – é muito parecido com fazer o motor de um carro funcionar com o câmbio posicionado em ponto morto. Sem ajuda, muitas pessoas com a doença ficam confusas sobre como proceder até mesmo nas tarefas mais simples. Uma mulher falou sobre querer a ajuda dos outros: "As pessoas podem me ajudar a me expressar. Com essa doença, você pode ficar perdido dentro de si mesmo.". As pessoas com DA tendem a evitar atividades como tarefas domésticas, eventos sociais e passatempos se não forem regularmente encorajadas a continuá-las. Por isso, sua principal prioridade é selecionar atividades adequadas às necessidades, habilidades e preferências do indivíduo.

Muitas pessoas com DA de início resistem aos convites para participar de atividades e precisam de algum encorajamento. Você pode determinar o tom certo, estreitando ou eliminando o número de opções disponíveis. Por exemplo, talvez seja preferível perguntar: "Você prefere dar uma volta pelo quarteirão ou passear no parque?", do que perguntar: "Você gostaria de dar uma caminhada?". A primeira pergunta oferece uma escolha específica; a segunda deixa espaço para uma recusa fácil. Além disso, se você faz uma sugestão direta como "Vamos dar uma volta" ou simplesmente insiste "Precisamos dar uma volta agora", é pouco provável que a pessoa se recuse. Quando ela está envolvida em uma atividade, qualquer inércia ou medo pode desaparecer.

Um processo contínuo de adaptação é necessário para acompanhar as necessidades e habilidades em mutação da pessoa com DA. Se ela não for mais capaz de planejar, iniciar ou completar atividades independentemente, você precisará determinar que passos são ainda possíveis. Por exemplo, um passatempo como pintar pode requerer uma orientação passo a passo sua ou de outra pessoa. Ocupações que requerem muita concentração, como bordado ou leitura, podem se comprovar demasiado exigentes. Como resultado, você pode querer introduzir algumas atividades alternativas, tais como dar uma caminhada ou assistir a um filme favorito. Mais uma vez, espere um processo de tentativa e erro.

Ao selecionar as atividades adequadas para seu ente querido com DA, tenha em mente suas preferências pessoais. Por exemplo, algumas pessoas não gostam de ser servidas, mas estão sempre dispostas e capazes para servir os outros. Alguns gostam de ser observadores passivos, enquanto outros insistem em ser participantes ativos. Embora esses tipos de preferências possam mudar em alguns casos, eles em geral permanecem os mesmos durante algum tempo da doença. As pessoas que sempre gostaram de ler livros podem continuar a fazê-lo, apesar da sua incapacidade de lembrar o que leram. Entretanto, à medida que a doença progride, seu desejo de variedade e complexidade nas atividades em geral diminui. Atividades simples, familiares e previsíveis podem se tornar mais satisfatórias para as pessoas com DA, em comparação a um estilo de vida anteriormente agitado. Reconhecer e se adaptar a essas necessidades e preferências em mudança exigem uma contínua flexibilidade da sua parte.

Você também precisa adaptar cada atividade para satisfazer as necessidades individualizadas, tais como se a pessoa com DA pode participar de maneira independente ou como um observador passivo. A terapeuta ocupacional Jitka Zgola utiliza o conceito de "graduação da atividade" na determinação dos níveis de necessidades e habilidades da pessoa, e a estrutura que ela usa descreve esses diferentes níveis. No exemplo que se segue, Zgola fragmenta os passos envolvidos em assar biscoitos para ilustrar como uma pessoa pode participar dessa atividade em diferentes níveis.[1] Esse conceito pode ser aplicado a virtualmente qualquer tipo de atividade.

organizador/realizador independente – por exemplo, decide fazer biscoitos, planeja, faz compras, escolhe a receita, assa

realizador independente – por exemplo, faz biscoitos quando a receita e os ingredientes estão preparados

realizador de uma tarefa específica – por exemplo, mede, mistura ou derrama, dependendo da habilidade

realizador de tarefa modificada – por exemplo, faz um passo repetitivo, com ajuda ou supervisão

observador/monitor – por exemplo, escuta o *timer* do forno para desligar

observador/conselheiro – por exemplo, fala de suas próprias experiências

observador/crítico – por exemplo, experimenta os biscoitos

observador – por exemplo, observa ou escuta

Reproduzido com permissão de Key elements of dementia care, documento produzido pela National Alzheimer Association (800) 252-8966, website: www.alz.org.

FIGURA 10.1   Graduação da atividade

A importância das atividades da vida diária

Ao escolher as atividades que melhor se ajustam às habilidades, limitações e preferências da pessoa com DA, é importante começar por aquelas que "normalizem" sua vida, as que são compatíveis com o seu passado e se adaptam a uma rotina diária. Se a pessoa está acostumada a assistir esportes na televisão ou ouvir música, não há necessidade de interromper o hábito. Se fazer uma caminhada no bairro faz parte da sua rotina diária, ela deve ser continuada. Do mesmo modo, você pode encorajar a pessoa com DA a ajudar em tarefas como cortar legumes, passar o aspirador pela casa ou varrer folhas. Neste sentido, quase tudo pode ser considerado uma atividade em que a pessoa com DA pode ser envolvida, pelo menos até certo ponto.

Com frequência é uma boa ideia simplificar as atividades habituais. Por exemplo, se a pessoa com DA está acostumada a cuidar da lavagem da roupa do início ao fim, simplesmente dobrar as roupas quando já estão secas pode ser bastante compensador. Contanto que a pessoa com DA sinta que desempenha um papel em uma atividade, não faz diferença se ela participa de todas as suas etapas. A satisfação pessoal, o grau mais elevado possível de envolvimento e a oportunidade de fazer algo prazeroso com você são mais importantes do que o resultado final. O processo é o que mais importa. Uma mulher cujo marido tem DA aprendeu esta lição da maneira mais difícil:

> Eu costumava ficar impaciente com Lou por demorar tanto para se vestir pela manhã. Corria para ajudá-lo várias vezes e ele brigava comigo por tratá-lo como se fosse uma criança. Tive de entender que o melhor para ele era deixar que fizesse tudo sozinho, não importando o quanto demorasse. Ele se sentia bem assim e isso, em si, era agradável para mim.

Se a pessoa com DA acha uma atividade prazerosa, não há razão para que esta não deva ser repetida várias vezes. Na verdade, essa repetição pode proporcionar estrutura, rotina e mais oportunidades para se sentir bem-sucedido. Muitas atividades que a pessoa considerava simples ou tediosas no passado podem agora parecer satisfatórias. Por exemplo, um homem descobriu que sua esposa com DA gostava de dar longos passeios de carro e não se preocupava absolutamente com o destino deles. Em outro caso, uma mulher ficou surpresa em descobrir que seu marido com DA gostava de cortar cupons de revistas e jornais.

Atividades que podem ser consideradas infantis ou degradantes, como usar lápis de cor e colorir livros, devem ser evitadas, embora se deva permitir que a pessoa com DA defina o significado pessoal de uma determinada atividade. A pessoa afetada pode desenvolver interesses novos e diferentes. Por exemplo, para a surpresa de todos, uma mulher com DA começou a colecionar cartões de beisebol, e sua coleção tornou-se um foco de atividade entre seu círculo de familiares e amigos. Em outro caso, um homem com DA gostava de ler livros de história para seus netos pequenos, mesmo que nunca conseguisse se lembrar do conteúdo depois. Ler juntos era divertido para ele e para seus netos.

Atividades intelectuais

Há algum debate sobre o valor de estimular a pessoa com DA em atividades intelectuais, como exercícios de memória, jogos e quebra-cabeças. Como foi mencionado no Capítulo 4, pode ser válida a noção de que o cérebro é como um músculo que se fortalece com o uso. Novas conexões entre as células cerebrais podem ser criadas através da educação continuada ou de outras formas de estimulação intelectual. Não há evidência sólida de que as atividades intelectuais ajudem a melhorar os processos de pensamento ou retardem a progressão da doença após o cérebro já estar prejudicado em decorrência da DA. Além disso, a pessoa com DA pode se sentir frustrada por sua incapacidade de realizá-las. O principal objetivo dessas atividades deve ser capacitar a pessoa a usar suas habilidades remanescentes em vez de tentar melhorar sua memória. Se essas ocupações ainda são prazerosas para alguém com a doença, então devem continuar até que não o sejam mais. Por exemplo, muitas pessoas com DA gostam de ler livros, revistas e jornais, embora possam se lembrar de pouco ou nada do que leram. O mesmo pode ser dito para aqueles de nós sem perda de memória, mas isso não nos impede de ler por puro prazer. Se alguém com DA gosta de desafiar suas habilidades mentais, então por que não estimular esses esforços? Por exemplo, Christine Boden faz anotações enquanto lê livros para que possa rever o enredo da história, e se refere à leitura como uma forma de "ginástica cerebral" – sua noção de que os exercícios mentais podem manter as células cerebrais "em forma".[2]

Em todos os momentos, deve-se dar à pessoa com DA oportunidades para usar ao máximo suas habilidades remanescentes, sem cruzar a linha da frustração. Como têm demonstrado vários estudos de "reabilitação da memória" e de "intervenção cognitiva", pressionar alguém com DA a "exercitar" o cérebro através da memorização de listas de palavras ou se concentrar demais em uma tarefa não resulta em melhor funcionamento na vida diária.[3] Na verdade, os esforços destinados para fazer alguém com DA "aprender" ou "lembrar" pode evocar ou intensificar sentimentos de inadequação. No entanto, conseguir maximizar as habilidades remanescentes de alguém com um risco mínimo de fracasso só pode ajudar a melhorar a autoestima e a autonomia. As pessoas com DA podem ainda extrair algum prazer de jogos e quebra-cabeças se gostavam dessas atividades no passado, mas talvez seja necessário simplificar e adaptar essas atividades. Jogos de tabuleiro como palavras cruzadas e Trivial Pursuit ou programas de televisão como *Roda a roda* podem ser adequados e apreciados tanto por adultos quanto por crianças. Palavras cruzadas e quebra-cabeças podem ser feitos com outra pessoa ou individualmente. Participar de jogos de tabuleiro de dados ou da montagem de blocos com crianças pequenas pode servir a dois propósitos: unir as gerações e ensinar as crianças a acomodar as necessidades da pessoa com DA.

Os jogos de cartas em geral requerem uma boa captação de regras, assim como uma memória de trabalho, e por isso podem não ser uma boa escolha. No entanto, algumas pessoas com DA mantêm um grau de habilidade incomum nesses jogos e devem continuar jogando-os enquanto isso lhes for prazeroso. Por exemplo, uma mulher que foi jogadora de *bridge* durante mais de cinquenta anos conseguiu participar ativamente de seu clube de *bridge* muito depois de ter sido diagnosticada com DA. Repito que às vezes é provável que a atividade precise ser modificada. Quando um homem com DA não queria mais jogar cartas individualmente, concordou em fazer parceria com sua esposa ao jogar com seus amigos. Através dessa acomodação simples, todo o grupo permaneceu intacto.

Viajando

As pessoas nos estágios iniciais da DA continuam a viajar e tirar férias se forem tomadas precauções para minimizar potenciais problemas. Nos estágios tardios, podem se sentir demasiado desorientadas e ansiosas quando estão fora de casa para desfrutar de viagens. Se você tiver a oportunidade de viajar já, planeje fazê-lo logo se seu ente querido com a doença tem desejo de embarcar para algum lugar ou tirar férias, caso contrário poderá lamentar mais tarde.

Em geral, a pessoa com DA não deve viajar sozinha, exceto em condições controladas. Por exemplo, voar de um aeroporto para outro pode ser factível quando houver alguém disponível para ajudá-la no início e no fim da viagem. No entanto, até mesmo os planos mais bem preparados podem dar errado; portanto, cada situação deve ser cuidadosamente avaliada. É sempre melhor para a pessoa com a doença ter uma companhia de viagem em prol da sua segurança e da sua diversão. As pessoas com DA podem se cansar facilmente em ambientes desconhecidos, e por isso pode ser necessário diminuir o ritmo ou estabelecer períodos regulares de descanso. Viajar em geral quebra a rotina diária, o que pode provocar confusão em uma pessoa com DA que fica bem em casa. Manter ao máximo as rotinas enquanto se está viajando pode reduzir esse risco. Ter outras companhias de viagem, compartilhar as responsabilidades e também as diversões pode tornar a viagem mais prazerosa para todos.

Contanto que você monitore de perto o ambiente da pessoa com DA durante uma viagem, ela terá pouca chance de se sentir perdida. No entanto, só por precaução, a pessoa com a doença deve sempre usar algum tipo de identificação. Uma foto recente dela também deve ser mantida à mão para auxiliar a polícia local no caso de uma busca.

Participando de eventos sociais

A pessoa com DA pode ainda desfrutar de eventos sociais se forem tomadas as devidas precauções. Visões, sons e um grande número de pessoas podem gerar confusão e levar a pessoa a se retrair; portanto, limite a exposição da pessoa a fontes potenciais de confusão. Por exemplo, em vez de um evento de várias horas, algo mais curto pode ser o bastante. Em ocasiões especiais, como reuniões em dias festivos, festas de casamento e de aniversário, a pessoa com DA pode se sentir sozinha em uma multidão, a menos que outros estejam dispostos a sempre lhe fazer companhia. Várias pessoas podem compartilhar essa responsabilidade, alternando-se para se certificar de que ela tenha momentos prazerosos. Sensibilizar outras pessoas com relação aos prazeres e desprazeres da pessoa com DA antes dessas ocasiões deve fazer parte do planejamento de um evento específico.

Até mesmo reuniões com pouca gente podem exigir muito da pessoa com DA se as condições forem desfavoráveis. Por exemplo, as regras do golfe podem não ser mais fáceis de lembrar, causando constrangimento à pessoa com DA. Esquecer os nomes dos outros em um grupo pequeno também pode ser uma fonte de frustração. Uma atitude receptiva por parte de outros, associada a uma disposição para modificar as atividades de grupo para estas se adequarem à pessoa com DA, tornará a socialização mais fácil para todos os envolvidos. Mais uma vez, repito que isso requer que os outros tenham consciência das necessidades e limitações da pessoa e recebam sugestões sobre a minimização de confusão (por exemplo, não fazer perguntas sobre eventos recentes).

Relembrando

Embora a DA iniba as pessoas de criar novas memórias, as lembranças do passado distante estão em geral bem preservadas nos estágios iniciais. Por isso, relembrar pode ser uma atividade realmente prazerosa para alguém com a doença. Embora ouvir as mesmas histórias repetidas vezes possa se tornar cansativo para o ouvinte, essa pode ser uma oportunidade ideal para você coletar informações sobre a história familiar. Uma maneira de fazê-lo é através de entrevistas gravadas em áudio ou em vídeo. A pessoa com DA pode começar contando sua história de vida com algum direcionamento de um entrevistador. Essas conversas gravadas proporcionam um registro permanente que poderá ser mais tarde revisto e apreciado por outras pessoas. Versões editadas de vídeos podem ser belos presentes e lembranças duradouras da história de uma família.

Álbuns de recordações, fotos e outros guardados podem desencadear conversas sobre a origem pessoal e eventos históricos. Algumas pesquisas mostram que isso pode ajudar a manter as habilidades verbais de pessoas com DA.[4] Discussões sobre o passado também podem oferecer *insights* valiosos às pessoas mais jovens e ajudar a vincular as gerações. Detalhes sobre a herança de uma pessoa são frequentemente perdidos com a morte dos membros idosos da família que não contaram ou foram inquiridos sobre sua história familiar. Relembrar é uma maneira valiosa de garantir que isso não aconteça.

Você também pode ajudar a pessoa com DA a vasculhar as lembranças visitando locais importantes, ouvindo suas seleções musicais favoritas, assistindo filmes antigos e revendo álbuns de fotos. Você pode transferir velhos filmes de oito milímetros para DVD para ficarem mais fáceis de assistir. Pode também reunir uma seleção de fotos e eslaides coloridos em um vídeo personalizado acompanhado da música de sua escolha. Até mesmo o manuseio de algumas ferramentas ou utensílios de cozinha pode evocar velhas histórias. Estimulando criativamente todos os sentidos – a visão, a audição, o tato, o olfato e o paladar – você pode ajudar a trazer à tona inúmeras lembranças antigas. Por exemplo, uma mulher com DA passava uma hora por dia no jardim local lembrando sua riqueza de conhecimento sobre plantas, árvores e flores.

Práticas espirituais e religiosas

Práticas religiosas tradicionais podem também envolver a memória de longo prazo ou distante. Muitas pessoas são membros da mesma organização religiosa durante toda a sua vida, e muitos aspectos da prática religiosa, como orações, rituais e hinos habituais podem ficar bem preservados na memória de longo prazo da pessoa afetada e ser lembrados para o culto pessoal e em grupo. Os católicos, por exemplo, podem lembrar como usar seus rosários para repetir uma série de orações memorizadas.

A ordem estruturada e previsível do culto utilizada nas igrejas, sinagogas e mesquitas pode ser confortavelmente familiar para uma pessoa com DA que tem problemas para lidar com situações espontâneas. A participação em atividades religiosas deve ser encorajada se elas fizerem parte da herança da pessoa. Se possível, os membros da congregação religiosa, especialmente os líderes, devem ser sensibilizados para as necessidades da pessoa com DA. Um livreto útil sobre esse tópico, intitulado *You are one of us:* successful clergy/church connections to Alzheimer's families, está relacionado em Fontes de Consulta.

A música também pode evocar muitas lembranças antigas, especialmente em ambientes religiosos, e uma pessoa com DA pode se lembrar das letras e das melodias das canções com pouco ou nenhum estímulo. Na verdade, como a capacidade para se comunicar através das palavras diminui, o poder da música para evocar pensamentos e sentimentos não deve ser subestimado. Em seu relato pessoal de viver com DA, Cary Henderson faz várias referências à sua renovada apreciação da música e da natureza "consoladora" da música sinfônica. É claro que os gostos musicais variam e não há um tipo único de música que seja especificamente prazeroso para as pessoas com DA. Conhecer as preferências passadas da pessoa pode ser útil na escolha do tipo de música que pode ser atrativa agora, mas as preferências mudam. Robert Davis descreve sua irritação com algumas músicas religiosas que ele anteriormente apreciava. Um homem que eu conheço descobriu que sua esposa com DA na verdade gostava de música de grandes bandas, e então ele fez uma coletânea com as suas músicas favoritas em fitas cassetes, que ela ouvia todos os dias. Há alguns livros interessantes sobre o tópico da DA e a música relacionados em Fontes de Consulta.

Ajudando a pessoa com doença de Alzheimer a manter a saúde física

As principais maneiras de ajudar as pessoas com DA a manter sua saúde física incluem garantir que elas tenham uma dieta adequada e façam exercícios regulares.

Repito mais uma vez que as pessoas com DA em geral não conseguem lidar com essas prioridades sozinhas e vão precisar da sua ajuda. Com relação à dieta, a DA em si não requer restrições ou alimentos especiais. No entanto, problemas médicos coexistentes, tais como doença cardíaca ou diabetes em geral, necessitam de algumas dietas, e as pessoas com DA com frequência precisam ser lembradas de fazer refeições regulares. Você (ou outra pessoa) vai precisar monitorar os alimentos da pessoa para garantir que ela esteja se alimentando com uma dieta equilibrada. Às vezes, as pessoas com a doença adoram doces como balas e biscoitos e perdem o interesse por alimentos nutritivos. Isso pode estar relacionado a mudanças em seu sentido do paladar causadas pela doença. Reduzir a disponibilidade de doces e melhorar o gosto dos alimentos regulares pode ajudar a situação. O cigarro e o álcool também devem ser reduzidos, tanto por razões de saúde quanto de segurança. É surpreendente como a pessoa com DA com frequência se esquece de fumar ou ingerir álcool quando essas coisas não estão mais disponíveis em casa.

O exercício é outra parte vital da manutenção de uma boa saúde física. A força muscular, a flexibilidade das articulações, o equilíbrio, a densidade óssea e o rendimento cardiopulmonar ficam ameaçados pela falta de exercício físico. O exercício regular pode ajudar o corpo a se manter, reparar e melhorar. Ele promove bons padrões de sono e também bem-estar emocional. Estudos seminais realizados por Miriam Nelson, Ph.D., e outros pesquisadores da Tufts University têm demonstrado benefícios significativos do exercício entre pessoas idosas.[5] Em um desses estudos, os membros de um grupo de voluntários idosos aumentaram sua força em uma média de 175% em apenas oito semanas. Em um teste de velocidade e equilíbrio no andar, suas pontuações aumentaram em média 48%. Outro estudo mostrou melhorias similares com um programa de exercícios simples usando pesos nas mãos e nas pernas.

As pessoas com DA podem realizar várias atividades físicas no decorrer de um dia normal. Caminhadas e *cooper* são boas formas de exercício e requerem um gasto e treinamento mínimos. Se a pessoa com DA não pode mais dirigir, boas alternativas são caminhar e se locomover de bicicleta até destinos próximos, se a desorientação não for ainda um problema. Alongar o pescoço, os braços, os ombros, a cintura, os quadris, as pernas e os joelhos é algo que pode ser feito com ou sem uma rotina estruturada. Equipamentos de exercício, tais como uma bicicleta ergométrica ou esteira, também são fáceis de usar com a supervisão adequada. É sempre conveniente checar com o médico e o instrutor de exercícios da pessoa, no caso de ser necessário um programa de exercícios individualizado. Sem ter de sair de casa, a pessoa com DA pode se exercitar fazendo tarefas domésticas diárias, tais como arrumar a casa e trabalhar no jardim.

Aulas de exercício estruturadas estão disponíveis em centros comunitários e outros programas recreativos. Exercitar-se em uma academia provavelmente requer alguém para ajudar a lidar com o ambiente. Uma mulher com DA se acostumou à sua rotina de participar três vezes por semana de um programa de exercícios na piscina local, graças à cooperação de seu grupo de natação. Um homem com DA exercitava-se regularmente em uma academia sob a orientação de um *personal trainer*. Programas de TV dedicados a essa área podem permitir a você e à pessoa com DA seguir uma rotina estruturada em casa. Muitos vídeos e manuais estão também disponíveis em formatos modificados para pessoas idosas. Jogos organizados com base nas habilidades motoras, como boliche, *shuffleboard* e críquete, também podem ser terapêuticos. Pessoas com DA podem desfrutar de outras atividades em locais fechados ou ao ar livre, como natação e golfe, se forem feitas modificações, tais como relaxar as regras de pontuação em um jogo de golfe. É sempre uma boa ideia experimentar várias atividades físicas diferentes antes que elas se tornem parte da vida diária da pessoa.

Grupos de apoio, trabalho voluntário e outros programas de atividades

Os grupos de apoio para pessoas nos estágios iniciais da DA estão apenas começando a ser formados, principalmente nas principais áreas urbanas. Além dos grupos de apoio, grupos de trabalho voluntário e grupos recreativos também têm surgido recentemente. Eles são tipicamente comandados por profissionais e oferecem uma atmosfera de apoio para se atingir vários objetivos. Convém tirar proveito desses valiosos grupos na área local da pessoa afetada ou encorajar sua formação em organizações solidárias.

Nos grupos de apoio, em geral de oito a doze pessoas com DA se reúnem para discutir preocupações comuns e desfrutar de apoio mútuo. Essas reuniões de grupo são úteis para adquirir conhecimentos sobre a doença e trocar estratégias de enfrentamento. A maioria dos grupos de apoio se reúne semanalmente por um período de oito a dez semanas, mas alguns se reúnem mensalmente em uma base contínua. Enquanto as pessoas com DA estão reunidas, seus familiares e amigos em geral participam de grupos liderados por profissionais em uma sala adjacente para discutir suas próprias agendas. Os dois grupos em geral se reúnem depois para um momento de socialização. Os membros desses grupos de apoio tendem a estabelecer vínculos rapidamente e extraem muita satisfação de sua participação, alguns inclusive optando por se verem também socialmente. Essas amizades são naturais devido a interesses e necessidades comuns. Problemas como esquecer nomes e perder o rumo das conversas não produzem constrangimento em um grupo de pares. Até então pouca pesquisa foi feita sobre o valor terapêutico desses grupos para pessoas com DA. No entanto, registros de histórias ilustram claramente como eles podem ser valiosos para os participantes na redução do isolamento, melhora da autoestima e enfrentamento da perda de memória. Membros de um grupo de Prince George, na Colúmbia Britânica, fizeram os seguintes comentários sobre os benefícios de sua participação:

> Sou muito grato ao grupo sugerido por meu médico. Encontrar essas pessoas experientes nessa condição tem me apoiado muito e sido bas-

tante divertido. Quando a pessoa recebe esse diagnóstico, sente-se muito sozinha – e então vem aqui e parece que está em família.

Aqui não precisamos estar em guarda; simplesmente somos quem somos. Trocamos ideias e rimos.

Quando recebi o diagnóstico, foi um choque enorme. Mas então vim para cá e conheci essas pessoas interessantes. É muito importante sabermos que não estamos sozinhos.

Como foi observado, os familiares e amigos são encorajados a participar dos grupos que se reúnem paralelamente aos grupos de pessoas nos estágios iniciais da DA. Esses grupos não apenas oferecem informações úteis sobre a DA e habilidades de enfrentamento, mas também diminuem as sensações de isolamento social dos amigos e familiares. Além disso, os familiares e amigos podem testemunhar em primeira mão os benefícios de ter um ente querido participando de um grupo de apoio separado. Uma mulher escreve sobre a reação positiva de seu marido à participação em um grupo de apoio: "Ele costumava esconder seus problemas e agora está muito mais aberto em deixar que os outros saibam o que ele precisa. Acho que o grupo lhe deu a confiança de que ter doença de Alzheimer não é motivo de vergonha.".

Um número pequeno, porém crescente, de grupos concentrados em atividades para pessoas nos estágios iniciais de DA também tem sido estabelecido nos últimos anos. Esses grupos são em geral patrocinados pelas divisões locais da Associação de Alzheimer ou da Sociedade de Alzheimer. Embora os membros sejam encorajados a falar sobre seus pensamentos e sentimentos sob a orientação de um profissional, seu contato gira em torno principalmente de tarefas ou eventos específicos. Por exemplo, um grupo pode assumir um projeto de jardinagem comunitária, classificar produtos enlatados em um banco de alimentos local, ou encher envelopes para postagem. Essas atividades voluntárias podem ajudar a instilar orgulho e autovalor nas pessoas com DA. Entretanto, como qualquer atividade prazerosa, o objetivo não é tanto produzir resultados concretos, mas permitir que os membros do grupo gostem de trabalhar com outras pessoas. No Alzheimer's Family Care Center em Chicago, Illinois, os membros de um grupo no estágio inicial têm promovido a alfabetização, lendo para crianças nas escolas e trabalhando lado a lado em um local protegido para adultos jovens com doenças psiquiátricas crônicas. No intergeracional St. Ann Adult Day Care em Milwaukee, Wisconsin, as atividades diárias com crianças oferecem incomensurável alegria, especialmente a muitas mulheres idosas com DA que passaram seus anos de juventude cuidando de seus próprios filhos. No Alzheimer's Services de East Bay em Berkeley, na Califórnia, são estabelecidas parcerias entre indivíduos com DA e voluntários treinados que realizam juntos serviços comunitários.

Um grupo recreativo pode ser formado separadamente ou em combinação com outros tipos de grupos. O principal objetivo dos grupos recreativos é se divertir, mas em geral advêm também outros benefícios. Eles são dirigidos por um profissional que dá estrutura e adapta as atividades às necessidades das pessoas nos estágios iniciais da DA. Pode ser planejado um programa estruturado de atividades em locais fechados e ao ar livre, mas os membros em geral começam rapidamente a contribuir com suas próprias ideias.

Nos últimos anos, muitas organizações iniciaram programas de atividades para os estágios iniciais da doença e cada programa parece ter seu próprio estilo e agenda específicos. São comuns as atividades no local, como jogos intelectuais, exercícios físicos, discussões sobre música, arte e história, como também viagens de campo, almoços em restaurante e piqueniques. Além dos programas com base na comunidade, um número crescente de instituições de vida assistida está oferecendo programas de atividade especificamente adequadas para seus residentes nos estágios iniciais da DA. Embora esses tipos de grupos não sejam para todos, podem proporcionar uma saída maravilhosa para algumas pessoas com DA. As pessoas portadoras desta doença com frequência precisam de estímulo para participar desses grupos, mas em geral se adaptam rapidamente a esses encontros prazerosos e significativos. Do mesmo modo, os familiares e amigos em geral ficam agradecidos pelo conhecimento adquirido e pelo apoio recebido nos grupos de apoio dos estágios iniciais.

Estar cercado de bichinhos de estimação e plantas

Em uma crítica das instituições de assitência domiciliar nos Estados Unidos, o médico William Thomas declara que a implementação de um programa de atividades é inadequada, a menos que ocorra dentro de um "hábitat humano" que torne os bichinhos de estimação, as plantas e as crianças o eixo em torno do qual gire a vida diária.[8] Promovendo uma filosofia chamada "Alternativa do Éden", ele vê a interação diária com cães, gatos, pássaros, plantas vivas e crianças pequenas como um meio de se atingir o objetivo de "uma vida digna de ser vivida". Pode valer a pena considerar os benefícios potenciais desta abordagem.

A maioria das pessoas teve bichinhos de estimação em algum momento de sua vida. Cuidar de animais pode ser uma grande responsabilidade, assim como uma fonte de prazer. As pessoas com DA podem ser absolutamente capazes de compartilhar o trabalho de cuidar de bichinhos de estimação e extrair um propósito dessa responsabilidade. Podem ficar encantadas em ter um relacionamento com uma criatura que ofereça amor incondicional. Uma mulher com DA declarou: "Eu tinha tantas responsabilidades que me foram tiradas que ter um cão provou-se a única coisa com a qual eu ainda conseguia lidar bem. E meu cão não espera nada de mim!". Um homem com DA relatou que seu cão proporcionou-lhe uma boa razão para se exercitar: "Eu tenho um cão que precisa correr todos os dias. Então, corremos cerca de três quilômetros juntos. Ele praticamente me arrasta, mas ainda assim é divertido. Sigo uma rota regular e encontro com os vizinhos ao longo do caminho.".

Como sabem aqueles que têm bichinhos de estimação, animais como cachorros requerem treinamento e manutenção, e pode haver pouco tempo ou energia disponíveis para este esforço. Reações alérgicas a animais podem ser outro problema. Algumas situações de vida proíbem a presença de determinados animais. Embora esses obstáculos não possam ser eliminados, eles podem ser minimizados. Por exemplo, cães já treinados podem estar disponíveis na Sociedade Protetora dos Animais local. Um cãozinho pode ser treinado em uma escola de treinamento especial. Esses esforços iniciais podem ter benefícios duradouros. Animais como gatos e pássaros requerem pouco ou nenhum treinamento e são mais fáceis de manter do que os cães. No entanto, a interação com esses bichinhos pode ser um pouco limitada.

Manter uma estufa ou um jardim é uma maneira relativamente fácil de se conectar com a natureza e envolve várias atividades que podem ser realizadas juntas ou isoladamente. A jardinagem também requer esforço, mas o tamanho e o escopo da jardinagem em recinto fechado ou ao ar livre podem ser reduzidos para satisfazer o efeito desejado. Um homem que cuida de sua esposa com DA relata que eles passavam várias horas do dia felizes cuidando de seu grande jardim: "Sempre gostamos desse passatempo, e por isso imaginei que poderíamos mantê-lo o máximo de tempo possível. Não fazemos tanto agora quanto fazíamos no passado, mas ele nos mantém ambos ocupados.". Tarefas em estufa, tais como plantar, adubar, regar, transplantar e colher frutos e vegetais podem ser uma atividade de ano inteiro em alguns locais. A jardinagem em recinto fechado, que varia desde manter uma variedade de plantas até uma estufa completa, também pode ser um ponto focal da atividade diária.

Envolvendo as crianças

Nossa sociedade frenética e móvel criou uma separação de gerações como em nenhuma outra época da história humana. Pessoas idosas, pessoas de meia-idade, adultos jovens, adolescentes e crianças raramente interagem, exceto em ocasiões especiais. Gerações diferentes nas famílias podem viver a grandes distâncias uma da outra. Criar tradições e construir lealdade entre os membros da família estão se tornando cada vez mais difíceis nessas condições. Para aquelas famílias que fazem um esforço conjunto para permanecerem juntas, tanto física quanto psicologicamente, os desafios da DA podem ser compartilhados entre muitos membros. Até mesmo o indivíduo mais jovem da família pode ser afetado, positiva ou negativamente, pela doença de um ente querido. A interação entre uma criança pequena e um bisavô/bisavó, avô/avó – ou até mesmo pai/mãe – com DA pode ser compensador ou estressante, dependendo do tom geral estabelecido pelos outros membros da família.

Os adolescentes e as crianças pequenas podem ter muitos efeitos positivos sobre as pessoas com DA. As crianças podem aceitá-las e cuidar delas de maneiras que os adultos acham difícil. Podem ter uma influência calmante sobre as pessoas com DA, desencadear lembranças queridas e despertar instintos de proteção. As crianças são com frequência capazes de envolver os idosos de maneiras mutuamente benéficas e prazerosas, compartilhando prazeres simples como dar uma caminhada, jogar bola, fazer um desenho, montar juntos um quebra-cabeça, ler um livro, dançar, cantar, assistir um vídeo ou fazer tarefas domésticas. Os eventos esportivos locais são oportunidades de entretenimento que também podem ser adequados e podem ser assistidos juntos, pessoalmente ou pela televisão.

    Em geral, as crianças pequenas imitam a maneira como seus pais reagem a alguém com DA. Se um pai ou uma mãe é irritável e impaciente, um filho vai refletir essas reações. Se um pai ou uma mãe enfrenta bem e reserva um tempo para explicar a doença a uma criança pequena, pode então ser esperado um bom ajustamento por parte da criança. Os relacionamentos podem se tornar complicados quando a pessoa com a doença, comumente um avô ou avó, mora na casa com uma criança pequena. A criança pode correr o risco de receber menos atenção quando o foco da vida familiar se volta para o portador de DA. Uma criança pode expressar insatisfação com o arranjo doméstico afastando-se da família, comportando-se mal na escola ou com os colegas, ou ficando zangada com a pessoa portadora de DA.

Nessas situações, é preciso tomar medidas para garantir que os adolescentes e as crianças tenham oportunidades de tempo, atenção e discussão com seus pais. Do contrário, podem se sentir oprimidos pelas exigências que pesam sobre eles e o restante da família. Seus pais podem tranquilizá-los de que eles têm um lugar importante na família. Os adolescentes e até mesmo as crianças menores podem aprender a compartilhar de maneira eficaz no cuidado da pessoa com DA. As crianças podem reagir bem aos seus papéis como ajudantes de um ente querido idoso que necessita de cuidados. Podem proporcionar grande prazer à pessoa com DA e, nesse processo, aprender lições valiosas sobre cuidar dos outros. Para materiais educacionais especialmente destinados a adolescentes e crianças menores, veja a lista de livros e vídeos selecionados em Fontes de Consulta.

∞

    Proporcionar atividades significativas para uma pessoa portadora de DA requer tempo, energia e criatividade. É um desafio contínuo, e uma pessoa não consegue enfrentar indefinidamente com sucesso esse desafio. É essencial envolver outras pessoas o mais cedo possível, para que elas possam compartilhar da importante responsabilidade de melhorar a qualidade de vida da pessoa com DA. Ao mesmo tempo, você precisa também aprender a cuidar de si. Como você é tão vital para o bem-estar da pessoa com DA, um compromisso em cuidar de si finalmente beneficiará todos os envolvidos. Este tópico é o tema da Parte III.

parte III

Cuidando de si

Capítulo 11

Autorrenovação para a família e os amigos

> *Os apóstolos retornaram a Jesus e lhe relataram tudo o que haviam feito. Ele lhes disse: "Vão sozinhos para um lugar distante e descansem".*
> Evangelho segundo São Marcos

Até então, este livro concentrou-se principalmente em entender e satisfazer as necessidades de uma pessoa com DA. Entretanto, a importância de manter o seu próprio bem-estar não pode ser exagerada. Cuidar de uma pessoa com DA pode exigir demais do seu tempo e da sua energia. Você pode se sentir como se a sua vida estivesse sendo totalmente transtornada em razão das mudanças em seus papéis e responsabilidades, e pode se sentir testado em seu corpo, mente e espírito. Se as medidas adequadas não forem tomadas para que você permaneça saudável nesses níveis interconectados, pode ocorrer uma série de problemas.

Muitos estudos atestam para o potencial de exaustão física e mental entre aqueles que cuidam de pessoas com DA.[1] Uma pesquisa encomendada pela Associação de Alzheimer indicou que os familiares responsáveis pelo cuidado direto de entes queridos com DA passam uma média de cem horas por semana proporcionando supervisão ou alguma medida de cuidado, se vivem com a pessoa portadora da doença.[2] Isso significa basicamente que a maioria das horas em que a pessoa está acordada, todos os dias, é dedicada para certificar-se de que um ente querido com DA está em segurança e saudável. Além disso, 75% desses familiares relatam se sentir ocasionalmente deprimidos, e 45% afirmam não conseguir dormir o suficiente. Se os familiares trabalham fora de casa em um emprego de tempo integral ou parcial, passam uma média de quarenta horas por semana proporcionando supervisão ou cuidado. Evidentemente, os familiares e amigos envolvidos no cuidado direto de entes queridos com DA pagam um alto preço por seu compromisso. Não obstante, o esgotamento pode ser evitado. Neste capítulo, vou tratar da necessidade de "autocuidado" e das maneiras de você se manter em boas condições.

Se você é a pessoa fundamentalmente responsável por um ente querido com DA, é essencial que cuide de si ao mesmo tempo que cuida dele – em benefício de ambos. Como sua vida e a vida da pessoa com DA estão interligadas, seu bem-estar físico, emocional e espiritual a afeta diretamente. Renovar regularmente sua energia vai lhe permitir satisfazer seu objetivo de proporcionar um bom cuidado. Contudo, a pessoa com DA vai sofrer se você não estiver em boas condições. Tenha em mente a seguinte analogia: antes da partida de um avião, os comissários de bordo instruem os passageiros sobre o uso de uma máscara de oxigênio no caso de uma emergência. É informado aos passageiros que coloquem sua própria máscara antes de ajudar outros à sua volta, pois do contrário eles podem não conseguir ajudá-los. Do mesmo modo, suas necessidades pessoais são tão importantes quanto as da pessoa com DA. Fern Brown comenta sobre a necessidade de continuar desfrutando da vida dentro dos parâmetros da doença de seu marido: "O maior equívoco sobre esta doença é que assim que a pessoa é diagnosticada, ela está morta. As pessoas não entendem que há vida além do diagnóstico, e é isso que venho tentando provar. Leonard ainda pode ter uma vida boa, e eu também.".[3]

Há muitas coisas que você pode fazer para manter seu bem-estar. Você vai pouco a pouco descobrir o que funciona melhor no seu caso. Outros podem oferecer conselhos bem-intencionados, mas é você quem tem de finalmente escolher o que é melhor para você no desenvolvimento de um plano regular de autocuidado.

Ouvindo seu corpo e sua mente

A conexão entre o corpo e a mente é uma rua de mão dupla. Ou seja, você pode melhorar seu bem-estar físico mantendo uma perspectiva positiva, mas pode também melhorar sua perspectiva cuidando do seu bem-estar físico. Se está se sentindo deprimido, é mais importante do que nunca se alimentar bem, exercitar-se regularmente, desfrutar de atividades recreativas e sociais, e descansar bastante. Controles médicos e odontológicos rotineiros também devem ser mantidos. É fácil demais negligenciar essas questões básicas quando você desloca seu foco para as necessidades da pessoa com DA.

Uma nutrição adequada é essencial para manter seu bem-estar físico, e por isso alimentar-se regularmente e fazer refeições balanceadas devem ser parte da sua rotina diária. A Pirâmide Alimentar (reproduzida a seguir) é um esquema do que comer todos os dias tendo por base as recomendações de dieta estabelecidas pelo Ministério da Agricultura dos Estados Unidos.[4] Não é uma prescrição rígida, mas um guia geral que lhe permite escolher uma dieta saudável que seja adequada a você. A Pirâmide requer a ingestão de vários alimentos para se conseguir os nutrientes necessários em uma base diária e, ao mesmo tempo, a quantidade certa de calorias para manter um bom peso. A Pirâmide divide os alimentos em seis grupos básicos. No alto estão os alimentos que você deve ingerir moderadamente. O número recomendado de porções aumenta à medida que a pirâmide se amplia na direção da sua base. Os níveis mais elevados da pirâmide simplesmente significam que você deve ingerir menos quantidade desses alimentos por dia. Robert Russell, Ph.D. do Centro de Pesquisa de Nutrição Humana do Ministério da Agricultura dos Estados Unidos, propõe baixar o número recomendado de porções para pessoas acima de setenta anos, mas enfatiza a necessidade de "escolhas de alimentos ricos em nutrientes".[5]

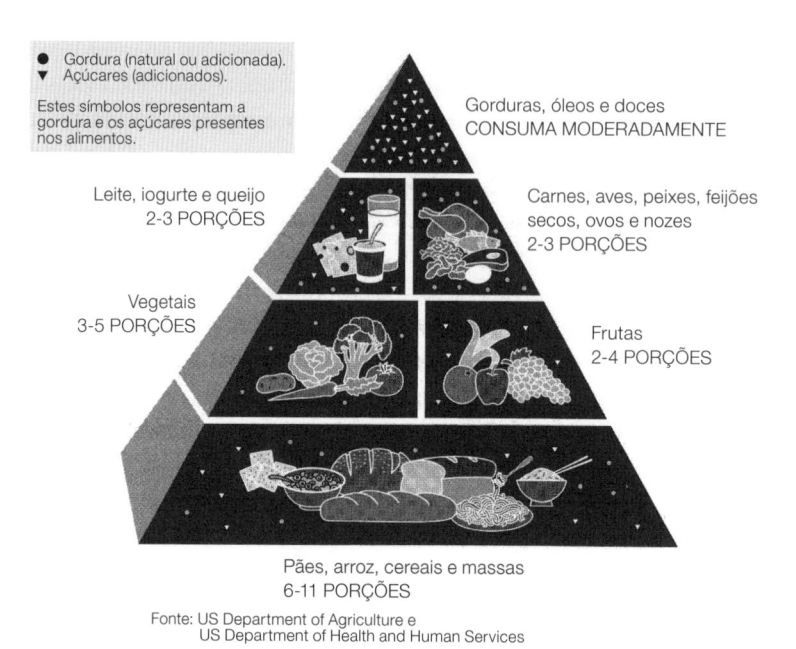

FIGURA 11.1 Pirâmide Alimentar: um guia para as escolhas alimentares diárias

Uma boa dieta diária consiste na ingestão de alimentos saudáveis desses grupos de alimentos básicos:

1. Gorduras, óleos e doces (use moderadamente, especialmente se está tentando perder peso).
2. Feijões, nozes, peixes, aves, ovos e carne (duas a três porções ao dia).
3. Leite, iogurte e queijo (duas a três porções ao dia).
4. Vegetais (três a cinco porções ao dia).
5. Frutas (duas a quatro porções ao dia).
6. Pães, cereais, massas, arroz e grãos (seis ou mais porções ao dia).

Quando escolher os alimentos para uma dieta saudável, tenha em mente a gordura e os açúcares adicionados em suas escolhas de todos os grupos de alimentos. Por exemplo, há açúcares e gordura adicionados no queijo e nos sorvetes. Planejar, adquirir e preparar alimentos saudáveis deve ser um foco central da sua vida diária.

É também vital que você incorpore exercícios em sua rotina diária. Atividades como cuidar da casa e jardinagem em geral não são suficientemente árduas para queimar as calorias necessárias ou para conseguir que seu coração e pulmões trabalhem eficientemente. Afilie-se a uma academia ou experimente ioga, exercícios com peso, caminhadas ou exercícios aeróbicos. Se esses não o atraírem, dê uma caminhada de 1,5 km ou se exercite diariamente em uma bicicleta ergométrica. Você pode jogar golfe ou nadar, sozinho ou com outras pessoas. Mas se optar por uma atividade individual ou em grupo, o fundamental é manter uma atividade física regular. Um homem cuja esposa tem DA declara: "Eu tento fazer algo durante uma hora por dia – principalmente caminhar e andar de bicicleta, mas também canoagem e esqui *cross-country*, quando o tempo permite. Provavelmente faço mais do que o necessário, mas eu me sinto muito bem. Fazer algo pode iniciar um ciclo de sentir-se melhor, fazer mais e sentir-se ainda melhor.".[6] Uma mulher cujo marido tem a doença relata: "Vou à academia quatro manhãs por semana. O exercício árduo ajuda a aliviar a tensão e me mantém em boa forma. É uma saída maravilhosa para mim.".[7] É claro que exercitar-se regularmente significa interromper suas outras responsabilidades. Por isso, talvez seja necessário pedir a outras pessoas que atendam a pessoa com DA em sua ausência.

Para manter uma perspectiva equilibrada, também é importante que você se envolva em atividades recreativas ou sociais. Se você faz isso com ou sem a pessoa com DA é uma decisão que cabe a você. Embora passar um tempo de qualidade juntos beneficie o seu relacionamento, ficar ocasionalmente algum tempo distante da pessoa com DA é essencial. Ir a um evento esportivo, ao teatro, ao cinema, a um concerto ou a uma festa pode recarregar suas baterias. Essas atividades também servem para lhe recordar que cuidar de alguém com DA não é o único foco da sua vida e que você merece se divertir. E, como foi anteriormente declarado, fazer algo por você mesmo também produzirá benefícios diretos para seu ente querido portador de DA.

É também importante manter hábitos de sono adequados. Embora a quantidade de sono necessário varie de pessoa para pessoa, tente estabelecer uma rotina que seja tranquila para você. Problemas para adormecer ou permanecer acordado são muito comuns e podem ter muitas causas, tais como ansiedade, depressão e ingestão de álcool e cafeína. A privação do sono pode ter consequências além de se sentir cansado e irritado, como o desencadeamento de doenças. É uma boa ideia buscar ajuda profissional se não conseguir encontrar uma solução simples para problemas de sono.

Apesar de seus bons hábitos, você pode se perceber deprimido, zangado ou ansioso. Esses sentimentos podem na verdade prejudicar a maneira de você se alimentar, se exercitar e dormir adequadamente. Sentir-se temporariamente melancólico é uma coisa, mas sentir-se cronicamente cansado, preocupado ou triste pode ser um sinal importante de depressão. Se você acha que isso pode estar acontecendo, deve buscar ajuda profissional, começando por seu médico. Muitas vezes a tristeza associada ao cuidado de um ente querido com DA está na raiz da depressão. Independentemente de suas causas básicas, a depressão deve ser levada a sério e tratada de imediato. Felizmente, agora estão disponíveis muitos tratamentos bons para esse problema, como foi discutido no Capítulo 2.

A importância da tristeza

Mais de trinta anos atrás, Elisabeth Kübler-Ross, MD, descreveu o processo psicológico da tristeza experienciado por seus pacientes terminais de câncer em seu importante livro, *Sobre a morte e o morrer*.[8] Seus *insights* conduziram a um melhor entendimento da tristeza como uma reação humana normal à perda e dos estágios envolvidos na sua aceitação. Você e outros que cuidam de uma pessoa com DA também enfrentam uma longa série de mudanças e perdas à medida que a doença progride. Os familiares e amigos com frequência se referem ao "longo adeus" quando descrevem sua experiência de perder lentamente um ente querido para a doença. Sentimentos de tristeza, desapontamento, frustração e confusão com relação às perdas e mudanças relacionadas à DA são muito naturais e podem ser às vezes intensos. Ignorar suas expressões normais de tristeza pode fazer que você fique paralisado na depressão, na raiva ou no isolamento dos outros. Sinais físicos de tristeza, como fraqueza, insônia e perda do apetite, podem também cobrar seu preço. Prestar atenção à sua própria tristeza pode ajudá-lo a enfrentar melhor e se ajustar às perdas que está experienciando.

Segundo a dra. Kübler-Ross, a tristeza em geral progride nos seguintes estágios:

NEGAÇÃO. A negação é um mecanismo de defesa natural que nos ajuda a evitar ou diminuir o impacto de um evento doloroso. É uma maneira de se apegar ao passado e evitar a realidade atual. Declarações como "Não consigo acreditar que isto está acontecendo" ou "Isto não é grande coisa" ou "Não pode ser Alzheimer" são todas formas de negação. Embora a negação seja um meio de enfrentamento saudável e normal durante algum tempo, a negação prolongada pode bloquear a necessidade de ação. Se as necessidades da pessoa com DA forem minimizadas e negligenciadas, a negação pode ser prejudicial. Uma filha aconselha: "O mais importante é superar a negação. Enquanto você achar que Alzheimer só pode ser identificado pela autópsia, permanece uma dúvida. É preciso confiar no diagnóstico do médico, ir em frente e enfrentar a situação.".

RAIVA E DEPRESSÃO. Sentimentos de raiva e depressão com frequência tornam-se perceptíveis quando a negação abre caminho para a realidade da perda. A raiva pode ser dirigida a Deus, aos profissionais de atenção à saúde, familiares, amigos e à pessoa portadora da doença, ou até mesmo a você próprio. A raiva também pode ser interiorizada, resultando em isolamento social, tristeza e depressão. Como você é incapaz de controlar suas circunstâncias, a raiva e a depressão são reações legítimas à sua situação. Entretanto, há um perigo em permitir que esses sentimentos dominem seus pensamentos e ações indefinidamente. Um marido declara:

É necessário sentir o sofrimento durante três ou quatro meses, mas depois disso você tem de lidar com o fato de que é o único apoio para este indivíduo. Você tem de se permitir primeiro sentir o sofrimento e depois ir em frente para enfrentar as questões práticas do cotidiano.

CONFORMAÇÃO. A conformação ocorre quando a raiva dá lugar a expectativas mais realísticas da sua situação. Você não espera mais que a pessoa portadora da DA pense e aja "normalmente". Começa a ajustar seu estilo de vida para se adequar às exigências da doença. Entende que o Alzheimer não está no seu controle e que o futuro é incerto. Você também não insiste mais em impor seus desejos pessoais à realidade e começa a reconhecer suas limitações pessoais. Um marido assim resumiu seu ponto de vista:

> O Alzheimer vai definitivamente mudar toda a sua vida, e a sua atitude tem de mudar com ele. Ele o obriga a considerar as necessidades da outra pessoa antes das suas próprias necessidades. Não consigo enxergar isso de outra maneira. Ela não merece isto e você não pode condená-la por isso. Ela não tem culpa do que tem, e por isso eu tenho de mudar a minha vida para apoiá-la. É o acordo que fizemos quando nos casamos.

ACEITAÇÃO. A aceitação finalmente ocorre quando a difícil tarefa da conformação termina. Você não deseja mais voltar ao passado e é capaz de enfrentar um dia de cada vez. Embora possa não entender por que essa doença entrou na sua vida, você a aceita como parte do desdobramento da sua história de vida. Aceitação não significa derrota, mas sim encarar a vida como ela se apresenta. Após descrever uma série de altos e baixos no enfrentamento da doença de seu marido, uma mulher aconselha: "Não tenha medo de estender a mão e pedir o apoio que necessita. Encare cada dia como ele se apresenta e não tente pensar demais no futuro. Se você se concentrar em como a pessoa pode ficar mais tarde, não conseguirá desfrutar da sua companhia hoje.".

Tenha em mente que você não passa por todos esses estágios da tristeza ao mesmo tempo. A tristeza é resolvida gradualmente, às vezes aos trancos e barrancos. Há demasiadas mudanças e perdas pequenas e sucessivas inerentes à DA para você conseguir aceitar tudo imediatamente. Quando você atinge alguma aceitação, outro incidente pode vir a desencadear uma próxima onda de tristeza. É importante que nesses momentos difíceis você não perca a visão do progresso que já fez. Ter um parente ou amigo próximo, conselheiro ou grupo de apoio para guiá-lo e lembrar-lhe do seu progresso pode facilitar sua transição pelos difíceis estágios da tristeza.

Aconselhamento individual e familiar

Durante o cuidado de um ente querido com DA, você pode ocasionalmente sentir a necessidade de um confidente com quem compartilhar pensamentos e sentimentos privados.

Se a pessoa com DA foi seu confidente no passado, outra pessoa agora deve ocupar esse papel, talvez um amigo ou parente próximo. Às vezes pode ser preferível um relacionamento formal com um estranho imparcial e objetivo, como um profissional de aconselhamento.

O aconselhamento é um recurso valioso, mas com frequência mal entendido. Um empecilho ao aconselhamento é o estigma ligado à busca de ajuda profissional para dificuldades pessoais. Infelizmente, algumas pessoas se apegam à noção de que devem "enfrentar tudo sozinhas" e "ser fortes", apesar das circunstâncias devastadoras. A autossuficiência e a privacidade são valores extremamente conceituados na nossa cultura e podem às vezes se interpor no caminho da nossa busca por ajuda. Entretanto, reconhecer seus limites e a sua necessidade de ajuda pode realmente ser um passo positivo em direção à aceitação da doença. Os benefícios potenciais do aconselhamento individual incluem o seguinte:

- Desenvolver melhores condições para lidar com situações de crise.
- Lidar com sua tristeza.
- Aprender a equilibrar suas necessidades com as necessidades da pessoa com DA.
- Melhorar sua comunicação com outros parentes e amigos.
- Descobrir suas faculdades internas.
- Explorar o uso de faculdades comuns.

As famílias também podem se beneficiar do aconselhamento. Raramente há uma divisão justa ou igual de responsabilidade dentro das famílias no cuidado de um ente querido com DA. Cada membro da família enfrenta a situação à sua própria maneira e escolhe alguma responsabilidade. Em geral, uma pessoa assume o papel principal de líder em prol da pessoa com DA. Outros podem ajudar assumindo um papel secundário ou de apoio. Há quem ainda pode raramente ou nunca se envolver. Podem surgir diferenças de opinião sobre as decisões que afetam a pessoa com DA. Há muito potencial para conflito, em especial se o papel do líder não for amplamente aceito pelos outros. Um filho comenta: "Acho que as pessoas têm de se esforçar muito para se manter próximas ao lidar com essa doença. Na nossa família, todos têm uma opinião sobre o que fazer e como fazê-lo.". Uma reunião de grupo, facilitada por um conselheiro e envolvendo todos os indivíduos interessados, pode ajudar uma família a alcançar um consenso sobre questões fundamentais.

Os cônjuges e filhos adultos podem não ser as únicas pessoas que estão emocionalmente envolvidas nas decisões que afetam a pessoa com DA – netos, genros, noras, sobrinhos e amigos íntimos podem ter também um papel a desempenhar e devem ser incluídos em decisões importantes. Uma nora comentou:

> Meu marido e eu passamos a maior parte do nosso tempo livre cuidando do seu pai que tem Alzheimer. As três irmãs de meu marido moram perto, mas não parecem aceitar o que está acontecendo com seu pai e estão

minimamente envolvidas com ele. Demorei muito tempo para superar o ressentimento que eu sentia em relação a elas.

Um conselheiro hábil pode facilitar a discussão entre todas as partes interessadas com o objetivo de criar um consenso. Deve-se ter em mente que cada família tem sua própria história e modos singulares de lidar com os problemas. Conflitos antigos não relacionados às questões específicas apresentadas pela DA tendem a ressurgir em épocas de estresse, e um conselheiro pode ajudar todos a se concentrar o máximo possível nas questões atuais.

Muitos tipos de profissionais são treinados para proporcionar aconselhamento individual e familiar. Assistentes-sociais, psicólogos, psiquiatras, enfermeiros e conselheiros pastorais atuam em vários locais, desde agências de saúde mental até igrejas. Eles podem usar diferentes abordagens e técnicas para ajudá-lo e aos outros envolvidos a readquirir uma sensação de equilíbrio em suas vidas. Alguns profissionais preferem uma abordagem terapêutica tradicional, de longo prazo, enquanto muitos outros usam terapia breve para se concentrar nas soluções para problemas específicos. Um aconselhamento com tempo limitado e concentrado no problema pode ser tudo o que você precisa por enquanto.

Ao escolher um conselheiro qualificado, sugere-se conseguir uma recomendação ou checar as credenciais. A maioria dos profissionais envolvidos no aconselhamento é credenciada pelo governo e autorizada por organizações profissionais. Muitos serviços de aconselhamento são parcialmente cobertos pelo seguro-saúde, e muitas agências sem fins lucrativos oferecem uma escala móvel para os honorários. Virtualmente toda comunidade proporciona apoio financeiro para uma agência de saúde ou de serviço social que oferece aconselhamento ou faz encaminhamentos para conselheiros da prática privada.

Explorando os recursos espirituais

A espiritualidade pode ser a opção menos comentada, mas a mais comumente explorada entre aqueles que têm a principal responsabilidade de cuidar de entes queridos com DA. É nos momentos difíceis que as seguintes questões sobre fé, esperança e Deus com frequência vêm à tona:

- "Por que isto está acontecendo?"
- "Por que coisas ruins acontecem a boas pessoas?"
- "Como Deus pôde permitir que isto acontecesse comigo? Conosco?"
- "Afinal, Deus existe?"
- "O que a minha religião diz sobre este tipo de provação?"

As dificuldades da vida têm uma maneira de intensificar dentro de nós um anseio por entendimento, força e respostas para essas questões profundas. Assim como tem sido dito que "Não há ateus nas trincheiras", as questões espirituais com frequência vêm à tona entre aqueles que cuidam de alguém com DA. A busca por significado em meio à confusão pessoal parece quase inevitável. Por exemplo, em *Tears in God's bottle*, Wayne Ewing escreve eloquentemente sobre como a DA de sua esposa propiciou-lhe "uma educação na sabedoria da alma".[9]

Aqueles não acostumados a buscas espirituais podem lutar com noções preconcebidas sobre Deus ou os dogmas da religião organizada. E aqueles que estão em uma jornada espiritual podem ainda assim se sentir abalados em suas crenças sobre Deus e em seu relacionamento com Ele. Sharon Fish, cuja mãe tinha DA, escreve que experienciou desilusão espiritual até conseguir ordenar seus sentimentos: "Eu estava muito zangada com Deus. Meu principal sistema de apoio sempre foi minha igreja. Parei de frequentá-la. A Bíblia sempre foi meu ponto de força. Parei de lê-la. A oração sempre foi minha fonte de encorajamento. Parei de rezar.".[10] Mas quando se consegue superar esses obstáculos, aqueles que buscam uma espiritualidade mais profunda com frequência relatam uma sensação de paz interior que os ajuda a perseverar diante da adversidade. Stella Guidry escreve: "Às vezes, a oração é meu único recurso, e eu o uso muito. Sem ele, não sei onde estaria hoje.".[11]

As atividades de grupo podem proporcionar algumas oportunidades para reflexão e crescimento espiritual. Os recursos mais óbvios são sua igreja, sinagoga ou mesquita. Se a religião organizada alimenta seu crescimento espiritual, os serviços de adoração envolvendo rituais, orações tradicionais, hinos e outras formas de música podem ser úteis. Pequenos grupos podem se reunir regularmente para compartilhar orações, discutir a fé e gerar comunidade. Os líderes religiosos, como ministros, padres ou rabinos, estão acostumados a lidar com questões espirituais e devem ser consultados em busca de sua percepção e de sua experiência.

A religião organizada não é a única área em que você pode explorar a espiritualidade. Se você não é inclinado à prática religiosa formal, uma alternativa atraente pode ser visitar uma das centenas de centros de retiro que surgiram nos últimos anos que não têm um foco estritamente religioso. Esses centros em geral patrocinam programas individuais e de grupo para orientação espiritual e oferecem *workshops* sobre importantes questões relacionados ao enfrentamento da vida. Eles com frequência empregam conselheiros que atuam como guias espirituais, seja por curto prazo ou em uma base contínua.

Se não for possível sair à busca de orientação espiritual, muitas atividades solitárias podem também ser úteis. As seguintes atividades espirituais podem ser praticadas isoladamente:

- Praticar vários tipos de oração, rituais, meditação e ioga.
- Usar livros de orações estruturadas e outras leituras espirituais.
- Refletir sobre as escrituras religiosas e outros escritos tradicionais.
- Manter um diário espiritual para registrar seus pensamentos e intuições.
- Escutar música inspiradora.
- Apreciar os mistérios da natureza, da arte e dos objetos sacros.

O cuidado espiritual sozinho não garante a reposição da energia pessoal ou uma perspectiva renovada sobre a vida. Prestar atenção em todos os níveis – corpo, mente e espírito – é essencial para manter a saúde e a integridade pessoais. Entretanto, alimentar sua vida interior pode fazer uma diferença positiva na maneira como você percebe sua vida exterior. As práticas espirituais podem ajudá-lo a aceitar a DA e conduzi-lo a uma sensação de missão em seu papel de liderança. Um homem que cuidava de sua esposa resumiu seu novo ponto de vista:

> Eu costumava achar que se agíssemos direito encontraríamos a felicidade. Mas quando veio o Alzheimer e tudo isso desapareceu, achei que Deus tinha planos diferentes e por isso eu precisava aprender a extrair o melhor de uma situação ruim. Não posso dizer que mudei de opinião sobre essa doença, mas ela não é tão difícil quanto eu achei que poderia ser. Minha esposa ainda consegue fazer muitas coisas sozinha e não considera a minha ajuda. Então, estamos vivendo um dia de cada vez.

Mantendo um diário

Hoje em dia há pelo menos uma dúzia de livros baseados nos diários daqueles que cuidaram de familiares com DA. Maridos, esposas, filhos e filhas não começam a escrever com o intuito de publicar. Ao contrário, seus escritos diários serviam como escoamento para seus pensamentos e sentimentos sobre o enfrentamento da doença. A prática pessoal do "diário" permitiu-lhes refletir sobre suas experiências e adquirir uma perspectiva melhor sobre sua situação.

A DA invariavelmente evoca muitos sentimentos fortes, e mantê-los guardados dentro de si não é saudável. Você também pode achar útil manter um diário pessoal com um relato constante de suas reações pessoais aos diferentes estágios da DA. Não é necessária nenhuma experiência em escrever, pois manter um diário é apenas um exercício para você se tornar mais consciente de seus pensamentos e sentimentos, e uma maneira de organizar sua mente. Escrever também permite que tanto seu lado escuro quanto o claro se tornem mais bem conhecidos para você. Quando você mapeia o seu caminho durante uma época estressante ou confusa, comumente emergem padrões que podem ajudá-lo a se conduzir rumo à autodescoberta e às soluções para os problemas. Seu registro escrito também pode servir como um lembrete de ciladas do passado a serem evitadas e sucessos a serem saboreados.

Como manter um diário requer alguma disciplina, seguem-se algumas orientações simples:

- A principal qualidade de um diário é sua completa flexibilidade. É importante torná-lo seu próprio fórum de autoexpressão. Deixe cair suas inibições e não se corrija. Esse é seu projeto privado e não é da alçada de ninguém mais.

- Onde e quando você escreve precisam se adequar ao seu estilo de vida. Se você consegue escrever durante períodos de estresse, faça isso. Se não conseguir, espere para quando se sentir menos confuso.
- As ferramentas que você usa não importam, contanto que estejam certas para você. Use uma caneta, um lápis, caderno espiral, máquina de escrever, processador de texto ou computador – o que funcione para você. Mantenha as coisas simples para tornar a escrita o mais fácil e satisfatório possível.
- Iniciar o processo talvez seja o maior passo. Manter um diário pode vir a se tornar uma rotina agradável após um ou dois meses. Dez minutos por dia podem ser um bom ponto de partida.

Mantendo o senso de humor

Muitos estudos têm mostrado que o humor pode seguir um longo caminho no alívio do estresse. Bom humor, risos e brincadeira são ferramentas eficazes no enfrentamento das pressões do cuidado de alguém com DA. Você pode pensar: "O que há de tão engraçado no Alzheimer?", e esta é uma questão justa de se formular, pois na maioria dos níveis não há nada de engraçado. Mas grande parte do estresse associado a uma situação está relacionada à maneira como ela é percebida. Assumir uma visão jovial pode alterar o significado de uma situação e fazer toda a diferença no enfrentamento. Juanita Tucker escreve sobre a necessidade de ver o lado mais brilhante em relação à DA de seu marido:

> Passei dias cheia de preocupações e confusão, assim como de contrariedade e raiva. Mas aprendi a ser flexível, a selecionar o que era realmente importante e a manter meu senso de humor. Por exemplo, certa noite insisti muito para que Allan pusesse seu pijama na hora de dormir. "Ninguém dorme de short e camiseta!", disse eu. Com um olhar de resignação, ele finalmente colocou o pijama. Depois olhou para mim com uma expressão confusa e perguntou com a maior seriedade: "Isto está escrito em algum lugar?". As prioridades de uma pessoa têm uma maneira de mudar após essas situações divertidas.[12]

Um homem que eu conheço, cuja esposa tem DA, constantemente conta piadas como uma maneira de baixar a tensão. Ele uma vez declarou: "Minha esposa ficou preocupada com o futuro desde que desenvolveu essa doença.". "Como assim?", perguntei. "Bem", disse ele, "quando ela entra em um aposento, para ali um minuto, depois diz: 'O que faço aqui depois?'". Esse tipo de humor pode não atrair a todos, mas parece funcionar bem para ele.

Também é importante passar tempo com amigos que lhe lembrem de que você não está totalmente preso em seus problemas e rir de vez em quando. Uma mulher comenta: "Tenho um grupo de amigas que se reúne há mais de trinta anos. Essas mulheres me lembram de como rir, mesmo quando estou me sentindo deprimida por meu marido ter Alzheimer.". Em grupos de apoio para familiares e amigos de pessoas com DA, um tópico discutido no próximo capítulo, o humor é um elemento básico de possivelmente todos os encontros.

Há uma criança dentro de cada um de nós que consegue se lembrar de como desfrutar a vida sob quaisquer circunstâncias. É necessária uma escolha consciente para buscar essa perspectiva. Quando Gail Sheehy estava fazendo um trabalho de base para seu livro *best-seller*, *Pathfinders*, descobriu que a capacidade de perceber o humor em situações difíceis era uma maneira importante de as pessoas enfrentarem a mudança e a incerteza.[13] Ela se referia àqueles que conseguiam enfrentar com sucesso as crises da vida como "pioneiros". Em um sentido real, os familiares e amigos que aprendem a lidar com os desafios da DA são também pioneiros.

À medida que a doença progride, quantidades crescentes de tempo e energia serão requeridas de você e dos outros que estão cuidado de seu ente querido com DA. Como líder, você pode estar especialmente vulnerável ao estresse que vem dessa importante responsabilidade. Você deve tomar as medidas para cuidar de si e permanecer física, mental e espiritualmente forte durante o longo percurso. Às vezes será necessário recorrer a fontes externas em busca de ajuda, para que você possa se fortalecer regularmente. No próximo capítulo, vou tratar de algumas formas de ajuda que você pode precisar no futuro, à medida que a doença progride.

Capítulo 12

Obtendo a ajuda que você pode precisar

> *Nós nos preparamos para o pior e agora estamos planejando viver esperando o melhor. Se o pior vier, estamos prontos para ele. Se não vier, não teremos desperdiçado o hoje nos preocupando com ele.*
> Betty Davis, citada em *My journey into Alzheimer's disease*, de Robert Davis

A hora é agora, nos estágios iniciais, para você e para os outros entes queridos da pessoa com DA aprenderem a andar com passos lentos e regulares. Cuidar de alguém com DA a longo prazo é análogo a correr uma maratona. Correr a toda velocidade no início vai destruir suas chances de completar a corrida, e por isso é necessário que você reduza seu ritmo. Por exemplo, alguns familiares e amigos entram em pânico ao ouvir o diagnóstico de DA e começam ansiosamente a tentar absorver o que podem sobre a doença. Embora a aquisição de conhecimento possa às vezes ajudá-lo a lidar com a situação, se encher de informações pode ser contraproducente, pois você pode ficar indevidamente preocupado ou triste.

É possível que os primeiros estágios da DA possam durar muitos anos – ou a doença pode progredir mais rapidamente. Você não pode saber com certeza o que o futuro reserva, e se preparar para qualquer contingência é tanto algo irrealista do ponto de vista prático quanto desgastante do ponto de vista emocional. Convém, até certo ponto, entender o que pode acontecer nos próximos cinco ou dez anos. Ao mesmo tempo, você não pode se permitir agora se sentir oprimido pelas questões que pode enfrentar nos estágios finais da doença, especialmente porque é impossível imaginar como você se sentirá e pensará nessa situação. Este capítulo se concentra primeiro nos serviços que você pode precisar a curto prazo e, posteriormente, trata da progressão usual da DA. Este livro não trata das questões relacionadas aos estágios finais da doença. Entretanto, muitos outros livros, panfletos e vídeos, muitos dos quais estão relacionados em Fontes de Consulta, cobrem questões de cuidado mais avançado.

Usando os recursos da comunidade

Quase todos os envolvidos no cuidado direto de alguém com DA sentem a necessidade de ajuda em um ponto ou outro. Você não pretende ser uma exceção – nenhuma medalha é concedida àqueles que lutam sozinhos. Infelizmente, buscar ajuda externa é com frequência algo visto como fracasso ou inadequação pessoal. É um passo importante entender que seus próprios recursos podem não ser suficientes para prover todas as necessidades da pessoa com DA. Você acha que sabe exatamente o que a pessoa com DA necessita e como satisfazer essas necessidades. Entretanto, comprometer-se a cuidar de alguém não significa automaticamente que você vai prestar todos os aspectos do cuidado. Ao contrário, seu compromisso envolve garantir uma boa qualidade de vida por todos os meios disponíveis, independentemente de quem esteja de fato provendo o cuidado. Por isso, você deve se sentir sempre livre para recorrer a outras pessoas e serviços para ajudá-lo, enquanto mantém a responsabilidade total ou a compartilha com outros. Alguns dos tipos suplementares de ajuda que vale a pena considerar são os grupos de apoio, o cuidado domiciliar e os serviços de centro-dia para idosos.

A maioria dos recursos da comunidade é montada para as necessidades dos indivíduos e famílias que lidam com os estágios intermediário e tardio da DA. Infelizmente, até agora, dentro do setor de serviços, tem havido pouca compreensão dos problemas específicos dos estágios iniciais. Por isso, pode demorar algum tempo para encontrar uma boa correspondência entre as necessidades particulares de seu ente querido com DA e os recursos da comunidade. Persista na busca de organizações e indivíduos apropriados à sua situação. É também uma boa ideia recrutar outros na sua busca pelos tipos certos de ajuda.

Participando de um grupo de apoio

No Capítulo 10, discutimos a ajuda que os grupos de apoio podem oferecer ao seu ente querido com DA. Os grupos de apoio durante o estágio inicial voltados para os familiares e amigos também podem ser úteis para você e outras pessoas direta ou indiretamente envolvidas na provisão de cuidado, mas a maior parte dos grupos de apoio não está limitada a questões dos estágios iniciais. Eles servem a dois propósitos básicos. Primeiro, visam educar as famílias e os amigos sobre muitos aspectos da DA. Segundo, capacitam os membros para oferecer apoio emocional uns aos outros. Em sua maioria, esses grupos atraem pessoas que lidam com os estágios intermediário e final da DA. Por essa razão, participar de um grupo de apoio pode ter um valor limitado para você, a menos que o líder do grupo faça um esforço para equilibrar as necessidades de todos os membros.

Em geral, os grupos de apoio consistem em cerca de oito a vinte pessoas e são conduzidos por um profissional da área de saúde ou por um familiar experiente. O líder do grupo é responsável pela facilitação, pela manutenção da ordem e pela concentração nas necessidades de orientação e apoio emocional. As reuniões costumam durar cerca de duas horas e são realizadas mensalmente. A filiação aos grupos é em geral gratuita e os membros podem entrar e sair do grupo à vontade. Alguns são estruturados tendo em mente objetivos e agendas específicos, mas a maioria deles é conduzida em um estilo informal, como uma conversa.

A filosofia da autoajuda é fundamental para o funcionamento da maioria dos grupos de apoio. Os membros têm uma chance de compartilhar sua sabedoria coletiva trocando histórias sobre o cuidado de uma pessoa com DA. O princípio operacional é aquele de que uma única perspectiva sobre a doença é menos útil do que ter as diferentes perspectivas de muitos membros. Os grupos também compartilham informações sobre os sintomas da DA, como lidar com as dificuldades de comunicação e como encontrar ajuda apropriada, como acompanhantes pagos, centro-dia para idosos ou cuidado domiciliar. Palestrantes de fora são ocasionalmente convidados para tratar de tópicos de interesse, tais como planejamento legal e financeiro.

Alguns tópicos discutidos em grupos de apoio podem ser prematuros para aqueles que estão tendo um contato recente com a doença. As histórias sobre os potenciais sintomas e experiências podem ser estressantes para aqueles que cuidam de alguém nos estágios iniciais da DA. Não obstante, um líder de grupo eficaz protege os recém--chegados contra as preocupações indevidas sobre o futuro. O conhecimento, a experiência e a habilidade dos líderes podem variar de grupo para grupo. Se você não receber a ajuda que necessita após uma ou duas reuniões, considere se juntar a outro grupo ou retornar a este mais tarde.

Aprender sobre a doença em um grupo de apoio não ocorre apenas em um nível intelectual. Em vez disso, compartilhar sentimentos em uma atmosfera segura e confidencial permite aos membros entender que eles não estão sozinhos. Todo pensamento e sentimento imaginável é um alvo legítimo para a discussão em um grupo, o que pode ser uma experiência libertadora. Você pode discutir livremente o dilema de cuidar de alguém com DA enquanto protege suas próprias necessidades sem constrangimento ou medo de críticas. Pode obter muito conforto e esperança quando se reúne com outros que estão enfrentando bem circunstâncias similares. Uma filha declara: "É importante encontrar outras pessoas para conversar sobre os vários problemas da doença. É bom, também, conseguir ajuda para aprender a como ser mais paciente e compreensivo com a pessoa que tem Alzheimer.".

Devido à série de diferentes necessidades e circunstâncias daqueles que se importam com as pessoas portadoras de DA, muitos grupos de apoio especializados começaram a surgir. Por exemplo, alguns são criados exclusivamente para cônjuges e outros são apenas para filhos adultos. Também podem estar disponíveis grupos dedicados especificamente aos primeiros estágios da doença. Esses grupos especializados permitem aos participantes estabelecer rapidamente uma ligação em virtude de suas preocupações similares.

Embora os grupos de apoio, por si sós, não possam lhe proporcionar toda a orientação e o apoio emocional necessários para lidar com a DA, eles podem ser uma fonte de ajuda valiosa. Na verdade, para algumas pessoas que carecem de uma rede sólida de parentes e amigos, os grupos de apoio têm se comprovado uma verdadeira tábua de salvação. Para descobrir sobre grupos de apoio em sua região, entre em contato com a divisão local da Associação Brasileira de Alzheimer. Muitos hospitais, centros-dia para idosos e agências de serviço social também patrocinam tais grupos.

Para aqueles que não podem ou não desejam ingressar nos grupos de apoio tradicionais, a Internet propicia uma maneira de estar em contato com outras pessoas sem deixar a sua casa. Organizações públicas e empresas privadas têm formado grupos através da Internet para ajudar pessoas com interesses comuns a se comunicarem facilmente umas com as outras. Há grupos de notícias, fóruns e salas de bate-papo que permitem aos membros do grupo proporcionar informações e apoio uns aos outros baseados em seus interesses mútuos. Grupos dedicados à DA estão disponíveis através de alguns provedores da Internet.

Utilizando a ajuda em casa

De início, a maioria das pessoas nos estágios iniciais da doença pode ser deixada em casa sozinha sem muita preocupação sobre seu bem-estar e segurança. Entretanto, você ou seu ente querido com DA pouco a pouco vai começar a ponderar se ficar sozinho é uma boa ideia. Pode haver limites crescentes à sua capacidade para se auto-orientar e se sentir à vontade em casa sozinho. Por fim, você vai perceber que a supervisão é necessária parte do tempo, e mais tarde fundamentalmente o tempo todo, para reduzir a preocupação – sua e de seu ente querido. A decisão sobre se essa ajuda é necessária em tempo parcial, tempo integral ou em uma base permanente é primordialmente sua e vai depender de muitos fatores, incluindo a possibilidade financeira de arcar com ela. Não é realista para você estar disponível em uma base contínua, 24 horas por dia, sete dias por semana. Ninguém consegue arcar sozinho com todas as responsabilidades envolvidas em cuidar de alguém com DA, nem esse ato heroico deve ser tentado. Se o cuidado deve continuar indefinidamente em casa, será necessário que você faça interrupções regulares.

Requer coragem pedir ajuda, mas você e seu ente querido com DA precisam se preparar para se beneficiar do auxílio de outras pessoas. Você pode inicialmente preferir recorrer a seus familiares, vizinhos e amigos. Eles podem preencher as lacunas ou estar disponíveis em uma base regular, mas você deve superar uma tendência natural a acreditar que eles irão de algum modo entender o que é necessário e quando é necessário. Talvez você precise insistir e pedir tipos de assistência específicos em momentos determinados. Mesmo com a ajuda de uma ou mais pessoas que ofereçam apoio, você pode precisar considerar a contratação de ajuda adicional. Pode negociar uma remuneração com alguém que você conhece, para que o compromisso pessoal do prestador da ajuda seja estimulado por um incentivo financeiro. Não hesite em considerar uma proposta remunerada a alguém que você conhece, pois a alternativa de contratar alguém através de uma agência pode ser arriscada. Serviços voluntários podem também estar disponíveis em algumas áreas, e por isso essa via deve ser explorada. Muitas congregações religiosas têm formado grupos de voluntários para ajudar indivíduos necessitados de cuidado em tempo parcial. Colocar um estranho dentro de casa para cuidar da pessoa com DA pode ser muito arriscado, e essa opção em geral só é considerada quando se torna essencial. As preocupações quanto a ter um estranho em casa não podem ser facilmente descartadas. Quando você é o principal provedor do cuidado, pode confiar em sua própria lealdade, sensibilidade e honestidade. Assim que você compartilha a responsabilidade com outras pessoas, em especial com alguém remunerado, esses cuidados não podem mais ser garantidos. Surge uma série de questões preocupantes. Será que a pessoa vai aparecer na hora certa? Ela será paciente e boa? Poderá ser confiável, arrogante, ou pior, um ladrão? No entanto, embora haja na verdade riscos envolvidos em colocar um ajudante remunerado dentro de casa, os riscos de não conseguir ajuda podem ser ainda maiores. E pode haver benefícios inesperados se você contratar alguém que satisfaça ou exceda as suas expectativas. Esse arranjo pode se comprovar bem-sucedido para todos se a pessoa certa for encontrada para o trabalho.

    Você mesmo pode contratar alguém ou uma agência de assistência domiciliar para fazer esse serviço, e há vantagens e desvantagens nas duas abordagens. Por um lado, você se beneficia de ter uma escolha direta em vez de aceitar qualquer um que seja enviado por uma agência. Você pode ser seletivo e fixar seus próprios padrões. Além disso, o custo de uma contratação particular é bem menor do que através de uma agência. Você pode negociar um preço por hora, por dia ou por semana, em vez de pagar um alto valor estipulado por uma agência. Por outro lado, há também várias desvantagens em uma contratação particular. As agências de assistência domiciliar proporcionam uma série de serviços em uma base de taxa por serviço, e oferecem vários níveis de profissionais. Uma "companhia", empregada doméstica ou auxiliar de enfermagem pode ser bem adequada para proporcionar a maioria dos serviços que você precisa. A rotatividade tende a ser um grande problema nas agências de cuidado domiciliar e também nas contratações particulares. No entanto, uma agência pode em geral providenciar um substituto ou reposição a um curto tempo. As inconveniências de você ter de selecionar, entrevistar e contratar a pessoa certa para o trabalho podem superar os benefícios financeiros. Entretanto, não há garantia de que alguém contratado por uma agência será em alguma medida mais bem qualificado do que alguém que você mesmo contrate. Como provavelmente todo o cuidado domiciliar a alguém com DA não é coberto pelo plano de saúde ou por outras formas de seguro, os gastos podem ser muito elevados. Para os serviços serem considerados "médicos", isso vai depender da natureza dos serviços realizados e não das qualificações da pessoa que os realiza. Se um ajudante remunerado realiza tanto serviços médicos e cuidados da casa quanto vestir, arrumar e dar banho na pessoa, só a parte médica é considerada dedutível do imposto.

Embora o custo seja uma consideração importante, a desconfiança de estranhos e a preocupação com a qualidade da assistência são as questões mais importantes relacionadas à utilização dos serviços domiciliares. Você pode usar os seguintes passos para garantir que os riscos sejam mantidos em um nível mínimo ao trabalhar com uma agência:

IDENTIFIQUE AS NECESSIDADES. Que tipos de serviços são necessários – companhia, preparo de refeições, ajudar no vestir e no banho? Uma descrição do serviço que se ajusta às necessidades particulares da pessoa com DA deve ser escrita e discutida com uma agência ou empregado em perspectiva. Se você quer que seu ente querido seja um participante ativo nas atividades com um ajudante remunerado ou um recipiente passivo dos serviços, esses detalhes devem ser esclarecidos. Além disso, um planejamento mostrando os dias e horas em que você necessita de cobertura em uma dada semana deve ser organizado. As agências de assistência domiciliar em geral requerem que você contrate um ajudante por um mínimo de quatro horas por dia. Se estiver inseguro sobre a frequência com que seu ajudante esteja presente, pelo menos duas vezes por semana é um bom começo.

FAÇA A SUA PRÓPRIA SELEÇÃO DE AGÊNCIAS E DE AJUDANTES. Obtenha uma lista de agências conhecidas por serem especializadas no cuidado de pessoas com DA. Uma boa agência retorna prontamente os telefonemas, ouve atentamente as solicitações e proporciona detalhes escritos sobre os serviços e custos. Você deve discutir suas necessidades e expectativas específicas com a agência e com o ajudante remunerado, pois não se sabe se a agência comunicou detalhes ao ajudante. Se possível, conduza uma entrevista com o possível ajudante para indagar sobre seu treinamento, experiência e referências. Uma verificação do histórico criminal também deve ser feita pela agência. Acima de tudo, busque qualidades pessoais como paciência, compreensão, senso de humor e boa química pessoal do ajudante com seu ente querido portador de DA.

DESENVOLVA UM RELACIONAMENTO DE TRABALHO COM O AJUDANTE. Um ajudante remunerado merece receber instruções claras e *feedback* imediato, tanto positivo quanto negativo. Compartilhe os benefícios da sua experiência, ensinando ao ajudante o que funciona e o que não funciona em relação ao seu ente querido com DA. Faça sugestões concretas, proporcione encorajamento e formule perguntas esclarecedoras. Considere compartilhar os recursos educacionais com seu ajudante para aumentar o seu conhecimento sobre a doença. Pode requerer várias visitas do ajudante antes que todas as pessoas envolvidas entrem numa rotina.

AVALIE O PROGRESSO. A avaliação deve ser um processo contínuo, mas precisam ser reservadas ocasiões regulares para discutir suas preocupações. Elogie o bom trabalho e lide com qualquer problema de maneira direta. As dificuldades são inevitáveis, mas a boa comunicação pode minimizá-las e produzir soluções rápidas. Erros flagrantes e equívocos repetidos requerem intervenção por parte do supervisor do ajudante remunerado.

Escolhendo um centro-dia para idosos

Outra opção a ser considerada é o centro-dia para idosos (*adult day care*), um programa baseado na comunidade que oferece atividades terapêuticas e serviços individualizados em um ambiente de grupo para idosos com várias incapacidades. A maior parte das pessoas que frequentam centros-dia para idosos tem DA, mas pessoas com outras incapacidades também são bem-vindas. Algumas pessoas consideram o termo *day care* ofensivo, por causa de sua associação com crianças (*day care* significa também creches, em inglês). Termos mais adultos como *centro-dia* ou *clube* podem ser mais atrativos para pessoas com DA, que com razão não desejam ser tratadas como crianças.

Aqueles que frequentam centros-dia para idosos podem participar de atividades recreativas estruturadas conduzidas por uma equipe profissional. A programação diária das atividades inclui refeições nutritivas e lanches. Alguns centros também oferecem transporte, administração de medicações e ajudam com tarefas pessoais, como banho. As pessoas com DA em geral desfrutam da oportunidade de estar com outras pessoas em um lugar onde suas necessidades e capacidades são entendidas.

Os centros-dia para idosos podem ser uma boa opção a ser considerada quando uma ou mais das condições listadas a seguir estão presentes. Se a pessoa com DA:

- parece incapaz de proporcionar a si mesma estrutura para as atividades diárias;
- fica isolada de outras pessoas durante mais de algumas horas por dia e sente falta de companhia;
- não pode ser deixada sozinha de modo seguro em casa;
- mora com alguém que trabalha fora de casa ou que regularmente necessita ficar algum tempo fora de casa por outras razões.

O ideal é encontrar um centro-dia para idosos que se ajuste às necessidades da pessoa afetada. Você pode até mesmo se dar o luxo de escolher mais de um lugar perto de casa. Os centros tendem a oferecer serviços similares, mas alguns cuidam exclusivamente de pessoas com DA. Entretanto, em sua maioria, os participantes estão nos estágios intermediário e tardio da doença. Hoje em dia, relativamente poucos centros-dia para idosos têm programas especializados para pessoas nos estágios iniciais da DA.

Há muitas maneiras de abordar a decisão de seu ente querido com DA passar a frequentar um centro-dia para idosos. Antes de tudo, você deve estar confortável com a ideia. Pode imaginar que a pessoa com DA provavelmente não vai gostar, mas precisa manter uma mente aberta. Os profissionais dos centros em geral são receptivos a visitas exploratórias, e você pode ficar surpreendido diante da cordialidade do lugar. Certo dia, duas filhas levaram relutantemente sua mãe a um centro, convencidas de que ela rejeitaria a ideia de frequentá-lo após uma visita introdutória. Diziam que ela nunca havia sido uma pessoa "sociável" e era orgulhosa demais para ficar cercada de outras pessoas com problemas de memória. Enquanto as filhas conversavam com um membro da equipe, outro convidou sua mãe para participar de uma atividade de grupo. Quando se reuniram uma hora depois, as filhas ficaram surpresas com a reação da mãe: "Eu gosto deste lugar. As pessoas daqui são esquecidas como eu e, no entanto, não se espera que ninguém se lembre das coisas. Elas têm muitas pessoas boas aqui que as ajudam a se manter no caminho certo.".

Quando você discutir esta opção com a pessoa portadora de DA, é melhor usar uma postura positiva, calma e tranquilizadora. Explicações simples e breves, como "É um lugar onde você pode encontrar algumas pessoas simpáticas" ou "O médico acha que você deve tentar, e por isso eu também acho que vale a pena experimentar", são mais eficazes. A maioria das pessoas com DA vai seguir esse tipo de sugestão se você estabelecer o tom certo desde o início. Algumas pessoas com DA, como a mãe anteriormente mencionada, reagem bem à sua primeira visita a um centro-dia para idosos; outras ficam desconcertadas diante da situação que não lhes é familiar. Os profissionais dos centros têm muita experiência com isso e sabem como facilitar a adaptação. Alguns até fazem visitas domiciliares para conhecer os possíveis participantes. É habitual inicialmente experimentar o centro-dia para idosos duas ou três vezes por semana, e depois aumentar a frequência das visitas à medida que aumenta o nível de conforto da pessoa. Embora no começo seu ente querido possa expressar alguma resistência, permita que a experiência continue durante algumas semanas. A recompensa vem quando a pessoa com DA começa a se sentir segura e a desfrutar da companhia dos outros participantes e dos profissionais.

Aprendendo mais sobre a DA

Você pode não querer ou não precisar dos tipos de serviços anteriormente descritos enquanto seu ente querido estiver nos estágios iniciais da DA. Não obstante, a piora dos sintomas no correr do tempo pode tornar necessário o uso de recursos adicionais.

Os desafios da doença nesse exato momento podem ser mais do que suficientes para você lidar com ela sem se preocupar com o futuro; entretanto, você pode estar curioso sobre o que pode vir pela frente. Se os desafios atuais forem bem enfrentados, há razão para acreditar que sua autoconfiança vai aumentar quando você encontrar desafios maiores mais adiante. No entanto, seja cauteloso na antecipação dessas mudanças, pois é impossível planejar todas as contingências. Todavia, você e as outras pessoas envolvidas nas responsabilidades do dia a dia devem ter alguma ideia das mudanças que acompanham a DA, e portanto podem se preparar da maneira mais adequada.

A Tabela 12.1 apresenta uma visão geral dos sintomas típicos nos estágios inicial, intermediário e tardio da DA.[1] Observe que esses três estágios não são nítidos, e os sintomas frequentemente se justapõem. O *continuum* da completa independência para a total dependência pode ocorrer a qualquer momento entre três e vinte anos. A maioria das pessoas pode ser cuidada em casa durante a maior parte da doença, e transferi-las para uma casa de repouso não é inevitável. Além disso, muitas pessoas com DA nunca atingem os estágios tardios da doença, pois morrem de outras enfermidades antes de atingir um ponto de total dependência. À medida que os sintomas pioram, haverá um correspondente aumento na quantidade de ajuda necessária à pessoa com a doença.

Falando de modo geral, os sintomas mais perturbadores que às vezes ocorrem nos estágios finais da DA são aqueles que recebem a maior atenção nas descrições populares da doença. A mídia tende a se concentrar nos cenários dos piores casos. No entanto, problemas como comportamento agressivo, perambulação, alucinações, insônia e incontinência não ocorrem em todos os casos. Se e quando esses problemas ocorrerem, eles podem ser desencadeados por muitas causas, como reação a alguma droga ou doença aguda. Esses problemas podem afetar seriamente a qualidade de vida de todas as pessoas diretamente envolvidas e merecem a atenção cuidadosa dos profissionais. Não hesite em solicitar a ajuda de outras pessoas se esses problemas surgirem.

	Estágio Inicial	Estágio Intermediário	Estágio Tardio
Memória	Perda frequente da memória recente	Perda persistente da memória recente	Confusão sobre o tempo da memória passada e presente
Linguagem	Afasia leve (dificuldade para se expressar e compreender)	Afasia moderada	Afasia severa
Orientação	Potencial para ficar perdido em lugares não familiares	Potencial para ficar perdido em lugares familiares	Identificação errada de pessoas e lugares familiares
Controle Motor	Alguma dificuldade para escrever e usar objetos	Andar mais lento	Possíveis quedas, possível imobilidade
Humor e Comportamento	Possível apatia, depressão	Possíveis perturbações de humor e comportamentais	Maior incidência de perturbações de humor e comportamentais
Atividades da Vida Diária (AVD)	Necessidade de lembretes para algumas AVDs	Necessidade de lembretes e ajuda com a maior parte das AVDs	Necessidade de ajuda com todas as AVDs

Nota: Esses estágios não são claramente definidos e os sintomas com frequência se justapõem.
Fonte: Adaptada com permissão de KUHN, D. The normative crises of families confronting dementia, families in society. The Journal of Contemporary Human Services, v. 71, n. 8, p. 451-460, 1990.

TABELA 12.1 Estágios e sintomas da doença de Alzheimer

Obtendo a ajuda que você pode precisar

Na última década, tem havido certo fluxo de informações sobre DA produzido tanto por profissionais como por familiares de pessoas com DA. Algumas das fontes de consulta mais úteis estão listadas no final deste livro. São abundantes os livros, panfletos, vídeos e informações encontrados na Internet, mas a qualidade dessas informações varia muito. O tom de alguns materiais é muito negativo, pois há uma tendência para se enfatizar as incapacidades crescentes da pessoa com DA e a carga imposta às famílias. Imagens sinistras de indivíduos e famílias lutando para sobreviver ao "funeral que nunca termina" podem ser desorientadoras e apavorantes. É preciso ter vontade e coração fortes para ouvir e ler sobre toda a gama de possibilidades e não se sentir devastado. Busque informações confiáveis e equilibradas quando necessário. São muitas as histórias pessimistas, mas há também muitas histórias positivas de esperança, amor e significado associadas ao cuidado de alguém com DA. Mantenha-se informado, mas não desista da esperança de que uma boa qualidade de vida é possível para todos os envolvidos.

Outra desvantagem dos milhares de livros, artigos e páginas da Internet dedicados a tópicos como diagnóstico, genética, tratamentos, medicina alternativa e estratégias de enfrentamento para DA é que, embora você possa achar útil parte desse material, pode logo se sentir devastado. Como comentou uma pessoa: "De início eu tentei pesquisar tudo sobre esta doença, mas terminei ficando mais confuso e perturbado. Agora aconselho os outros a parar de ler sobre Alzheimer e começar a enfrentar o dia a dia. Sei que essa abordagem funcionou para mim.".

⁂

Suas próprias expectativas de encontrar prazer na vida, agora e no futuro, serão naturalmente moderadas pela doença de seu ente querido, mas tenha em mente que a satisfação e o significado pessoais ainda são possíveis. Na verdade, uma perspectiva mais positiva pode se desenvolver quando se valoriza cada dia, e viver o momento torna-se uma realidade crescente. Mudar sua atitude e comportamento para se acomodar à presença da DA em sua vida não acontece da noite para o dia. São requeridas nada menos que importantes mudanças no estilo de vida, um processo que demora algum tempo. Ao longo do caminho, seu progresso na realização de ajustes pode parecer dolorosamente lento. Os erros são inevitáveis no decorrer da aprendizagem de como enfrentar com eficácia seus papéis e responsabilidades modificados. Não se sinta desencorajado pelos revezes. Esses desapontamentos são também oportunidades para aprender novas habilidades e redefinir o que constitui uma vida boa.

Uma mulher sábia cujo marido tinha DA certa vez me disse: "O espírito humano é como um saquinho de chá: você não conhece a sua força enquanto não o mergulha na água quente.". A DA certamente vai testar você de todas as maneiras. Embora a doença não possa ser detida ou revertida, você sempre terá a liberdade de escolher como vai enfrentar seus desafios. Tomara você possa descobrir uma força surpreendente em seu próprio espírito.

Capítulo 13

Vozes da experiência

> *Enquanto cultivarmos a paz e a felicidade*
> *dentro de nós, também estaremos alimentando*
> *a paz e a felicidade naqueles que amamos.*
> Thich Nhat Hanh

Familiares e amigos de pessoas com DA têm publicado pelo menos uma centena de livros sobre suas experiências de cuidar de alguém com a doença. Embora cada história seja única, esses livros podem lhe oferecer orientação através do labirinto que é a história da DA. Alguns dos melhores estão listados em Fontes de Consulta sob o título de cada capítulo.

Este capítulo vai destacar a experiência de familiares e amigos de pessoas com DA que integraram uma pesquisa que desenvolvi especificamente para este livro. Eu queria ouvir diretamente daqueles que cuidaram de entes queridos com DA para que você pudesse aprender com eles. A pesquisa lhes foi enviada com a cooperação dos meus colegas profissionais que trabalham nos centros de pesquisa de DA e em outros programas de serviço de DA nos Estados Unidos e no Canadá. Em um mês, recebi quase duzentas respostas de maridos, esposas, filhos, filhas, noras, genros, irmãos e amigos íntimos. Reunidas, suas experiências de cuidar de alguém com DA totalizam mais de 1.400 anos, uma média de sete anos por pessoa desde o diagnóstico. Praticamente todas elas tinham entes queridos que haviam progredido para os estágios finais da DA. Não indaguei sobre sua origem racial, étnica e cultural, e por isso eles não constituem necessariamente um grupo representativo. Suspeito de que, desde que estão interessados em compartilhar sua experiência com outras pessoas, em sua maior parte se adaptaram muito bem ao cuidado de um familiar com DA. Sua experiência pode ou não ser representada por eles, embora alguns dos pensamentos e sentimentos deles podem corresponder aos seus.

Embora alguns indivíduos tenham apresentado respostas curtas e simples a uma série de perguntas abertas, outros escreveram longas explicações e histórias. Algumas pessoas escreveram em termos diretos e factuais, mas a maioria falou de uma experiência repleta de emoção, com frequência referida como uma "jornada". A maioria era constituída de indivíduos idosos ou de meia-idade cuidando de pessoas idosas. Em alguns casos, os indivíduos com DA eram de meia-idade e a pesquisa foi respondida por seus cônjuges. A maior parte das pessoas ainda está cuidando de alguém em casa, algumas cuidam de outros que agora vivem em casas de repouso, e algumas poucas experimentaram a morte de um ente querido com DA no ano passado. Embora algumas pareçam claramente zangadas e deprimidas, a maioria atingiu uma medida de aceitação que lhes custou muito esforço. Suas semelhanças e diferenças serão ilustradas através do formato de pergunta e resposta.

Perguntas e respostas

Quando você ouviu pela primeira vez o diagnóstico de doença de Alzheimer, qual foi sua primeira reação? Como seus pensamentos e sentimentos sobre a doença mudaram no correr do tempo?

Cerca de metade das pessoas relata que o diagnóstico foi um absoluto choque. Sentimentos de negação, descrença, raiva, medo e tristeza foram comuns no início. A noção da DA como "a pior doença possível" foi uma reação típica à notícia. Uma mulher escreve: "Ao ouvir o diagnóstico, achei que todo o meu mundo desmoronaria. Parecia que havia sido dada uma sentença de morte ao meu marido.". Algumas pessoas dizem que ignoraram o diagnóstico, não falando sobre ele ou não fazendo nada a respeito durante semanas ou meses depois de ouvi-lo. Uma esposa escreve: "Após algumas semanas, recobrei meu bom-senso e comecei a rearranjar nossos planos futuros.". Obter as informações e o apoio adequados em geral lhes permitiu enfrentar sentimentos difíceis e desenvolver estratégias de enfrentamento positivas. Um marido comenta: "De início fiquei devastado. Durante cerca de seis meses nada fizemos a respeito. Depois de um período de ponderação considerável, nos envolvemos em projetos de pesquisa, grupos de apoio e muitas outras atividades relacionadas ao Alzheimer.". Adquirir um entendimento realístico sobre a natureza da DA foi essencial para enfrentar o choque experienciado no início. Um filho escreve: "Como eu tenho um amigo íntimo cuja mãe está nos estágios tardios do Alzheimer, fiquei horrorizado ao pensar no futuro da mamãe. Mas então comecei a perceber que poderia ser um processo prolongado e que as pessoas conseguem funcionar muito bem durante um longo tempo. Mudei minha atitude e encontrei maneiras de ajudá-la.".

Quanto à outra metade, que havia esperado ouvir o diagnóstico, uma avaliação confirmou o que já vinham suspeitando há meses ou anos. Para muitos desses indivíduos, o rótulo "doença de Alzheimer" proporcionou um *insight* sobre os sintomas e lhes deu uma estrutura para um melhor entendimento. Uma esposa escreve: "Pelo menos eu finalmente sabia o que estava causando seu comportamento incomum e podia aprender a como fazer os ajustes adequados.". O diagnóstico também lhes permitiu conversar abertamente sobre a doença e ser proativos sobre as decisões que precisavam ser tomadas. Uma filha escreve: "Foi triste saber que minha mãe havia lutado com isso sozinha antes de ser diagnosticada. Nós sabíamos que algo estava errado, mas fingíamos que aquilo desapareceria. O diagnóstico nos proporcionou uma maneira de tornar as coisas explícitas.".

Embora algumas pessoas relatem estar intelectualmente preparadas para ouvir o diagnóstico, esse não obstante evocava sentimentos de tristeza quando os pensamentos se transformavam em sentimentos de perda e preocupação sobre o declínio de um ente querido. Mais uma vez, as implicações do diagnóstico eram em geral desconhecidas e a maioria só conseguia imaginar um futuro apavorante. Uma filha escreve: "Com o tempo, passamos a entender as implicações e o impacto da doença, tanto em nossa família quanto em minha mãe.". Uma esposa declara: "Foi útil saber que é uma doença que, embora de muitas maneiras previsível, é muito individual na maneira com que altera o pensamento e o comportamento da pessoa. Aprendi a observar como ela o afetava especificamente e isso me ajudou a determinar como ajudá-lo.".

Por ocasião do diagnóstico, o médico ou outro profissional disse ou fez algo particularmente útil ou inútil?

Várias pessoas relatam que obter uma avaliação e um diagnóstico adequados de um médico foi em si uma grande luta. Suas queixas sobre a memória deficiente de um ente querido foram frequentemente negligenciadas ou atribuídas simplesmente à "velhice". Algumas pessoas recordam ter sido dispensadas por médicos que declaravam friamente que nada podia ser feito quanto à perda de memória. Uma mulher reflete sobre essa época: "Ainda estou furiosa com o pessimismo do médico. Desde então, aprendi que é possível fazer muita coisa e pouco disso tem a ver com medicina.". Outras pessoas relatam ter conseguido apenas um diagnóstico vago de início, e sua incerteza prolongada sobre a condição se comprovou frustrante. Contudo, muitas afirmam ter conseguido uma atenção apropriada, porém incompleta, por parte dos médicos. Raramente foram encorajadas a obter uma segunda opinião ou a procurar um profissional especializado no cuidado de alguém com DA. Se ficaram insatisfeitas com um médico de cuidados primários, em geral buscaram especialistas e descobriram que eles eram boas fontes de ajuda.

Os médicos estavam muitas vezes bem-informados sobre medicações antidemência. Em geral era dada uma prescrição para uma das drogas para DA, e os potenciais benefícios e efeitos colaterais foram brevemente discutidos. As questões médicas foram tratadas, mas a enormidade dos problemas sociais e psicológicos da doença foi em sua maior parte ignorada. Uma mulher queixou-se de que, embora o médico tenha chamado seu filho adulto para discutir o diagnóstico, seu papel fundamental como esposa de alguém com DA foi negligenciado. Na maioria dos casos, o impacto da doença sobre os familiares e amigos não tinha um lugar importante nas mentes dos médicos.

Exceto aqueles que atendem em clínicas de transtornos da memória ou em centros de pesquisa de DA, muito poucos médicos se ofereceram para marcar uma reunião com parentes e amigos interessados. Nesses casos especiais, os médicos responderam perguntas, compartilharam materiais impressos e fizeram encaminhamentos a recursos da comunidade. Os membros da família agradeceram às informações precisas, aos conselhos práticos e ao cordial interesse. Uma nora reflete: "O médico fez questão de dizer que havia vida após o diagnóstico. Essa mensagem positiva permaneceu com nossa família e nos desafiou a extrair o máximo da situação." Um marido fala da sua gratidão pela ênfase do médico na lentidão da doença e no fato de que ainda havia tempo para ele desfrutar muitas coisas com sua esposa. Ele observa: "Eu apreciei a honestidade do médico sobre minha esposa e eu estarmos agora vivendo além do que se espera juntos. Isso me ajudou a entender a urgência de extrair o máximo dessa situação ruim.".

Quando você volta ao momento do diagnóstico, o que teria sido mais proveitoso?

Algumas pessoas relatam satisfação com os médicos, mas a maioria expressou preocupação pelo fato de eles não a terem preparado adequadamente para as consequências de curto ou longo prazo da DA. Uma esposa comenta: "Eu teria me beneficiado de um acompanhamento mais agressivo. Tive a impressão de que uma consulta única era o *modus operandi* do médico.". Os membros da família não esperavam que os médicos tratassem de todos os seus problemas e de certa maneira os desculpavam porque eles eram muito ocupados. Ao mesmo tempo, eles evidentemente necessitavam de apoio, orientação e serviços contínuos, e em geral não eram encaminhados aos recursos apropriados. Um marido observa: "Os médicos sabem pouco sobre o cuidado cotidiano das pessoas com essa doença. Eu tive de me virar sozinho para conseguir encontrar as pessoas certas.". Para ajudá-lo a enfrentar a condição de sua esposa, ele encontrou um assistente-social, um conselheiro financeiro, um advogado e um grupo de apoio. Uma esposa diz simplesmente: "Acima de tudo, eu precisava ser tranquilizada de que nem tudo estava perdido.". Uma nora escreve: "O que a nossa família precisava era de um ambiente de aprendizagem. Uma equipe multidisciplinar teria sido mais útil, mas eu teria ficado satisfeita com apenas um mentor. É difícil aprender as coisas sozinha quando não se sabe sequer as perguntas certas a fazer.". A falta de informação parece aumentar os sentimentos de solidão e desespero. Um marido comenta: "Tendo superado esse período inicial, acredito que há uma grande necessidade de reconhecer o trauma emocional e obter orientação para assumir um novo papel.".

Devido às observações que indicam desapontamento com os médicos, é interessante notar que vários estudos de pesquisa que têm explorado as interações entre o médico e a família têm produzido achados similares.[1] As famílias que enfrentam o diagnóstico da DA em geral consideram o cuidado dos médicos satisfatório, mas menos que o ideal. As famílias se queixam consistentemente de que os médicos dão pouca atenção à sua necessidade de informação e encaminhamento e raramente tratam do estresse emocional. Uma pesquisa encomendada pela Associação de Alzheimer revelou que apenas 124 das 376 pessoas investigadas achavam ter recebido todas as informações que desejavam de seus médicos de atenção primária.[2] Entretanto, 440 dos 550 médicos pesquisados acreditavam estar proporcionando os conselhos e as recomendações necessários. Essa pesquisa ilustra uma lacuna de comunicação entre os médicos e a família. Sugere que as famílias podem não estar preparadas para ouvir o que os médicos estão tentando comunicar no momento do diagnóstico. Também sugere que esses profissionais não são sensíveis às necessidades das famílias nesse momento particularmente difícil e precisam reforçar seus conselhos e suas recomendações iniciais nas consultas de acompanhamento.

De qualquer modo, o apoio, a orientação e os serviços continuados são necessários durante todo o decorrer da DA. Estabelecer o tom certo para o futuro pode ser a melhor forma de ajuda inicial proporcionada pelos médicos ou por outros profissionais de saúde. Ao mesmo tempo, as famílias precisam buscar formas adicionais de ajuda em vez de depender apenas de um único médico para lidar com suas necessidades relacionadas à DA.

Como parentes, amigos, vizinhos e outras pessoas relacionadas reagiram à notícia de alguém que conhecem ter sido diagnosticado com doença de Alzheimer?

Quase todos os membros da família relatam um misto de reações – favoráveis por parte de algumas pessoas e desfavoráveis por parte de outras. Falam sobre reações variadas de aceitação e negação entre parentes e amigos. Algumas pessoas já estavam conscientes de que algo estava errado, muitos meses ou, em alguns casos, anos antes do diagnóstico real. Outras ficaram completamente surpresas e precisaram de mais tempo para aceitar o fato, especialmente se não estavam próximas da situação. Uma esposa recorda: "De início, a maioria dos amigos ficou desconfortável com as mudanças que ocorreram nele e eu me vi no meio disso, atuando como uma 'intérprete'. Alguns optaram por não enxergá-lo como ele havia se tornado, preferindo em vez disso se lembrar dele como ele era.". Muitas pessoas concordam que outros parentes e amigos tendem a se afastar. Alguns ainda ressaltam que "Você descobre quem são seus amigos". Cônjuges idosos, em particular, relatam sentir tristeza ao ver os amigos desaparecerem nesses momentos difíceis.

Apesar desses desapontamentos, muitos outros indivíduos afirmam que alguns parentes e amigos conseguiram se mostrar à altura da situação e ajudaram de maneiras significativas. Uma mulher diz: "Foi gratificante ver quantas pessoas realmente se importam conosco. Eu não sei o que faria sem essa rede de apoio tão forte.". Um homem disse que se sente agradecido por ele e sua esposa com DA ainda serem tratados como um casal por seus amigos. Ele comenta: "Eles se adaptaram melhor às mudanças do que eu previa.".

Se utilizadas, qual é a sua opinião sobre as atuais medicações usadas no tratamento da doença?

A maioria dos respondentes relata a experiência de seus entes queridos terem feito uso de drogas antidemência. Embora alguns indiquem que os efeitos colaterais eram intoleráveis, a maioria faz comentários favoráveis. Ao mesmo tempo, são rápidos em apontar que não são esperados milagres. Advertem que não há como realmente saber se uma droga está funcionando ou se a pessoa seria a mesma sem tomá-la. A maioria observou uma melhora inicial na "prontidão" ou na "iniciativa", mas esses benefícios foram pouco a pouco diminuindo. Se uma droga específica não parecia eficaz ou causava efeitos adversos, outra droga era em geral experimentada. A medicação parece oferecer a esperança de que algo esteja sendo feito para melhorar os sintomas ou retardar a progressão da DA. Várias pessoas comentam a respeito de sua preocupação sobre se uma droga antidemência for interrompida, há chance de ocorrer um declínio que, caso contrário, não teria ocorrido.

Se uma medicação foi ou não eficaz, a maioria das pessoas acredita que essa é uma opção que deve ser tentada, pelo menos durante algum tempo. Do mesmo modo, uma minoria de pessoas indica que suplementos como *Gingko biloba* também devem ser experimentados, apesar de não terem eficácia comprovada. Em geral, os familiares dizem que o fato de as drogas ou suplementos funcionarem era menos importante do que saber que todo o possível estava sendo tentado.

Que tipos de ajuda foram mais eficazes no planejamento do futuro ou na tomada de decisões?

Exceto a ajuda proporcionada por outros familiares e amigos, a maior parte das pessoas relata ter buscado serviços para ajudar no planejamento do futuro. A maioria comenta que colocar as questões legais e financeiras em ordem é uma alta prioridade e que, por isso, a maioria consultou um advogado especializado em questões legais de idosos. Também relatam ter obtido boas informações sobre DA e outros recursos nas divisões locais da Associação de Alzheimer ou na Sociedade de Alzheimer. Vários indivíduos hábeis em computação dizem ter buscado informações na Internet e encontraram *websites* e fóruns úteis.

Muitas pessoas dizem que no decorrer do tempo buscaram grupos de apoio e encontraram boas oportunidades de informação e camaradagem com outras pessoas que estavam lidando com situações similares. Em alguns casos, esses grupos foram descritos como de fundamental importância. Uma esposa diz que as pessoas do grupo de apoio lhe asseguraram de que ela é capaz de enfrentar o futuro: "É como estar grávida pela primeira vez. Eu estava petrificada e achava que não sobreviveria. Então pensei em todas aquelas mulheres no decorrer do tempo que sobreviveram perfeitamente bem, e que então eu certamente também conseguiria.". Um marido descreve uma profunda ligação com um grupo de apoio para homens e dirige 250 km duas vezes por mês para participar de suas reuniões. Alguns membros da família comentam que as informações compartilhadas nos grupos de apoio nem sempre são confiáveis ou consistentes. Algumas pessoas dizem ter abandonado os grupos de apoio após algum tempo ou nunca terem participado de nenhum deles. Outras dizem que o aconselhamento individual privado foi um investimento que valeu a pena.

Vários cônjuges idosos dizem que a melhor preparação para o seu futuro envolveu escolher uma comunidade de cuidado continuado para aposentados. Com vários níveis de assistência e uma equipe de profissionais, esse local lhes garante uma segurança permanente e também oportunidades diárias de socialização com outros idosos. Além disso, dizem que não ter de depender de seus filhos adultos o tempo todo é um grande alívio.

Qual foi o aspecto mais desafiador de lidar com a doença até agora?

As respostas a essa pergunta variam de pessoa para pessoa. Algumas pessoas se concentram nas questões da vida diária, como as tarefas de cuidado do lar e pessoal ou de envolver um ente querido nas atividades. Lidar com todas essas responsabilidades é realmente estressante nesses casos. No entanto, a maioria das pessoas acha que os aspectos emocionais são os mais desafiadores. Por exemplo, superar a negação e conseguir aceitar o declínio mental de um cônjuge ou pai/mãe é fundamental. Uma mulher se refere aos primeiros anos de DA de seu marido como "o período do tumulto". Uma nora comenta: "Colocar todos da família na mesma situação foi a causa de muitas discussões acaloradas. As pessoas claramente se movem em um passo diferente na aceitação da realidade do Alzheimer. O desafio é se certificar de que todos sejam mantidos bem-informados, pois as emoções podem ficar fora do controle se todos os membros da família não forem mantidos dentro do contexto.".

Muitas pessoas descrevem uma linha tênue entre tentar manter o relacionamento o mais normal possível e levar em conta as mudanças em um ente querido causadas pela DA. Uma esposa diz: "Tem sido difícil continuar a participar de atividades como golfe, boliche, jardinagem e socialização com amigos. Você tem com frequência de mudar o ritmo e descobrir novas maneiras de fazer essas coisas prosseguirem sem percalços. Às vezes é preciso interrompê-las totalmente.". Muitas pessoas descrevem dificuldade em conseguir que outros parentes e amigos entendam o que está acontecendo e como podem ser envolvidos. Um marido diz: "Eu precisei ser específico sobre o que queria dos outros ou, do contrário, eles não saberiam. De início, acho que esperava que eles lessem a minha mente. Tudo ficou melhor agora, que eles têm alguma experiência direta com o cuidado de minha esposa.".

O que foi mais útil ao lidar com as questões do cuidado diário?

Se parentes e amigos estavam disponíveis, sua ajuda era considerada muito útil. Entretanto, a maioria das pessoas finalmente fala em buscar recursos adicionais, como um ajudante remunerado ou um centro-dia para idosos. Qualquer coisa feita em casa ou em um centro-dia para manter a pessoa com DA positivamente ocupada com as atividades ou com outros indivíduos é vista como útil. Várias pessoas falam do papel fundamental dos centros-dia para idosos em lhes aliviar das responsabilidades do cuidado e ajudar seus parentes com DA a desfrutar de um tempo fora de casa. Além disso, dizem que os profissionais dos centros-dia oferecem muitas informações e apoio. Uma esposa comenta: "As mulheres que dirigem o centro-dia são meus anjos. Elas me ajudaram a manter minha sanidade, ao mesmo tempo que mantêm meu marido feliz.". Vários indivíduos advertem sobre "não fazer isto sozinho" e sobre a necessidade de obter alívio em prol do seu próprio bem-estar. Um homem chegou à seguinte conclusão em relação à sua esposa com DA: "Quando ela está tendo um dia ruim e eu estou tendo um dia bom, a vida é controlável. Quando ela está tendo um dia bom e eu estou tendo um dia ruim, a vida também é controlável. Quando nós dois estamos tendo dias ruins, então precisamos de ajuda.". Um filho relata: "Quando consegui uma ajuda profissional sólida, pude assumir as coisas e ser proativo, para variar.". Uma esposa comenta: "De início me senti culpada por fazer coisas agradáveis sem ele. Finalmente percebi que embora ele preferisse sempre a minha companhia, outros podiam me substituir. Eu voltava para casa me sentindo renovada.". Uma filha declara que sua mãe era resistente a qualquer tipo de ajuda, até que uma mulher idosa lhe foi apresentada como uma "amiga", remunerada em segredo por sua filha.

O que você achou mais útil no enfrentamento das suas emoções no decorrer da doença?

A maioria das pessoas descobriu que várias estratégias de enfrentamento são úteis. A maior parte dos indivíduos descreve sentimentos de perda e dificuldade em aceitar as mudanças em seu relacionamento com a pessoa com DA. Uma esposa relata que sua maior dificuldade foi ser honesta sobre seus sentimentos, "especialmente os sombrios". Técnicas de autorrelaxamento, orações, exercício físico, grupos de apoio e humor estavam entre as maneiras de enfrentamento mais comumente usadas para enfrentar emoções difíceis. Falar com um amigo ou um conselheiro foi também útil para muitas pessoas, especialmente para os cônjuges. Um marido comenta: "Até que eu fosse capaz de me distanciar do nosso relacionamento e lidar com ele quase na terceira pessoa, tive muitos dias tristes.". Para os filhos adultos casados, contar com o apoio de um cônjuge é visto como valioso para enfrentar emoções difíceis. Aqueles que são empregados, com frequência encaram seu trabalho como uma boa saída.

Muitos indivíduos escrevem sobre a descoberta de uma sensação de satisfação e significado na situação atual. Isso normalmente se origina de uma crise que é resolvida reestruturando ou renegociando seu relacionamento com a pessoa portadora de DA. Um marido escreve: "Depois que superei minha raiva profunda, descobri como amar minha esposa de maneiras extremamente simples.". Uma filha diz: "Quando parei de observar meu pai se controlar e, em vez disso, me concentrei em entendê-lo, consegui lidar melhor com minhas emoções.". Uma mulher encara a DA de seu marido como "um projeto" que ela está determinada a enfrentar com sucesso em uma base diária. Um homem que pratica meditação budista refere-se à doença de sua esposa como a "oportunidade do Alzheimer", em que tanto ele quanto sua esposa podem ser transformados em seus eus essenciais.

O que o deixa mais esperançoso? Mesmo que uma cura ou um tratamento para deter o Alzheimer não seja logo descoberto, o que o mantém seguindo em frente?

Relativamente poucas pessoas se apegam à esperança de uma cura ou de tratamentos médicos melhores. A grande maioria expressa a percepção de que os avanços científicos não estarão disponíveis a tempo de beneficiá-las. Embora em geral esperançosas de que as gerações futuras venham a se beneficiar da pesquisa biomédica, elas agora concentram sua atenção em enfrentar as preocupações do cotidiano do relacionamento afetivo. Esperar, por hoje, parece ser o bastante na maioria dos casos. Um marido escreve: "Eu não tenho esperança de que haja um grande avanço médico, mas o que me mantém seguindo em frente é o amor que sinto por minha esposa.". Uma esposa diz: "Acho que algum dia será encontrada a cura, mas será tarde demais para nós. Enquanto isso, viver um dia de cada vez parece funcionar melhor. Toda novidade hoje é minha.". O objetivo de uma filha é colocado em termos simples: "Eu só quero que meu pai termine bem e tenho muita esperança de poder fazer que isso aconteça.". Um marido declara: "Eu só quero sobreviver à minha esposa e cuidar para que ela receba o melhor cuidado possível.". Uma esposa ecoa esse sentimento: "Eu só espero poder permanecer saudável e forte e acompanhar meu marido até o fim.". Outra esposa expressa seu ponto de vista de maneira sucinta: "Não vejo esperança de cura. O que me mantém seguindo em frente é o amor, puro e simples.".

Outros têm uma perspectiva mais filosófica. Uma esposa declara: "Tenho muita esperança de uma cura para nossos filhos e netos. Neste meio-tempo, o que me mantém seguindo em frente é a crença de que há um plano para a minha vida. Eu aceito a missão que me coube.". Um filho diz: "O que me faz seguir em frente é a certeza de que estou sempre aprendendo com as outras pessoas e com a experiência. Podemos mudar para nos ajustarmos a qualquer situação.". Uma filha acrescenta: "Não busco uma cura ou um tratamento médico melhor. Busco maneiras de reavivar o espírito – tanto o dela quanto o meu.". Um marido diz: "Não tenho ilusões sobre uma cura milagrosa. Estou muito esperançoso de agora poder olhar para frente em vez de olhar para trás. Esse ajuste na minha atitude é o que me permite cuidar da minha esposa.". Um filho fala: "Não estou necessariamente esperançoso de que haja uma cura, mas de um melhor entendimento de que podemos desfrutar do momento e ser mais capazes de oferecer dignidade e qualidade de vida às pessoas idosas.". Uma nora diz: "Espero que as gerações futuras não tenham de enfrentar o Alzheimer. Minha fé me mantém seguindo em frente agora.".

Qual tem sido a melhor parte – se há alguma – de cuidar de alguém com doença de Alzheimer? Em outras palavras, dessa experiência surgiu algo bom para você?

Esta pergunta evocou talvez as respostas mais interessantes. Algumas pessoas optaram por não responder nada e outra pequena minoria indicou que as coisas negativas superaram as positivas. Por exemplo, uma esposa escreve: "Não vejo nada de bom vindo no que eu encaro como uma morte lenta. Mas sei que ele faria o mesmo por mim se os papéis fossem invertidos.". Outra esposa observa: "Para ser honesta, não vejo nada de positivo nisto. Imagino que seja bom o que estou enfrentando e que o meu marido esteja feliz. E que haverá vida após o Alzheimer.". Uma esposa escreve: "Até agora, nada além de frustração veio do Alzheimer de meu marido. Ele fala com facilidade, mas esquece tudo.".

Entretanto, a maioria das pessoas escreve sobre os surpreendentes benefícios de cuidar de alguém com DA. Essa experiência com frequência resulta em um relacionamento melhorado com a pessoa portadora de DA ou outros familiares e amigos. Acima de tudo, essa vivência trouxe à tona uma resiliência pessoal e uma determinação intensa que teriam sido inimagináveis anteriormente. As citações que se seguem atestam a natureza transformadora da experiência do cuidado:

> Agora sou uma pessoa melhor, mais paciente e tolerante, menos autocentrada. Estou contente por ajudar meu marido, que sempre me ajudou.

> Quando entrei em contato com meu amor incondicional, assumi o cuidado de minha esposa porque eu queria, não porque tinha de assumir. Isso aprofundou minha vida espiritual e me tornou mais consciente do sofrimento do outro. Eu me tornei mais socialmente responsável.

> Participando de um grupo de apoio, aprendi muito sobre devoção e ternura. Sou grato pela oportunidade de conhecer pessoas tão incríveis. Elas são heróis e heroínas anônimos.

> A melhor parte disso é saber que o nosso amor ainda perdura.

Ele depende de mim para tudo e às vezes eu me sinto sufocada. Mas ficamos cada vez mais próximos. Eu também continuo a me fortalecer a cada dia. Agora faço coisas que nunca sonhei que algum dia fosse fazer.

O Alzheimer acabou com as inibições de minha mãe. Embora isso às vezes cause constrangimento, ela agora é uma pessoa muito mais feliz e adorável do que foi no passado. Eu me sinto muito abençoada por ter esse tempo com ela.

Agora, em vez de lutar contra o que o destino colocou diante de mim, posso ver em retrospecto que enriqueci com essa experiência. Embora os céticos possam pensar que isso me faça parecer idealista, há momentos ao longo desse caminho muitas vezes escuro em que tenho me sentido abençoada e recompensada. Também estou satisfeita por saber que fiz uma diferença positiva na qualidade de vida da minha sogra. Sei que ela também aprecia o esforço.

Passei a amar minha mãe muito profundamente e a apreciar que sua essência como pessoa permanece e reage ao amor, ao cuidado, ao humor, à alegria e à proximidade. Passei a entender uma forma mais profunda de intimidade que vai além das palavras.

Eu me divirto atualmente com meu pai como nunca me diverti antes. Ele estava sempre fazendo coisas de homens quando eu estava crescendo, mas agora está ali presente para mim, conversamos sobre o passado e rimos. Eu não conseguia me conectar antes com ele, mas agora gostamos de separar Legos por cor. Imagine... uma bênção no meio de tudo isto!

Cuidar do meu marido me mostrou a profundidade e a expansão da força e da paciência que possuo, muito mais do que jamais tive consciência antes de enfrentar esse desafio. Ambos temos a alegria de ter uma família, amigos e vizinhos que têm estado conosco nessa jornada.

Coloquei de lado as coisas que me separavam de minha mãe – tantas coisas que na verdade não importam. Também consegui me dar melhor com meus irmãos.

Aprendi a ter paciência, a ouvir e a empatizar. Mas é uma maneira infernal de aprender. Nunca conheci tanto sofrimento.

Embora eu ainda esteja tentando superar minha raiva e frustração, vejo que nos tornamos mais próximos como uma família.

A doença de meu pai avançou a ponto de ele não me reconhecer mais, mas sou grata a que ele se sinta amado. A melhor parte disso é saber que ele é realmente feliz, apesar do Alzheimer.

Seria melhor se meu pai não tivesse essa doença, mas a melhor coisa que eu descobri foi que meu marido é um genro maravilhoso e carinhoso.

Estamos agora mais próximos como família, pois todos nos juntamos para cuidar da minha sogra. Além disso, ela agora está menos reservada e aceitando melhor a nossa ajuda. Está mais compreensiva e agradável do que no passado.

Aprendi a guardar como um tesouro as lembranças de todos os anos bons, em vez de ficar lamentando a perda dos anos que podíamos ter passado juntos.

Uma assistente-social que trabalhava com indivíduos e famílias afetadas pela DA antes do início da DA de sua mãe relata:

Ter essa experiência pessoal aprofundou e acrescentou outra dimensão à minha vida profissional. Não quero dizer que os profissionais que não tiveram esta experiência não possam ser excelentes – há muitos. Outra experiência positiva é a conexão amorosa, íntima e espiritual que isso proporcionou à minha mãe e a mim. Nós nunca teríamos atingido este nível no nosso relacionamento sem seu Alzheimer. Foi realmente um presente.

Lições aprendidas

É difícil condensar as experiências variadas das pessoas que têm cuidado de um ente querido com DA. É mais difícil ainda explicar por que as pessoas enfrentam mal ou bem um conjunto similar de desafios dia após dia, ano após ano. A qualidade do relacionamento no passado de uma pessoa com alguém portador de DA influencia sua capacidade de enfrentamento. A quantidade e a frequência dos apoios sociais certamente também fazem diferença. Outros recursos pessoais, como tempo e dinheiro, são igualmente relevantes. Uma grande quantidade de pesquisa social nos últimos anos tem expressado vários fatores que ajudam a explicar por que algumas pessoas enfrentam mal e outras enfrentam bem o cuidar de um ente querido com DA. Um achado interessante emergiu: acima de qualquer outra coisa, a maneira como a pessoa percebe a situação é responsável por grande parte da diferença entre o bom e o mau enfrentamento da doença.

Aqueles que enxergam essa situação como uma tragédia contínua em geral reagem aos fatores de estresse com depressão, ansiedade e uma série de outros problemas. Eles não percebem resultados positivos de seu trabalho árduo e com frequência se sentem esgotados. A deterioração da mente de um ente querido é causa de tristeza diária. Eles enxergam pouca ou nenhuma coisa boa na situação presente e realmente sofrem com um funeral sem fim. O desespero é uma realidade cotidiana e o futuro parece sombrio.

No entanto, aqueles que aprendem a enxergar um ente querido com DA como uma oportunidade de atingir significado, missão ou propósito pessoal têm a probabilidade de enfrentar bem a situação. Seus inúmeros atos de devoção, embora às vezes exaustivos, os conduzem não ao desespero, mas à confirmação de que cada dia vale a pena ser vivido. Aceitam os limites impostos pela DA, mas tentam perceber o potencial de cada encontro e ato de cuidado. Enxergam os problemas como desafios que podem conduzir ao crescimento pessoal. Olham com os olhos da fé, independentemente de qualquer inclinação religiosa, e entendem que uma mente ou corpo mutilado não é a principal tragédia. Estão mais preocupados com o cuidado da alma – a de seu ente querido e a sua própria.

Você não pode dar o que não tem. Se não consegue estar aberto às possibilidades apresentadas pela DA, então procure ajuda – você ficará surpreendido ao encontrar outras pessoas que aprenderam a florescer, não apenas a sobreviver. Você pode mudar sua atitude e comportamento para se adaptar a essa situação de mudança de vida. A resiliência humana diante da adversidade é uma maravilha a ser contemplada. Seu ente querido com DA vai se beneficiar da sua luta pessoal e você vai finalmente se tornar uma pessoa incrivelmente melhor.

Por fim, quero terminar com um apelo à coragem. Você tem uma responsabilidade enorme de garantir que alguém com DA viva a vida em sua plenitude, não importa o quão drasticamente isso possa diferir dos seus padrões passados. Ao mesmo tempo, precisa também se certificar de manter sua vida equilibrada, apesar dos sacrifícios que faz todos os dias. Winston Churchill implorou ao povo da Grã-Bretanha em meio à Segunda Guerra Mundial para continuar lutando pela esperança e sua mensagem pode muito bem se aplicar a você agora:

Nunca se entregue, nunca se entregue, nunca, nunca, nunca, nunca – em nada, grande ou pequeno, vasto ou minúsculo – nunca se entregue exceto às convicções da honra e do bom-senso.

Epílogo

Defendendo a mudança

*Não basta que uma grande nação simplesmente
tenha adicionado novos anos à vida. Nosso objetivo
deve também ser adicionar nova vida a esses anos.*
John F. Kennedy

    Se você é um parente ou amigo diretamente envolvido na provisão de cuidado a alguém com DA, provavelmente está despendendo muito tempo e energia lidando com isso todos os dias. Embora os problemas associados à doença sejam compartilhados por milhões de pessoas, seu foco são provavelmente as questões pessoais ou familiares relacionadas à doença e não ao contexto social mais amplo. Embora possa lhe parecer irrealista neste momento se envolver na defesa de mudanças na política pública que melhorem o cuidado e conduzam a melhores tratamentos ou prevenção, você deve estar consciente das questões mais amplas na arena política. O problema da DA é demasiado grande e complexo para qualquer indivíduo ou família resolver, e são necessários defensores nas batalhas prolongadas sobre política pública e financiamento.
    Até recentemente na sociedade americana, várias gerações de famílias em geral viviam muito próximas. A assistência mútua no cuidado das necessidades dos jovens e idosos era uma expectativa clara nas famílias ampliadas. Muitas vezes, a responsabilidade de cuidar de um parente doente ou incapacitado era do mesmo modo compartilhada entre os membros da família. Por várias razões, hoje em dia as famílias em geral não desfrutam desses vínculos próximos. A responsabilidade de cuidar dos jovens e dos idosos é atualmente compartilhada por menos membros da família do que jamais antes na história humana. Na maioria das vezes, o cuidado de alguém com uma doença grave ou incapacitante como a DA recai nos ombros de uma pessoa. Infelizmente, nenhum indivíduo pode satisfazer com sucesso as necessidades de longo prazo de alguém com DA, e várias formas de ajuda, como aquela proporcionada por familiares, amigos, vizinhos, empregadores, igrejas, organizações cívicas e programas governamentais, são necessárias.

Quando Hillary Rodham Clinton escreveu seu livro baseado no adágio africano "É necessária uma aldeia para criar uma criança", foi criticada por substituir o governo pelo papel dos indivíduos. Ela respondeu dizendo que a tarefa de criar uma criança é tão fundamental para a sociedade que precisa ser vista tanto como um esforço pessoal quanto como um esforço coletivo. Esse mesmo argumento pode muito bem se aplicar à tarefa de cuidar de alguém com DA. A doença cobra um preço alto à sociedade – todos pagam, direta ou indiretamente. O mesmo ocorre com os atuais enormes problemas financeiros da DA, que custam bem mais de 100 bilhões de dólares por ano, somente nos Estados Unidos.[1] Embora muitos custos sejam arcados particularmente, as despesas para o governo e para as empresas já são enormes e vão continuar a crescer à medida que o número de pessoas com DA aumentar nas próximas décadas.

A política da atenção à saúde

Sempre que enormes números de americanos têm sido afetados por um problema de saúde tão importante quanto a DA, tem havido um movimento político para exigir mais financiamento para a pesquisa e para a melhoria do cuidado. Os problemas de saúde pública da tuberculose e da poliomielite nas décadas passadas conduziram a aumentos maciços nos gastos do governo para lidar com essas doenças. Mais recentemente, aumentos significativos nas alocações do governo destinadas à Aids e ao câncer de mama podem remontar diretamente à defesa fundamental por parte de pessoas com essas doenças, seus entes queridos e profissionais da atenção à saúde. A crise da Aids, em particular, que começou no início da década de 1980, consolidou o poder político de *gays* e lésbicas como nenhuma outra causa e concentrou a atenção do público como nenhum outro problema de saúde nas épocas recentes. Os esforços organizados dos defensores podem claramente instilar a vontade política para aumentar o financiamento do governo para o cuidado, o tratamento e a prevenção de doenças importantes.

O problema da DA ainda não tem um grande destaque, apesar dos espantosos custos humanos e financeiros. Os portadores da doença raramente conseguem falar por si. Não conseguem montar campanhas para escrever cartas, marchar em passeatas públicas ou interceder junto aos políticos eleitos para expressar sua insatisfação com o estado de financiamento para o cuidado, o tratamento e a prevenção da DA. Em sua maioria, são idosos que estão ocultos nas sombras e são facilmente ignorados pelo restante da sociedade. São considerados "passado" e não detêm poder político. Além disso, seus entes queridos, diretamente envolvidos com o cuidado deles, estão ocupados demais para se envolver em um movimento político exigente.

A Associação de Alzheimer, a Sociedade de Alzheimer e organizações similares têm sido notavelmente eficazes no aumento da consciência pública e no levantamento de recursos federais para a pesquisa da DA todos os anos nos últimos vinte anos. Entretanto, embora a quantia total destinada à pesquisa da DA por fundos do governo dos Estados Unidos continue a aumentar a cada ano, os gastos de pesquisa empalidecem em comparação com outros problemas importantes de saúde pública. É necessário que os defensores levantem fundos e pressionem os políticos eleitos para destinar uma porção muito maior dos recursos federais. Nos Estados Unidos, a Associação de Alzheimer é a principal organização a se empenhar nessa causa. Se a preocupação com a saúde dos nossos idosos não gera interesse sobre a DA no público em geral, o autointeresse deve gerar. No ano de 2050, cerca de 14 milhões de americanos e mais de 100 milhões de pessoas no mundo todo terão a doença.[2] As mulheres em particular carregam uma carga maior do que os homens em relação à DA e a doença deve com razão ser defendida como uma questão da saúde da mulher. Não só mais mulheres do que homens têm DA, mas elas também proporcionam uma quantidade desproporcional de cuidado às pessoas com a doença. Não é preciso ter uma bola de cristal para prever o que irá ocorrer nas próximas décadas quando mais pessoas forem afetadas por essa condição crônica. É como se estivéssemos à beira do oceano e pudéssemos ver um furacão se aproximando de longe, esperando que a ciência resolva o problema antes que a tragédia nos atinja. O pensamento fantasioso e a negação não vão fazer o problema desaparecer.

O papel do governo

Estão sendo feitos progressos para encontrar melhores tratamentos e meios de prevenir a DA. Prevenir a doença é o objetivo fundamental da pesquisa biomédica, mas esse ainda é apenas um sonho. Robert Butler, MD, ex-diretor do National Institute on Aging, advertiu:

> Continuamos malpreparados para o século XXI, quando a população idosa vai se tornar sem precedentes... Encaro a geração do *baby boom* como uma geração em risco. Ainda dedicamos relativamente poucos recursos para entender a biologia do envelhecimento. Embora tenhamos feito progressos no entendimento da patogênese da doença de Alzheimer, ainda estamos muito longe de uma cura.[3]

Apesar dos importantes avanços das duas últimas décadas, ainda pode demorar muitas décadas mais para que possam ser vistos maiores resultados.

Os esforços científicos necessitam de melhor financiamento para acelerar o índice de progresso. Um orçamento anual de 1 bilhão de dólares, concedido pelo governo dos Estados Unidos para a pesquisa de DA, começaria a colocar a doença no mesmo nível que o câncer, a doença cardíaca e a Aids. Dedicar 15% dessa quantia para a pesquisa a fim de encontrar melhores formas de cuidar das pessoas com a doença e suas famílias enfatizaria a importância dos aspectos psicossociais da doença.

Contudo, o destino de milhões de pessoas não pode ser confiado inteiramente ao trabalho árduo dos cientistas que visam revelar os mistérios da DA. Deve haver também maior atenção na assistência àqueles que estão atualmente enfrentando a doença e que nunca provarão dos frutos do progresso científico. A qualidade de vida deles depende mais da compaixão e da habilidade humanas do que de novos grandes avanços médicos. O que pode ser feito para ajudar os indivíduos e as famílias de um modo prático? Seguem algumas ideias:

- Os membros da família e outras pessoas que proporcionam cuidado direto devem receber maiores incentivos fiscais em reconhecimento ao seu trabalho árduo e economias de custos à sociedade.
- Os médicos, enfermeiras, assistentes-sociais e outros profissionais de saúde necessitam ser mais bem remunerados por seus serviços para evitar que pessoas com DA sejam admitidas em hospitais e em outras instituições de prestação de cuidado.
- Deve haver incentivos do governo em todos os níveis que desenvolvam alternativas de cuidado de enfermagem em domicílio, como assistência domiciliar, instituições de vida assistida e outros arranjos de vida suportivos. Uma rede de apoio familiar abrangente deve ser estabelecida. Nos Estados Unidos, o National Family Caregiving Support Program está atualmente fazendo uma diferença positiva nas vidas das famílias, mas esse programa necessita de um grande incremento no orçamento para 1 bilhão de dólares.
- As famílias necessitam de acesso fácil a programas de capacitação, orientação e aconselhamento de preços acessíveis para apoiá-las em seu papel como os principais provedores do cuidado. Por exemplo, para melhorar o cuidado médico para seus quase 500 mil habitantes com DA, o estado da Califórnia financiou uma campanha de orientação destinada às pessoas com DA, suas famílias e médicos. Outros estados devem financiar campanhas de orientação similares, considerando a enorme lacuna de comunicação existente entre pacientes, pessoas próximas e médicos.
- Deve ser desenvolvida e disponibilizada uma tecnologia que proporcione informações, serviços e conexões *on-line* para as famílias que enfrentam o DA. Por exemplo, sistemas de computadores, como o Comprehensive Health Enhancement Support System (Chess), desenvolvido pela Universidade de Wisconsin e pelo Link2Care da Califórnia, e operado pela Family Caregiver Alliance, devem se tornar prontamente acessíveis a todos os interessados na DA.

O papel do setor privado

O governo sozinho não pode resolver a série de problemas associados à DA. As empresas já pagam um alto preço por esta doença, pelo menos 60 bilhões de dólares anualmente, segundo uma pesquisa encomendada pela Associação de Alzheimer.[4] O absenteísmo e o atraso afetam cerca de um terço dos empregados que cuidam de familiares com DA, e 10% deixam seus empregos a cada ano devido a seus papéis concorrentes no trabalho e em casa. Em resposta a essas preocupações relacionadas à família, muitos empregadores têm desenvolvido programas de assistência para o cuidado do idoso. Esses incluem benefícios como:

- serviços de encaminhamento vinculando os empregados a serviços em toda a nação, possibilitando arranjar cuidado para um parente que more no local ou distante dali;
- reembolso de serviços pagos para um parente incapacitado, similar ao reembolso para a assistência à criança;
- contas de gastos flexíveis que permitem que a renda bruta seja desprezada e reembolsada após o recebimento dos serviços;
- pacotes de seguro para o cuidado prolongado destinado a empregados, cônjuges, pais e parentes afins;
- aconselhamento para os empregados e seus familiares afetados pelas responsabilidades de cuidado.

O governo e as empresas podem ter efeitos poderosos sobre a qualidade de vida para os indivíduos e as famílias afetadas pela DA. Por exemplo, o AmeriCorps, um programa de serviço nacional do governo dos Estados Unidos que subsidia voluntários que trabalham em organizações sem fins lucrativos, poderia tornar a DA uma área prioritária e se concentrar diretamente nos serviços para as pessoas afetadas pela doença, quer elas vivam em casa, quer em instituições de cuidado. Igrejas, sinagogas, escolas, universidades, hospitais, agências de serviço social e organizações filantrópicas também podem se dedicar mais aos problemas associados à DA. Os "Cafés de Alzheimer" mensais que estão surgindo na Europa ilustram como as organizações privadas podem ser úteis ao reunir pessoas com DA, suas famílias, voluntários e profissionais para um misto de orientação, consulta, apoio emocional e interação social. A cooperação é necessária entre as diferentes partes para criar uma variedade de programas e alistar voluntários para apoiar os indivíduos e as famílias que lidam com a doença em todas as comunidades.

Há muitos altos e baixos na história relativamente breve da pesquisa sobre as causas, o tratamento e a prevenção da DA. O sucesso finalmente vai depender em grande parte do financiamento de fontes públicas e privadas. O objetivo de prevenir a DA finalmente será alcançado quando uma massa crítica de pessoas decidir que essa é uma prioridade que merece um financiamento em grande escala. Neste meio-tempo, o objetivo de melhorar a qualidade de vida de milhões de indivíduos e famílias afetadas pela doença requer também um maior financiamento. A placa que Ronald Reagan mantinha sobre sua mesa na Sala Oval da Casa Branca pode muito bem ser adotada como o lema de todos que trabalham para esses objetivos: ISSO PODE SER FEITO. Esse mesmo senso de otimismo deve estimular as esperanças de todos que estão interessados nessa doença que rouba a mente e, especialmente, daqueles afetados pela doença que não podem mais falar por si.

Notas

Capítulo 1: A necessidade de um diagnóstico preciso

1. PETERSON, R. C. et al. Mild cognitive impairment: clinical characterization and outcome. *Archives of Neurology*, v. 56, n. 3, p. 303-308, 1999.

2. MORRIS, J. C. et al. Mild cognitive impairment represents early-stage Alzheimer's disease. *Archives of Neurology*, v. 58, p. 379-405, 2001; BENNETT, D. A. et al. Natural history of mild cognitive impairment in older persons. *Neurology*, v. 59, p. 198-205, 2002.

3. KOLB, B.; WHISHAW, I. Q. *Fundamentals of human neuropsychology*. 3rd ed. New York: W.H. Freeman, 1990.

4. ALZHEIMER, A. Über eine eigenartige Erkrankung der Hirnrinde. *Allgemeine Zeitschrift für Psychiatrie und Psychisch-Gerichtliche Medizin*, v. 64, p. 146-148, 1907; _____. et al. A characteristic disease of the cerebral córtex. *Clinical Anatomy*, v. 8, n. 6, p. 429-431, 1995.

5. AARP AND ADMINISTRATION ON AGING. *A profile of older Americans 2001*. Washington, D.C.: AARP, 2001.

6. EVANS, D. A. et al. Estimated prevalence of Alzheimer's disease in the United States. *Milbank Memorial Fund Quarterly*, v. 68, p. 267-289, 1990.

7. KILLIANY, R. J. et al. Use of structural magnetic resonance imaging to predict who will get Alzheimer's disease. *Annals of Neurology*, v. 47, n. 4, p. 430-439, 2000; PETERSON, R. C. et al. Memory and MRI-based hippocampal volumes in aging and AD. *Neurology*, v. 54, n. 3, p. 581-587, 2000; SMALL, G. W. et al. In vivo brain imaging of tangle burden in humans. *Journal of Molecular Neuroscience*, v. 19, n. 3, p. 323-327, 2002.

8. FOLSTEIN, M. F.; FOLSTEIN, S. E.; MCHUGH, P. R. Mini-mental state: a practical method for grading the cognitive state of patients for the clinician. *Journal of Psychiatric Research*, v. 12, p. 189-198, 1975.

9. MCKANN, G. et al. Clinical diagnosis of Alzheimer's disease: report of the NINCDS-ADRDA work group under the auspices of the Department of Health and Human Services Task Force on Alzheimer's Disease. *Neurology*, v. 34, p. 939-944, 1984; AMERICAN PSYCHIATRIC ASSOCIATION. *The diagnostic and statistical manual of mental disorders*. 4th ed. Washington, DC: American Psychiatric Association, 1994.

10. MIRRA, S. S. et al. The Consortium to Establish a Registry for Alzheimer's Disease (CERAD), Standardization of the neuropathologic assessment of Alzheimer's disease. *Neurology*, v. 41, p. 479-484, 1991; MENDEZ, M. F. et al. Clinically diagnosed Alzheimer's disease: neuropathologic findings in 650 cases. *Alzheimer's Disease and*

Associated Disorders, v. 6, n. 35, 1992; BECKER, J. T. et al. The natural history of Alzheimer's disease: description of study cohort and accuracy of diagnosis. *Archives of Neurology*, v. 51, p. 585-590, 1994.

11. A menos que declarado em contrário, todas as citações são extraídas de arquivos do autor; detalhes identificadores foram alterados para proteger a privacidade.

12. ROLAND, D. *Alzheimer's disease: communicating with the patient.* Research Triangle Park, NC: GlaxoWellcome, Inc., 1995. Video.

Capítulo 2: Sintomas dos estágios iniciais da doença de Alzheimer

1. REAGAN, R. *Open letter to the American public.* 4 Nov. 1994. Disponível em: <www.reagan.utexas.edu/resource/hand-out/Alzheime.htm>.

2. ZUCKERMAN, M. J. Bush: Reagan wasn't ill as president, *USA Today*, 29 Nov. 1996.

3. MORRIS, E. *Dutch:* a memoir of Ronald Reagan. New York: Random House, 1999.

4. Muskie amazed by president's memory lapses. *Los Angeles Times*, sec. 1, p. 1, 2 Mar. 1987; SHEA, J. O'; CAWLEY, J. Panel rips Regan, Reagan: president seen as "unaware" in Iran-Contra deal. *The Chicago Tribune*, sec. 1, p. 1, 27 Feb. 1987.

5. DAVIDSON, A. *Alzheimer's, a love story:* one year in my husband's journey. Secaucus, NJ: Carol Publishing Group, 1997.

6. BAYLES, K. A. Alzheimer's disease symptoms: prevalence and order of symptoms. *The Journal of Applied Gerontology*, v. 10, n. 4, p. 419-430, 1991.

7. TENNIS, L. Alzheimer's diary: I have what! *The Caregiver*, p. 6-13, Winter 1992.

8. BINETTI, G. et al. Visual and spatial perception in the early phases of Alzheimer's disease. *Neuropsychology*, v. 12, n. 1, p. 29-33, 1998.

9. DEVANAND, D. P. et al. The course of psychopathologic features in mild to moderate Alzheimer's disease. *Archives of General Psychiatry*, v. 54, n. 3, 257-263, 1997.

10. DEROUSNE, C. et al. Sexual behavioral changes in Alzheimer's disease. *Alzheimer's Disease and Associated Disorders*, v. 10, n. 2, p. 86-92, 1996; WRIGHT, L. K. The impact of Alzheimer's disease on the marital relationship. *The Gerontologist*, v. 21, n. 2, p. 224-237, 1991; ZEISS, A. M. et al. The incidence and correlates of erectile problems in patients with Alzheimer's disease. *Archives of Sexual Behavior*, v. 19, n. 4, p. 325-331, 1991.

11. SANO, M. et al. Simple reaction time as a measure of global attention in Alzheimer's disease. *Journal of the International Neuropsychological Society*, v. 1, n. 1, p. 56-61, 1995; OTT, B. R. et al. Quantitative assessment of movement in Alzheimer's disease. *Journal of Geriatric Psychiatry and Neurology*, v. 8, n. 1, p. 71-75, 1995.

12. MESHOLAM, R. I. et al. Olfaction in neurodegenerative disease: a meta-analysis of olfactory functioning in Alzheimer's and Parkinson's diseases. *Archives of Neurology*, v. 55, n. 1, p. 84-90, 1998; SOLOMON, G. S. et al. Olfactory dysfunction discriminates Alzheimer's dementia from major depression. *Journal of Neuropsychiatry and Clinical Neuroscience*, v. 10, n. 1, p. 64-67, 1998.

Capítulo 3: Fatores de risco para o desenvolvimento da doença de Alzheimer

1. EVANS, D. A. et al. Prevalence of Alzheimer's disease in a community population higher than previously reported. *Journal of the American Medical Association*, v. 262, p. 2.251-2.256, 1989.

2. NATIONAL INSTITUTE ON AGING. *Progress report on Alzheimer's disease 2000*. Bethesda, MD: US Department of Health and Human Services, National Institutes of Health, National Institute on Aging, 2001. Disponível em: <http://www.nia.nih.gov/Alzheimers/Publications/ProgressReportArchive.htm>.

3. WORLD HEALTH ORGANIZATION. *World health report 2001, mental health: new understanding, new hope*. Geneva, Switzerland: WHO, 2001. Disponível em: <http://www.who.int/whr/2001/en/index.html>.

4. BREITNER, J. C. et al. Familial aggregation in Alzheimer's disease: comparison of risk among relatives of early-and late-onset cases, and among male and female relatives in successive generations. *Neurology*, v. 38, p. 207-212, 1988.

5. GEORGE-HYSLOP, P. St. et al. The genetic defect causing familial Alzheimer's disease maps on chromosome 21. *Science*, v. 235, p. 885-890, 1987; SCHELLENBERG, G. D. et al. Genetic linkage evidence for a familial Alzheimer's disease lócus on chromosome 14. *Science*, v. 258, n. 5.082, p. 668-671, 1992; LEVY-LAHAD, E. et al. Candidate gene for the chromosome 1 familial Alzheimer's disease locus. *Science*, v. 269, n. 5.226, p. 973-977, 1995.

6. POST, S. G.; WHITEHOUSE, P. J. *Genetic testing for Alzheimer's disease:* ethical and clinical issues. Baltimore, MD: The Johns Hopkins University Press, 1998.

7. CORDER, E. H. et al. Gene dose of apoliprotein in E type 4 allele and the risk of Alzheimer's disease in late-onset families. *Science*, v. 261, n. 5.123, p. 921-923, 1993.

8. EANS, D. A. et al. Apolipoprotein A epsilon4 and incidence of Alzheimer's disease in a community population of older persons. *Journal of the American Medical Association*, v. 227, p. 822-824, 1997.

9. MYERS, A. et al. Susceptibility locus for Alzheimer's disease on chromosome 10. *Science*, v. 290, n. 5.500, p. 2.304-2.305, 2000; BETRAM, L. et al. Evidence for genetic linkage of Alzheimer's disease to chromosome 10q. *Science*, v. 290, n. 5.500, p. 2.302-2.303, 2000.

10. THE RONALD AND NANCY REAGAN RESEARCH INSTITUTE OF THE ALZHEIMER'S ASSOCIATION; THE NATIONAL INSTITUTE ON AGING WORKING GROUP. Consensus report of the working group. Molecular and biochemical markers of Alzheimer's disease. *Neurobiology of Aging*, v. 19, n. 2, p. 109-116, 1998; MAYEUX, R. et al. For the Alzheimer's disease centers consortium on apopipoprotein E and Alzheimer's disease. Utility of the apolipoprotein E genotype in the diagnosis of Alzheimer's disease. *New England Journal of Medicine*, v. 338, n. 8, p. 506-511, 1998.

11. WISNIEWSKI, K. E.; WISNIEWSKI, H. M.; WEN, G. Y. Occurrence of neuropathological changes and dementia of Alzheimer's disease in Down's syndrome. *Annals of Neurology*, v. 17, p. 272-282, 1985.

12. VISSER, F. E. et al. Prospective study of the prevalence of Alzheimer-type dementia in institutionalized individuals with Down's syndrome. *American Journal of Mental Retardation*, v. 101, p. 400-412, 1997.

13. HEYMAN, A. et al. Alzheimer's disease: a study of epidemiological aspects. *Annals of Neurology*, v. 15, p. 335-341, 1984; MAYEUX, R. et al. Genetic susceptibility and head injury as risk factors for Alzheimer's disease among community-dwelling persons and their first-degree relatives. *Annals of Neurology*, v. 33, p. 494-501, 1993; NEMETZ, P. N. et al. Traumatic head injury and time to onset of Alzheimer's disease: a population study. *American Journal of Epidemiology*, v. 149, p. 32-40, 1999.

14. SCHOFIELD, P. W. et al. Alzheimer's disease after remote head injury. *Journal of Neurology, Neurosurgery and Psychiatry*, v. 62, p. 119-124, 1997; GUO, Z. et al. Head injury and the risk of AD in the MIRAGE study. *Neurology*, v. 54, n. 6, p. 1.316-1.323, 2000.

15. EVANS, D. A. et al. Education and other measures of socioeconomic status and risk of incident Alzheimer's disease in a defined population of older persons. *Archives of Neurology*, v. 54, n. 11, p. 1.399-1.405, 1997; STERN, Y. et al. Influence of education and occupation on the incidence of Alzheimer's disease. *Journal of the American Medical Association*, v. 271, n. 13, p. 1.004-1.110, 1994; WHITE, L. et al. Association of education with incidence of cognitive impairment in three established populations for epidemiologic studies of the elderly. *Journal of Clinical Epidemiology*, v. 47, p. 363-370, 1994.

16. PAYAMI, H. et al. Increased risk of familial late-onset Alzheimer's disease in women. *Neurology*, v. 46, p. 126-129, 1996; LAUNER, L. J. et al. Rates and Risk factors for dementia and Alzheimer's disease: results from the EURODEM pooled analysis. *Neurology*, v. 52, p. 78-84, 1999; LETENNEUR, L. et al. Are sex and educational level independent predictors of dementia and Alzheimer's disease? Incidence data from the PAQUID Project. *Journal of Neurology Neurosurgery and Psychiatry*, v. 66, p. 177-183, 1999.

17. SNOWDEN, D. A. et al. Brain infarction and the clinical expression of Alzheimer's disease: the nun study. *Journal of the American Medical Association*, v. 277, n. 10, p. 813-817, 1997.

18. MAYEUX, R. et al. An estimated prevalence of dementia in Parkinson's disease. *Archives of Neurology*, v. 45, p. 260-262, 1988; MOHR, E.; MENDIS, T.; GRIMES, J. D. "Late cognitive changes in Parkinson's disease with an enphasis on dementia". In: WEINER, W. J.; LANG, A. E. (Eds.). *Behavioral neurology of movement disorders*. New York: Raven Press, 1995. p. 97-113.

19. HEYMAN, A. et al. Estimated prevalence of dementia among elderly black and white community residents. *Archives of Neurology*, v. 48, p. 594-598, 1991.

20. TANG, M. S. et al. The APOE-E4 allele and the risk of Alzheimer's disease among african-americans, whites and hispanics. *Journal of the American Medical Association*, v. 279, n. 10, p. 751-755, 1998.

21. WHITE, L. et al. Prevalence of dementia in older japanese-american men in Hawaii. *Journal of the American Medical Association*, v. 276, n. 12, p. 955-960, 1996.

22. ARMSTRONG, R. A.; WINSPER, S. J.; BLAIR, J. A. Aluminum and Alzheimer's disease: review of possible pathogenic mechanisms. *Dementia*, v. 7, n. 1, p. 1-9, 1996; SAVORY, J. et al. Can the controversy of the role of aluminum in Alzheimer's disease be resolved?. *Journal of Toxicity and Environmental Health*, v. 48, n. 6, p. 615-635, 1996.

23. MARKESBURY, W. R. "Trace elements in Alzheimer's disease". In: KHACHATURIAN, Z. S.; RADEBAUGH, T. S. (Eds.). *Alzheimer's disease:* cause(s), diagnosis, treatment, and care. Boca Raton, FL: CRC Press, 1996. p. 233-236; SAXE, S. R. et al. Alzheimer's disease, dental amalgam and mercury. *Journal of the American Dental Association*, v. 130, p. 191-199, 1999.

24. KUKALL, W. A. et al. Solvent exposure as a risk factor for Alzheimer's disease: a case-control study. *American Journal of Epidemiology*, v. 141, n. 11, p. 1.059-1.071, 1995.

25. CANADIAN STUDY OF HEALTH AND AGING INVESTIGATORS. The Canadian Study of Health and Aging: risk factors for Alzheimer's disease in Canada. *Neurology*, v. 40, p. 1.492-1.495, 1994.

26. SOBEL, E. et al. Elevated risk of Alzheimer's disease among workers with likely electromagnetic field exposure. *Neurology*, v. 47, n. 6, p. 1.477-1.781, 1996; FEYCHTING, M. et al. Dementia and occupational exposure to magnetic fields. *Scandinavian Journal of Work and Environmental Health*, v. 24, n. 1, p. 46-53, 1998.

27. OTT, A. et al. Smoking and the risk of dementia and Alzheimer's disease in a population-based cohort study: the rotterdam study. *Lancet*, v. 351, n. 9.119, p. 1.840--1.843, 1998.

28. MERCHANT, C. et al. The influence of smoking on the risk of Alzheimer's disease. *Neurology*, v. 52, n. 7, p. 1.408-1.412, 1999; OTT, A. et al. For the EURODEM incidence research group. Smoking is a risk factor for cognitive decline in non-demented elderly: the EURODEM studies. *Neurology*, v. 50, n. 4, suppl., 1998. Presentation at the Fiftieth Annual Meeting of the American Academy of Neurology. Minneapolis, MN, 29 Apr. 1998.

29. GRAVES, A. B. et al. Alcohol and tobacco consumption as risk factors for Alzheimer's disease: a collaborative re-analysis of case-control studies. *International Journal of Epidemiology*, v. 20, n. 2, Suppl. S48-57, 1991; L. LETTENNEUR, L. et al. Tobacco consumption and cognitive impairment in elderly people: a population-based study. *Annals of Epidemiology*, v. 4, n. 6, p. 449-454, 1994.

30. NEWHOUSE, P. A.; POTTER, A.; LEVIN, E. D. Nicotinic System involvement in Alzheimer's and Parkinson's disease: implications for therapeutics. *Drugs and Aging*, v. 11, n. 3, p. 206-228, 1997.

31. KALMIJN, S. et al. Polyunsaturated fatty foods, antioxidants, and cognitive function in the very old. *American Journal of Epidemiology*, v. 145, p. 33-41, 1994; LUCHINGER, J. A. et al. Caloric intake and Alzheimer's disease. *Archives of Neurology*, v. 59, n. 8, p. 1.258-1.263, 2002.

32. CLARKE, R. et al. Folate, vitamin B12, and serum total homocysteine levels in confirmed Alzheimer's disease. *Archives of Neurology*, v. 55, p. 1.449-1.455, 1998; SESHADRI, S. et al. Plasma homocysteine as a risk factor for Alzheimer's disease. *The New England Journal of Medicine*, v. 46, n. 7, p. 476-483, 2002.

33. SMITH, A. L. et al. The protective effects of life-long, regular physical exercise on the development of Alzheimer's disease. *Neurology*, v. 50, n. 4, Suppl. 1998. Presentation at the Fiftieth Annual Meeting of the American Academy of Neurology, Minneapolis, MN: 29 Apr. 1998; COTMAN, C. W.; BERCHTOLD, N. C. Exercise: a behavioral intervention to enhance brain health and plasticity. *Trends in Neurosciences*, v. 25, p. 6, 2002; LINDSAY, J. et al. Risk factors for Alzheimer's disease: a prospective analysis from the Canadian study of health and aging. *American Journal of Epidemiology*, v. 156, n. 5, p. 445-453, 2002.

34. YAFFE, K. et al. Serum lipoprotein levels, statin use, and cognitive function in older women. *Archives of Neurology*, v. 59, n. 3, p. 378-384, 2002; EXEL, E. Van et al. Association between high-density lipoprotein and cognitive impairment in the oldest old. *Annals of Neurology*, v. 51, n. 5, p. 716-721, 2002; LAUNER, L. J. et al. Cholesterol and neuropathic markers of AD: a population-based autopsy study. *Neurology*, v. 57, n. 8, p. 1.447-1.452, 2001.

35. JORM, A. F. et al. Psychiatric history and related exposures as risk factors for Alzheimer's disease. *International Journal of Epidemiology*, v. 20, Suppl. 2, p. S43-47, 1991.

36. YEHUDA, R. et al. Dose-response changes in plasma cortisol and lymphocyte glucocorticoid receptors following dexamethasone administration in combat veterans with and without posttraumatic stress disorder. *Archives of General Psychiatry*, v. 52, n. 7, p. 583-593, 1995; _____. et al. Learning and memory in combat veterans with posttraumatic stress disorder. *American Journal of Psychiatry*, v. 152, n. 1, p. 137-139, 1995.

37. SPECK, C. E. et al. History of depression as a risk factor for Alzheimer's disease. *Epidemiology*, v. 6, n. 4, p. 366-369, 1995; WETHERELL, J. L. et al. History of depression and other psychiatric illness as risk factors for Alzheimer's disease in a twin sample. *Alzheimer's Disease and Associated Disorders* v. 13, n. 1, p. 47-52, 1999; WILSON, R. S. et al. Depressive symptoms, cognitive decline, and risk of AD in older persons. *Neurology*, v. 59, p. 364-370, 2002.

38. NATIONAL INSTITUTES OF HEALTH. Diagnosis and treatment of depression in late life. *NIH Consensus Statement*, v. 9, n. 3, p. 1-27, 1991.

39. HENDERSON, A. S. Co-ocurrence of affective and cognitive symptoms: the epidemiological evidence. *Dementia*, v. 1, p. 119-123, 1990; MIGLIORELLI, R. et al. Prevalence and correlates of dysthmia and major depression among patients with Alzheimer's disease. *American Journal of Psychiatry*, v. 152, p. 37-44, 1995; FORSELL, Y.; WING-BLAD, B. Major depression in a population of demented and nondemented older people: prevalence and correlates. *Journal of the American Geriatrics Society*, v. 46, p. 27-30, 1998.

40. KENNEDY, J. S.; WHITEHOUSE, P. "Alzheimer's disease". In: BARCLAY, L. (Ed.). *Clinical geriatric neurology*. Malvern, PA: Lea and Febinger, 1993. p. 76-89.

41. ALEXOPOULOS, G. S. et al. (Eds.). *The expert consensus guideline series:* treatment of agitation in older persons with dementia. A special report of postgraduate medicine. Minneapolis, MN: McGraw-Hill Healthcare Information Programs, Apr. 1998. Disponível em: < http://www.psychguides.com/node/56>.

Capítulo 4: Progresso na prevenção e no tratamento da doença de Alzheimer

1. QIZILBASH, N. et al. Cholinesterase inhibition for Alzheimer's disease: a meta-analysis of the tacrine trials. *Journal of the American Medical Association*, v. 280, n. 20, p. 1.777-1.782, 1998; ROGERS, S. L. et al. A 24-week, double-blind, placebo controlled trial of donepezil in patients with Alzheimer's disease. *Neurology*, v. 50, p. 136-145, 1998; JANN, M. W. Rivastigmine: a new generation cholinesterase inhibitor for the treatment of Alzheimer's disease. *Pharmacotherapy*, v. 20, p. 1-12, 2000; TARIOT, P. N. et al. A 5-month, randomized, placebo-controlled trial of galantamine in AD. USA-10 study group. *Neurology*, v. 54, n. 12, p. 2.269-2.276, 2000.

2. DOODY, R. S. et al. Open-label, multicenter, phase 3 extension study of the safety and efficacy of donepezil in patients with Alzheimer's disease. *Archives of Neurology*, v. 58, n. 3, p. 427-433, 2001.

3. BULLOCK, R.; CONNOLLY, C. Switching cholinesterase inhibitor therapy in Alzheimer's disease – Donepezil to rivastigmine, is it worth it? *International Journal of Geriatric Psychiatry*, v. 17, p, 288-289, 2002.

4. CUMMINGS, J. L. et al. Alzheimer's disease: etiologies, pathophysiology, cognitive reserve, and treatment opportunities. *Neurology*, v. 51, Suppl. 1, p. S2-17, 1998; TARIOT, P. N., SCHNEIDER, L.; PORTEINSSON, A. P. Treating Alzheimer's disease: pharmacologic options now and in the near future. *Postgraduate Medicine*, v. 101, n. 6, p. 73-90, 1997.

5. MCGEER, P. L.; SCHULZER, M.; MCGEER, E. G. Arthritis and anti-inflammatory agents as possible protective factors for Alzheimer's disease: a review of 17 epidemiologic studies. *Neurology*, v. 47, p. 425-432, 1996; STEWART, W. F. et al. Risk of Alzheimer's disease and duration of NSAID use. *Neurology*, v. 48, p. 626-632, 1997; RICH, J. B. et al. Nonsteroidal anti-inflammatory drugs in Alzheimer's disease. *Neurology*, v. 46, p. 626-632, 1995.

6. AISEN, P. et al. Results of a multicenter trial of rofocoxeib and naproxen in Alzheimer's disease. In: INTERNATIONAL CONFERENCE ON ALZHEIMER'S DISEASE AND RELATED DISORDERS, 8th, 24 Jul. 2002, Stockholm, Sweden.

7. GREEN, R. C. et al. Statin use is associated with reduced risk of Alzheimer's disease. *Neurology*, v. 58, , p. A81, 2002; WOLOZIN, B. et al. Decreased prevalence of Alzheimer's Disease associated with 3-hydroxy-3-methyglutaryl coenzyme a reductase inhibitors. *Archives of Neurology*, v. 57, n. 10, p. 1.439-1.443, 2000.

8. MULNARD, R. et al. Estrogen replacement therapy not effective for treatment of mild Alzheimer's disease: a randomized controlled trial. *Journal of the American Medical Association*, v. 238, n. 8, p. 1.007-1.015, 2000; HENDERSON, V. H. et al. Estrogen for Alzheimer's disease in women: randomized, double-blind, placebo-controlled trial. *Neurology*, v. 54, n. 2, p. 295-301, 2000; CHOLERTON, B. et al. Estrogen and Alzheimer's disease: the story so far. *Drugs & Aging*, v. 19, n. 6, p. 405-427, 2002.

9. WRITING GROUP FOR THE WOMEN'S HEALTH INITIATIVE INVESTIGATORS. Risks and benefits of estrogen plus progestin in healthy menopausal women. *Journal of the American Medical Association*, v. 288, n. 3, p. 321-333, 2002.

10. PIRCHUMONI, S. S.; DORAISWAMY, P. M. Current status of antioxidant therapy for Alzheimer's disease. *Journal of the American Geriatrics Society*, v. 46, p. 1.566-1.572, 1998.

11. SANO, M. et al. for the members of the alzheimer's disease cooperative study. A controlled trial of selegiline, alpha-tocopherol, or both as a treatment for Alzheimer's disease. *The New England Journal of Medicine*, v. 336, p. 1.216-1.222, 1997.

12. MORRIS, M. C. et al. Dietary intake of antioxidant nutrients and the risk of incident Alzheimer's disease. *Journal of the American Medical Association*, v. 287, n. 24, p. 3.230--3.237, 2002; ENGLEHART, M. J. et al. Dietary intake and risk of Alzheimer's disease. *Journal of the American Medical Association*, v. 287, n. 24, p. 3.223-3.229, 2002.

13. LE BARS, P. L. et al. A placebo-controlled, double-blind randomized trial of na extract of *Gingko biloba* for dementia. *Journal of the American Medical Association*, v. 278, n. 16, p. 1.327-1.332, 1997.

14. OKEN, B. S.; STORZBACH, D. M.; KAYE, J. A. The efficacy of *Gingko biloba* on cognitive function in Alzheimer's disease. *Archives of Neurology*, v. 55, p. 1.409-1.415, 1998.

15. CHENG, D. H.; REN, H.; TANG, X. C. Huperzine A: a novel promising acetylcholinesterase inhibitor. *Neuroreport*, v. 8, n. 1, p. 97-101, 1996; SKOLNICK, A. A. Old Chinese herbal medicine used for fever yields possible new Alzheimer's disease therapy. *Journal of the American Medical Association*, v. 277, n. 10, p. 776, 1997.

16. BORMAN, S. End run around the FDA? *Chemical and Engineering News*, p. 45-46, Jun. 1998.

17. KEMPERMANN, G.; KUHN, H. G.; GAGE, F. H. More hippocampal neurons in adult mice living in na enriched environment. *Nature*, v. 386, n. 6.624, p. 493-495, 1997; DIAMOND, M. C.; HOPSON, J. *Magic Trees of the Mind.* New York: Dutton, 1998.

18. FABRIGOULE, C. et al. Social and leisure activities and risk of dementia: a prospective longitudinal study. *Journal of the American Geriatrics Society*, v. 43, p. 485-490, 1995; WILSON, R. S. et al. Participation in cognitively stimulating activities and risk of incident Alzheimer's disease. *Journal of the American Medical Association*, v. 287, p. 742-748, 2002.

19. Apud BEAN, W. B. (Ed.). *Sir William Osler:* aphorisms from his bedside teachings and writings. Springfield, IL: Charles C. Thomas, 1961. p. 77.

Capítulo 5: Como é sofrer da doença de Alzheimer?

1. HENDERSON, C. et al. *Partial view:* an Alzheimer's journal. Dallas, TX: Southern Methodist University Press, 1998; DAVIS, R. *My journey into Alzheimer's disease.* Wheaton, IL: Tyndale House Publishers, 1989; ROSE, L. *Show me the way to go home.* Forest Knolls, CA: Elder Books, 1996; MCGOWIN, D. F. *Living in the labyrinth:* a personal journey through the maze of Alzheimer's. New York: Delacorte Press, 1993; BODEN, C. *Who will I be when I die?* East Melbourne, Australia: HarperCollins Religious, 1998; RAUSHI, T. M. *A view from within:* living with early onset Alzheimer's. Albany, NY: Northeastern Chapter of the Alzheimer's Association, 2001.

2. GATZ, I. (Ed.). *Early Alzheimer's:* a forum for early stage dementia care. Santa Barbara, CA: Santa Barbara Alzheimer's Association, [s.d.]; SNYDER, L. (Ed.). Perspectives: a newsletter for individuals diagnosed with Alzheimer's disease. *Dementia,* v. 6, n. 3, p. 437-441, 2007.

3. HENDERSON, op. cit., p. 36.

4. Ibidem, p. 55.

5. DAVIS, op. cit., p. 100.

6. ROSE, op. cit., p. 35.

7. Ibidem.

8. MCGOWIN, op. cit., p. 80.

9. BODEN, op. cit., p. 53.

10. DAVIS, op. cit., p. 107.

11. MCGOWIN, op. cit., p. 103.

12. HENDERSON, op. cit., p. 36.

13. DAVIS, op. cit., p. 119.

14. BODEN, op. cit., p. 49.

15. ROSE, op. cit., p. 126.

16. MCGOWIN, op. cit., p. 87.

17. RAUSHI, op. cit., p. 119.

18. REAGAN, R. *Open letter to the American public.* 4 Nov. 1994. Disponível em: <www.reagan.utexas.edu/resource/hand-out/Alzheime.htm>.

19. LABELLE, J. "Not to twilight, but to midnight". In: ALZHEIMER ASSOCIATION. *A helping hand newsletter.* Los Angeles: Alzheimer's Association, [s.d.]. p. 9.

20. POST, S. G. *The moral challenge of Alzheimer's disease.* Baltimore, MD: The Johns Hopkins University Press, 1995. p. 15.

21. HENDERSON, op. cit., p. 14.

22. HESTON, C. *Open letter to friends, colleagues and fans.* 9 Aug. 2002. Disponível em: <www.cnn.com/2002/SHOWBIZ/News/08/09/heston.statement/index.html>.

23. BARON, D. Alzheimer's disease: living with it. *Chicago Sun-Times,* v. 2, 3A, p. 15, Nov. 1992.

24. I AM NOT my own person anymore. Producer/director: G. Muriel. St. Louis, MO: Washington University Division of Geriatric Psychiatry, 1988. Video.

25. FINE, A. "Coping mechanisms that work". In: CLEVELAND AREA ALZHEIMER'S ASSOCIATION. *Issues in focus* . Cleveland: Cleveland Area Alzheimer's Association, 1997. p. 8-11. Newsletter.

26. SNYDER, L.; YALE, R. Accepting help: when, what kind, and who from? *Perspectives: A Newsletter for Individuals Diagnosed with Alzheimer's Disease*, v. 2, n. 1, p. 1-2, 1996.

27. ANTHONY, J. W. *Ask dr. Know newsletter.* Cambridge, MA: Eastern Massachusetts Alzheimer's Association, 1997.

28. ANTHONY, J. W. Ideas about Alzheimer's. *Perspectives:* a newsletter for individuals diagnosed with Alzheimer's disease, v. 3, n. 3, p. 1-3, 1998.

29. MIGLIORELLI, R. et al. Anosognosia in Alzheimer's disease: a study of associated factors. *Journal of Neuropsychiatry and Clinical Neurosciences*, v. 7, p. 338-344, 1995.

30. CLEVELAND AREA ALZHEIMER'S ASSOCIATION. *Issues in Focus.* Cleveland, OH: Cleveland Area Alzheimer's Association, 1994. Newsletter.

31. MAURER, K.; VOLK, S.; GERBALDO, H. Auguste D. and Alzheimer's disease, *Lancet*, v. 349, p. 1.546-1.549, 1997.

32. KITWOOD, T. ; BREDIN, K. *Person to person:* a guide to the care of those with failing mental powers. Loughton, England: Gale Centre Publications, 1992; _____. *Dementia reconsidered*: the person comes first. Birmingham, England: Open University Press, 1997.

33. HENDERSON, op. cit., p. 48.

34. BODEN, op. cit., p. 145.

Capítulo 6: Como mudam os relacionamentos, os papéis e as responsabilidades

1. CARING about Howard: Alzheimer's disease as a shared journey. Producer: C. M. Clark. Durham, NC: Educational Media Services in association with Lisa Gwyther, Duke University Medical Center, 1997. Video.

2. LUSTBADER, W. *Counting on kindness:* the dilemmas of dependency. New York: The Free Press, 1992. p. 79.

3. BARON, J. Alzheimer's disease: living with it. *Chicago Sun-Times*, sec. 3A, p. 15, 2 Nov. 1992.

4. TILLELI, D. Reflections. *Perspectives:* a newsletter for individuals diagnosed with Alzheimer's disease, v. 2, n. 2, p. 1-2, 1997.

5. WRIGHT, L. K. *Alzheimer's disease and marriage.* Newbury Park, CA: Sage Publications, 1993; BALLARD, E. L.; POER, C. *Sexuality and Alzheimer's disease.* Durham, NC: Duke University Medical Center, Joseph and Kathleen Bryan Alzheimer's Disease Research Center, 1993; KUHN, D. R. The changing face of sexual intimacy in Alzheimer's disease. *The American Journal of Alzheimer's Care and Research*, v. 9, n. 5, p. 7-14, 1994.

6. L'ENGLE, M. *The summer of the great-grandmother.* New York: Farrar, Strauss & Giroux, 1974. p. 187.

7. FROM HERE to hope: the stages of Alzheimer's disease. Producer: Educational Media Services; L.P. Gwyther. Durham, NC: Duke University Medical Center, 1998. Video.

8. ALZHEIMER'S disease: inside looking out. Producer: Alzheimer's Association. Cleveland, OH: Cleveland Area Chapter, 1995. Video.

9. BODEN, C. *Who will I be when I die?*. East Melbourne, Australia: HarperCollins Religious, 1998. p. 58.

10. GRAY, D. D. *I want to remember:* a son's reflection on his mother's Alzheimer's journey. Wellesley, MA: Roundtable Press, 1993.

Capítulo 7: Tomando decisões práticas

1. RIZZO, M. et al. Simulated car crashes at intersection in drivers with Alzheimer's disease. *Alzheimer's Disease and Associated Disorders*, v. 15, p. 10-20, 2001; HUNT, L. A. et al. Environmental cueing may affect performance on a road test for drivers with dementia of the Alzheimer type. *Alzheimer's Disease and Associated Disorders*, v. 11, suppl. 1, p. 13-16, 1997; DUCHEK, J. M. et al. The role of selective attention in driving and dementia of the Alzheimer type. *Alzheimer's Disease and Associated Disorders*, v. 11, suppl. 1, p. 48-56, 1997.

2. RIZZO, M. et al. Simulated car crashes and crash predictors in drivers with Alzheimer's disease. *Archives of Neurology*, v. 54, n. 5, p. 545-551, 1997; HUNT, L. A. et al. Reliability of the Washington University road test: a performance-based assessment for drivers with dementia of the Alzheimer's type. *Archives of Neurology*, v. 54, n. 6, p. 707-712, 1997.

3. CARR, D. B. et al. Differentiating drivers with dementia of the Alzheimer type from healthy older persons with a traffic sign naming test. *Journals of Gerontology: Biological Sciences & Medical Sciences*, v. 53, n. 2, p. M135-139, 1998.

4. HELLING, D. K. et al. Medication use characteristics in the elderly: the Iowa 65 rural health study. *Journal of the American Geriatrics Society*, v. 35, p. 4-12, 1987.

5. SALZMAN, C. Medication compliance in the elderly. *Journal of Clinical Psychiatry*, v. 56, suppl. 1, p. 18-22, 1995.

6. NEREMBERG L. *Financial abuse of the elderly*. Washington, DC: National Center on Elder Abuse, 1996.

7. WEBBER, P. A.; FOX, P.; BURNETTE, D. Living alone with Alzheimer's disease: effects on health and social service utilization patterns. *Gerontologist*, v. 34, n. 8, p. 386-394, 1994.

8. ALZHEIMER'S disease: inside looking out. Producer: Alzheimer's Association. Cleveland, OH: Cleveland Area Chapter, 1995. Video.

9. MURPHY, B. B. *He used to be somebody:* a journey into Alzheimer's disease through the eyes of a caregiver. Boulder, CO: Gibbs Associates, 1995. p. 311.

Capítulo 8: Melhorando a comunicação

1. KITWOOD, T. *Dementia reconsidered*: the person comes first. Buckingham, England: Open University Press, 1997. p. 57.

2. BARLOW, D. A communication barrier. *Perspectives: A Newsletter for Individuals Diagnosed with Alzheimer's Disease*, v. 3, n. 2, p. 6, 1998.

3. DAVIS, R. *My journey into Alzheimer's disease*. Wheaton, IL: Tyndale House Publishers, 1989. p. 85-86.

4. RAUSHI, T. *A view from within:* living with early onset Alzheimer's. Albany, NY: Northeastern Chapter of the Alzheimer's Association, 2001. p. 26.

5. BODEN, C. *Who will I be when I die?* East Melbourne, Australia: HarperCollins Religious, 1998. p. 90.

6. DAVIS, op. cit., p. 88.

7. BODEN, op. cit., p. 71.

8. DAVIS, P. *Angels don't die:* my father's gift of faith. New York: HarperCollins Publishers, 1995. p. 36.

9. COMPLAINTS of a dutiful daughter. Producer: D. Hoffman. New York: Women Make Movies, 1995. Video.

10. BOW, J. Remembering my husband's changing needs. *Rush Alzheimer's Disease Center News*, p. 6, Winter 1999.

11. DAVIDSON, A. *Alzheimer's, a love story:* one year in my husband's journey. Secaucus, NJ: Carol Publishing Group, 1997. p. 193.

Capítulo 9: Ajudando uma pessoa com doença de Alzheimer a planejar o futuro

1. *A thousand tomorrows*: intimacy, sexuality and Alzheimer's. J. Vanden Bosch. Producer: Chicago: Terra Nova Films, 1995. Video.

Capítulo 10: Mantendo uma pessoa portadora de doença de Alzheimer ativa e saudável

1. ZGOLA, J. "Programming". In: ALZHEIMER'S ASSOCIATION (Ed.). *Key elements of dementia care*. Chicago: Alzheimer's Association, 1997.

2. BODEN, C. *Who will I be when I die?*. East Melbourne, Australia: HarperCollins Religious, 1998. p. 81.

3. DAVIS, R. N.; MASSMAN, P. J.; DOODY, R. S. Cognitive intervention in Alzheimer's disease: a randomized placebo-controlled study. *Alzheimer's Disease and Related Disorders*, v. 15, n. 1, p. 1-9, 2001.

4. BOURGEOIS, M. S. *Conversing with memory-impaired individuals using memory Aids*. Gaylord, MI: Northern Speech Services, 1992.

5. NELSON, M. E.; WERNICK, S. *Strong women stay young.* Revised edition. New York: Bantam Doubleday Dell Publishing, 2001.

Capítulo 11: Autorrenovação para a família e os amigos

1. SCHULZ, R.; WILLIAMSON, G. M. "Health effects of caregiving". In: LIGHT, E.; HEIDEREHE, G.; LEBOWITZ, B. (Eds.). *Stress effects on family caregivers of Alzheimer's patients.* New York: Springer, 1994; SHULZ, R. et al. Psychiatric and physical morbidity effects of dementia caregiving: prevalence, correlates, and causes. *The Gerontologist,* v. 35, p. 771-791, 1995; VITALIANO, P. P. et al. Research on physiological and physical concomitants of caregiving: where do we go from here?. *Annals of Behavioral Medicine,* v. 19, n. 2, p. 117-123, 1997; CROOG, S. H. et al. Vulnerability of husband and wife caregivers of Alzheimer disease patients to caregiving stressors. *Alzheimer Disease and Associated Disorders,* v. 15, n. 4, p. 201--210, 2001.

2. ALZHEIMER'S ASSOCIATION. *Alzheimer's disease caregiver's survey.* Chicago: Alzheimer's Association, 1996. p. 3.

3. GLICK, S. Watching over Leonard. *North Shore Magazine,* v. 32, n. 5, p. 56, 1999.

4. UNITED STATES DEPARTMENT OF AGRICULTURE. *The food guide pyramid.* Washington, DC: US Government Printing Office, 1996. Publication HG-252; UNITED STATES DEPARTMENT OF AGRICULTURE. *1995 dietary guidelines for Americans.* Washington, DC: US Government Printing Office, 1995. Publication HG-232.

5. RUSSELL, R. M. Nutrition and health for older Americans: new views on the RDAs for older adults. *Journal of the American Dietetic Association,* v. 97, n. 5, p. 515-518, 1997; EDDY, K. Aging appetites. *Chicago Tribune,* sec. 7, p. 3, 14 Apr. 1999.

6. KUHN, D. Relieving stress through regular exercise. *Rush Alzheimer's Disease Center News,* p. 8, Spring 1994.

7. Ibidem.

8. KÜBLER-ROSS, E. *On death and dying.* New York: Macmillan, 1969. _____. *Sobre a morte e o morrer.* São Paulo: Martins Fontes, 1981.

9. EWING, W. *Tears in God's bottle:* reflections on Alzheimer's caregiving. Tucson, AZ: WhiteStone Circle Press, 1999. p. 106.

10. FISH, S. *Alzheimer's*: caring for your loved one, caring for yourself. Batavia, IL: Lion Publishing Company, 1990. p. 171.

11. ROSE, L. *Show me the way to go home.* Forest Knolls, CA: Elder Books, 1996. p. 139.

12. TUCKER, J. How to change surviving into thriving. *Rush Alzheimer's Disease Center News,* p. 4, Spring 1995.

13. SHEEHY, G. *Pathfinders.* New York: Morrow, 1981.

Capítulo 12: Obtendo a ajuda que você pode precisar

1. KUHN, D. The normative crisis of families confronting dementia. *Families in Society: The Journal of Contemporary Human Services*, v. 71, n. 8, p. 451-460, 1990.

Capítulo 13: Vozes da experiência

1. HALEY, W. E.; CLAIR, J. M.; SAULSBERRY, K. Family caregiver satisfaction with medical care of their demented relatives. *Gerontologist*, v. 32, n. 2, p. 219-226, 1992; HOLYROD, S.; TURNBULL, Q.; WOLF, A. M. What are patients and families told about their diagnosis of dementia? *International Journal of Geriatric Psychiatry*, v. 17, n. 3, p. 218-221, 2002; FORTINSKY, R. H. Health care triads and dementia care: integrative framework and future directions. *Aging and Mental Health*, v. 5, suppl. 1, n. 2, p. 35-48, 2002.

2. ROPER STARCH WORLDWIDE, Inc. *Alzheimer's disease study*: communications gaps between physicians and caregivers. Chicago: Alzheimer's Association, 2001.

Epílogo: Defendendo a mudança

1. RICE, D. P. et al. The economic burden of Alzheimer's disease care. *Health Affairs*, v. 12, n. 2, p. 164-176, 1993; ERNST, R. L.; HAY, J. W. The US economic and social costs of Alzheimer's disease revisited. *American Journal of Public Health*, v. 84, p. 1.261-1.264, 1994.

2. KATZMAN, R.; FOX, P. J. The world-wide impact of dementia: projections of prevalence and costs. In: ALZHEIMER'S DISEASE RESEARCH CENTER CONFERENCE, 13--14 May 1999, San Diego. *Proceedings of Advances in Alzheimer's Disease:* normal aging, early detection and management of profound dementia. San Diego: University of California, 1999. p. 11-29.

3. HODES, R. J.; CAHAN, V.; PRUZAN, M. The national institute on aging and its twentieth anniversary: achievements and promise of research on aging. *Journal of the American Geriatrics Society*, v. 44, n. 2, p. 204-206, 1996.

4. KOPPEL, R. *Alzheimer's disease*: the costs to U.S. businesses in 2002. Chicago: Alzheimer's Association, 2002.

Associações e centros de referências relacionados à doença de Alzheimer no Brasil

ABRAz – Associação Brasileira de Alzheimer
Rua Frei Caneca, 915, cj. 3
CEP 01307-003
São Paulo – SP
Tel.: 080055-1906
http://www.abraz.com.br

Amada – Associação Maior Apoio ao Doente de Alzheimer
Centro de Estudos do Hospital Irmão Penteado
Rua Benjamin Constant, 1.657
Campinas – SP
Tel.: (19) 3251-8935/ 3255-2226/ 3207-3933
http://www.amada.org.br

APAz – Associação de Parentes e Amigos de Pessoas com Alzheimer, Doenças Similares e Idosos Dependentes
Avenida Mal. Floriano, 65, Centro
Rio de Janeiro – RJ
Tel.: (21) 2223-0440/ 2518-1410
http://www.apaz.org.br

Ceredic – Centro de Referência em Distúrbios Cognitivos do Hospital das Clínicas – FMUSP
Rua Arruda Alvim, 206, Cerqueira César
CEP 05410-020
São Paulo – SP
http://ceredic.org/index.php

CRI – Centro de Referência do Idoso

CRI – São Miguel Paulista
Praça Padre Aleixo Monteiro Mafra (Praça do Forró), 34, São Miguel Paulista
São Paulo – SP
Tel.: (11) 6130-4000/ 6130-4010 (Centro de Convivência)

CRI Norte – Centro de Convivência do Idoso da Zona Norte
Rua César Zama, 1, Santana
São Paulo – SP
Tel.: (11) 2972-9200
http://www.crinorte.org.br

Fontes de consulta

Esses livros, panfletos e vídeos educacionais recomendados estão organizados de acordo com os títulos dos capítulos encontrados neste livro. Para informações adicionais encontradas na internet, ver os *sites* recomendados em Informações na Internet.

Capítulo 1: A necessidade de um diagnóstico preciso

EARLY Alzheimer's disease: patient and family guide, consumer version, Clinical Practice Guideline Number 19. Rockville, MD: U.S. Department of Health and Human Services, Agency for Health Care Research and Quality (AHRQ), 1996. Publication n. 96-0704. Disponível *on-line* em: <www.ahrq.gov/clinic/alzcons.htm>.

DEMENTIA identification and assessment: guidelines for primary care practitioners. Washington, DC: Veterans Health Administration, 1997.

GREEN, R.C. *Diagnosis and management of Alzheimer's disease and other dementias.* West Islip, NY: Professional Communications, Inc., 2001.

MCKHANN, G.M.; ALBERT, M. *Keep your brain young:* the complete guide to physical and emotional health and longevity. New York: John Wiley & Sons, 2002.

Capítulo 2: Sintomas dos estágios iniciais da doença de Alzheimer

AMERICAN HEALTH ASSISTANCE FOUNDATION. *Honest answers for the recently diagnosed Alzheimer's patient.* Rockville, MD: American Health Assistance Foundation, 1998.
Um livreto de 43 páginas para pessoas nos estágios iniciais da DA.

CALIFORNIA COUNCIL OF THE ALZHEIMER'S ASSOCIATION. *Working with your doctor when you suspect memory problems.* Los Angeles, CA: California Council of the Alzheimer's Association, 2001.
Um livreto de 18 páginas sobre a comunicação com seu médico. Disponível *on-line* em: <www.caalz.org/HKEnglishBooklet.pdf>.

DAVIES, H.D.; JENSEN, M.P. *Alzheimer's:* the answers you need. Forest Knolls, CA: Elder Books, 1998.
Este livro apresenta respostas para mais de cem perguntas comumente formuladas; escrito especificamente para pessoas nos estágios iniciais da DA.

GRAY-DAVIDSON, F. *Alzheimer's disease:* frequently asked questions. Los Angeles, CA: Lowel House, 1998.

JUST for you. Toronto, Canada: Alzheimer Society of Canada, 1995. Um livreto de dez páginas escrito para pessoas com DA.

MOLLOY, D.W.; CALDWELL, J.P. *Alzheimer's disease:* everything you need to know. Buffalo, NY: Firefly Books, 1998.

Capítulo 3: Fatores de risco para o desenvolvimento da doença de Alzheimer

AISEN, P.S.; MARIN, D.B.; DAVIS, K.L. (Eds.). *Alzheimer's disease:* questions and answers. 2nd ed. Coral Gabbes, FL: Merit Publishing International, 1999.

ALZHEIMER'S disease progress report, 2000. Bethesda, MD: National Institutes of Health, National Institute on Aging; Alzheimer's Disease Advisory Panel, 2001. Também disponível *on-line* em: <www.alzheimers.org/pubs/preg00.htm>.

FILLICK, M.R. *Tangled minds:* understanding Alzheimer's disease and other dementias. New York: Dutton, 1998.

SHENK, D. *The forgetting: Alzheimer's:* portrait of an epidemic. New York: Doubleday, 2001.

TANZI, R.E.; PARSON, A.B. *Decoding darkness:* the search for the genetic causes of Alzheimer's disease. Cambridge, MA: Perseus Publishing, 2001.

Capítulo 4: Progresso na prevenção e no tratamento da doença de Alzheimer

GETZ, K.; BORFITZ, D. *Informed consent:* the consumer's guide to the risks and benefits of volunteering for clinical trials. Boston, MA: Thomson/Centerwatch, 2002.

O Alzheimer's Disease Education and Referral Center (Adear) publica *Connections*, um boletim trimestral patrocinado pelo U.S. National Institute on Aging que inclui atualizações sobre as iniciativas de pesquisa.

SMALL, G. *The memory bible:* an innovative strategy for keeping your brain young. New York: Hyperion, 2002.

Capítulo 5: Como é sofrer da doença de Alzheimer?

EARLY Alzheimer's: A forum for early stage dementia care. Santa Barbara, CA. Um boletim trimestral para profissionais, familiares e indivíduos nos estágios iniciais da DA.

BODEN, C. *Who Will I Be When I Die?.* East Melbourne, Australia: Harper-Collins Religious, 1998.

BRAUDY, Harris P. (Ed.). *The person with Alzheimer's disease:* pathways to understanding the experience. Baltimore, MD: Johns Hopkins University Press, 2002.

DAVIS, R. *My journey into Alzheimer's disease.* Wheaton, IL: Tyndale House Publishers, 1989.

HENDERSON, C.; MAIN, J.H.; HENDERSON, R.D.; ANDREWS, N. *Partial view:* an Alzheimer's journal. Dallas, TX: Southern Methodist University Press, 1998.

MCGOWIN, D.F. *Living in the labyrinth:* a personal journey through the maze of Alzheimer's. New York: Delacorte Press, 1993.

PERSPECTIVES: a newsletter for individuals diagnosed with Alzheimer's disease or a related disorder. La Jolla, CA.

RAUSHI, T.M. *A view from within:* living with early onset Alzheimer's. Albany, NY: Northeastern Chapter of the Alzheimer Association, 2001.

ROSE, L. *Show me the way to go home.* Forest Knolls, CA: Elder Books, 1996.

SNYDER, L. *Speaking our minds:* personal reflections from individuals with Alzheimer's disease. New York: W.H. Freeman, 1999.

Capítulo 6: Como mudam os relacionamentos, os papéis e as responsabilidades

LUSTBADER, W. *Counting on kindness:* the dilemmas of dependency. New York: The Free Press, 1992.

LUSTBADER, W.; HOOYMAN, N.R. *Taking care of aging family members.* New York: The Free Press, 1994.

MILLER, S.G. *Unplanned journey:* understanding the itinerary. Wilton, CT: Kaleidoscope Kare, 2000.

MORRIS, V. *How to care for aging parents.* New York: Workman Publishing, 1996.

SIMPSON, R.; SIMPSON, A. *Through the wilderness of Alzheimer's:* a guide in two voices. Minneapolis, MN: Algusburg Fortress, 1999.

VANDEN Bosch, J. *A thousand tomorrows:* intimacy, sexuality and Alzheimer's (Video). Chicago: Terra Nova Films, 1995.

WRIGHT, L.K. *Alzheimer's disease and marriage.* Newbury Park, CA: Sage Publications, 1993.

Capítulo 7: Tomando decisões práticas

FAMILY CAREGIVER ALLIANCE. *Fact sheet:* driving and dementia. Disponível em Family Caregiver Alliance, 690 Market Street, Ste. 600, San Francisco, CA 94104. Telefone: (415) 434--3388 ou *on-line* em: <www.caregiver.org/factsheets/dementia_driving_national.html>.

HEATH, A. *Long distance caregiving:* a survival guide for far away caregiving. San Luis Obispo, CA: Impact Publishers, 1993.

NATIONAL handbook on laws and programs affecting senior citizens. Chicago: American Bar Association, 1998. Disponível por 10 dólares na Sênior Lawyers Division, American Bar Association, 750 N. Lake Shore Dr., Chicago, IL 60611.

POST, S.G. *The moral challenge of Alzheimer's disease.* 2nd ed. Baltimore, MD: The Johns Hopkins University Press, 2000.

TOUGH issues: ethical guidelines of the Alzheimer Society of Canada. Toronto: Alzheimer Society of Canada, 1998. Disponível por 15 dólares norte-americanos na Task Force on Ethics, Alzheimer Society of Canada, 20 Eglington Ave. W., Ste. 1200, Toronto Ontario M4R 1K8. Telefone: (416) 488-8772 ou (800) 616-8816 (ligação gratuita apenas dentro do Canadá).

Capítulo 8: Melhorando a comunicação

BELL, V.; TROXEL, D. *A dignified life:* the best friends approach to Alzheimer's care. Deerfield Beach, FL: HCI, Inc., 2002.

BRACKEY, J. *Creating moments of joy for the person with Alzheimer's or dementia:* a journal for caregivers. West Lafayette, IN: Purdue University Press, 2000.

KITWOD, T. *Dementia reconsidered:* the person comes first. Buckingham, England: Open University Press, 1998.

A PART of daily life. Alzheimer's caregivers simplify activities and the home. Washington, DC: American Occupational Therapy Foundation, 1993. Video.

RAU, M.T. *Coping with communication challenges in Alzheimer's disease.* San Diego, CA: Singular Publishing Group, 1993.

STARKMAN, E.M. *Learning to sit in silence:* a journal of caretaking. Watsonville, CA: Papier--Mache Press, 1994.

STRAUSS, C.J. *Talking to Alzheimer's:* simple ways to connect when you visit with a family member or friend. Oakland, CA: New Harbinger Publications, 2001.

Capítulo 9: Ajudando uma pessoa com doença de Alzheimer a planejar o futuro

CARLIN, V.F.; GREENBERG, V.E. *Should mom live with us? and is happiness possible if she does?* New York: Free Press, 1992.

FAMILY guide for Alzheimer care in residential settings. Chicago, IL: Alzheimer's Association, 1992.

A HOME away from home: a consumer guide to board and care homes and assisted living facilities. Washington, DC: AARP, 1995.

IN your hands: the tools for preserving personal autonomy. Chicago, IL: American Bar Association, 1997. Vídeo. Disponível para aquisição ou locação através da Terra Nova Films.

RESIDENTIAL care: a guide for choosing a new home. Chicago: Alzheimer's Association, 1999.

STRAUSS, P.J.; LEDERMAN, N.M. *The elder law handbook:* a legal and financial survival guide for caregivers and seniors. New York: Facts on File, 1996.

TOMORROW'S choices: preparing now for future legal, financial and health-care decisions. Washington, DC: AARP, 1992.

WHITE, L.; SPENCER, B. *Moving a relative with memory loss.* Santa Rosa, CA: Whisp Publications, 2000.

Capítulo 10: Mantendo uma pessoa portadora de doença de Alzheimer ativa e saudável

CLAIR, A.A. *Therapeutic uses of music with older adults.* Baltimore, MD: Health Professions Press, 1996.

CORDREY, C. *Hidden treasures:* music and memory activities for people with Alzheimer's. MT. Airy, MD: ElderSong Publications, 1994.

DECKER, J.A. *Making the moments count:* leisure activities for caregiving relationships. Baltimore, MD: Johns Hopkins University Press, 1995.

FITZRAY, B.J. *Alzheimer's activities:* hundreds of activities for men and women with Alzheimer's disease and related disorders. Windsor, CA: Rayve Productions, 2001.

GWYTHER, L.P. *You are one of us:* succesful clergy/church connections to Alzheimer's families. Durham, NC: Center for Agingt Alzheimer's Family Support Program. Duke University Medical Center, 1995.

STEPS to planning activities. Chicago: Alzheimer's Association, 1995.

WALKER, S. *Keeping active:* a caregiver's guide to activities with the elderly. San Luis Obispo, CA: Impact Publishers, 1994.

Informações especialmente para crianças e adolescentes

FADING memories: an adolescent's guide to Alzheimer's disease. Disponível por 5 dólares no American Health Assistance Program, 15825 Shady Grove Rd., Ste. 140, Rockville MD 20850.

GOSSELIN, K. *Allie learns about Alzheimer's disease:* a family story about love, patience, and acceptance. Plainview, NY: Jaylo Books, 2002.

JUST for children e *just for teens:* helping you understand Alzheimer's disease by the Alzheimer's association. Dois folhetos disponíveis gratuitamente na Alzheimer's Association, 919 N. Michigan Ave., Ste. 1000, Chicago IL 60611.

MCCREA, J.M. *Talking with children and teens about Alzheimer's disease:* a question and answer guidebook for parents, teachers, and caregivers. Pittsburgh, PA: Univ. of Pittsburgh, 1994, 75 p. Disponível por 15 dólares em Generations Together, University of Pittsburgh, 121 University Pl, Ste. 300, Pittsburgh PA 15260.

SOMEONE *I love has Alzheimer's disease*. Producer: The Alzheimer's Association of Eastern Massachusetts. Video. Um vídeo de 17 minutos disponível por 24,95 dólares em InJoy Productions, 3970 Broadway, Ste. B4, Boulder Co 80304.

THROUGH *Tara's eyes:* helping children cope with Alzheimer's disease. Disponível por 5 dólares no Americam Health Assistance Program, 15825 Shady Grove Rd., Ste. 140, Rockville MD 20850.

Capítulo 11: Autorrenovação para a família e os amigos

BARG, G. *The fearless caregiver:* how to get the best for your loved one and still have a life of your own. Hendon, VA: Capitol Books, 2001.

CHAPMAN, J. *Journaling for joy:* writing your way to personal growth and freedom. North Hollywood, CA: Newcastle, 1991.

EWING, W. *Tears in God's bottle:* reflections on Alzheimer's caregiving. Tucson, AZ: WhiteStone Circle Press, 1999.

KUSHNER, HS. *When bad things happen to good people*. New York: Avon Books, 1981.

A PRESCRIPTION for caregivers: take care of yourself. Producer: Wendy Lustbader Seattle, WA: Wendy Lustbader, 1997. Video. Disponível para aquisição ou locação através da Terra Nova Films.

WITROGEN-MCLEOD, B. *Caregiving:* the spiritual journey of love, loss, and renewall. New York: John Wiley & Sons, 1999.

Capítulo 12: Obtendo a ajuda que você pode precisar

BRIDGES, B.J. *Therapeutic caregiving:* a practical guide for caregivers of persons with Alzheimer's and other dementia-causing diseases. Mill Creek, WA: BJB Publishing, 1995.

FROM here to hope: the stages of Alzheimer's disease. Producers: Lisa Gwyther and Claiborne Clark. Durham, NC: Duke University Medical Center, 1998. Video.

MACE, N.L.; RABINS, P. V. *The 36-Hour day:* a family guide to caring for persons with Alzheimer's disease, related dementing illnesses, and memory loss in later life. 3rd ed. Baltimore, MD: Johns Hopkins University Press, 1999.

MITTELMAN, M.S.; EPSTEIN, C.; PIERZCHALA, A. *Counseling the Alzheimer's caregiver.* Chicago, IL: AMA Press, 2003. Embora seja principalmente um recurso para profissionais, este livro cobre várias questões práticas com uma linguagem bastante acessível.

SUSIK, H. *Hiring home caregivers.* San Luis Obispo, CA: Impact Publishers, 1995.

TAXES and Alzheimer's disease. Uma série de publicações curtas sobre várias questões fiscais que são periodicamente atualizadas. Entre em contato com o escritório de políticas públicas da Alzheimer's Association, 1319 F St. N.W., Ste. 710, Washington DC, 20004.

Capítulo 13: Vozes da experiência

BRYAN, J. (Ed.). *Love is ageless:* stories about Alzheimer's disease, 2nd ed. Felton, CA: Lampico Creek Press, 2002.

DYER, J. *In a tangled wood:* an Alzheimer's journey. Dallas, TX: Southern Methodist University Press, 1996.

HAISMAN, P. *Alzheimer's disease:* caregivers speak out. Fort Myers, FL: Chippendale House Publishers, 1998.

MATHIASEN, P. *An ocean of time:* Alzheimer's tales of hope and forgetting. New York: Scribner, 1997.

MITCHELL, M. *Dancing on quicksand:* a gift of friendship in the age of Alzheimer's. Boulder, CO: Johnson Books, 2002.

YOUNG, E.P. *Between two worlds:* special moments of Alzheimer's & dementia. Amherst, NY: Prometheus Books, 1999.

Websites sobre a doença de Alzheimer

Esta seção contém informações sobre *sites* da Internet e grupos de *e-mail* dedicados à doença de Alzheimer, transtornos relacionados e outros tópicos de interesse.

A década de 1990 será lembrada como aquela em que as pessoas começaram a se vincular eletronicamente em uma escala maciça através de uma rede de computadores conhecida como internet. Dezenas de milhares de pessoas no mundo todo têm agora um rápido e fácil acesso entre si. Mensagens eletrônicas, também conhecidas como *e-mails*, podem ser enviadas e recebidas através do globo, permitindo uma comunicação quase instantânea. A internet promete ser o meio mais rápido, mais fácil e mais barato para se aprender sobre quaisquer coisas, incluindo a DA.

Bilhões de páginas de informação sobre praticamente qualquer tópico estão disponíveis por meio da parte de crescimento mais rápido da internet conhecida como *World Wide Web*. A *Web* consiste de informações de texto, gráficos, áudio e vídeo supridas por indivíduos e organizações da criação de *sites* que as pessoas podem visitar com a ajuda de um computador, uma linha de telefone ou cabo, e um programa de computador chamado navegador (*browser*). Há dezenas de *sites* dedicados exclusivamente ao cuidado, à educação e à pesquisa da DA e que oferecem uma quantidade impressionante de informações sobre a doença. A maioria é atualizada regularmente e proporciona links para *sites* relacionados na *Web*. Entretanto, também há ciladas. Fatos e opiniões colocados nos *websites* podem ser na melhor das hipóteses informativos, e na pior das hipóteses desorientadores. A qualidade das informações varia de excelente a muito ruim, portanto é necessário cuidado ao separar a verdade da ficção. É melhor descobrir quem são os autores ou as organizações responsáveis por um *website* para determinar a confiabilidade e o valor de suas informações.

Atualmente, não há uma boa maneira de avaliar o conteúdo dos *sites*, embora alguns provedores de atenção à saúde estejam desenvolvendo diretrizes, padrões e "selos de aprovação" para ajudar aqueles que buscam mais informações. Neste meio-tempo, você vai precisar ser cuidadoso ao escolher os *sites* mais confiáveis.

A internet também permite aos indivíduos se comunicar eletronicamente com outros indivíduos ou grupos que compartilham interesses similares em chamados grupos de discussão, fóruns e salas de bate-papo. A qualidade das informações compartilhadas *on-line* depende inteiramente dos indivíduos que estão participando, embora às vezes um moderador ou responsável pelo grupo esteja disponível para oferecer uma supervisão limitada. As informações em geral são trocadas de maneira informal e acompanhadas de relatos, por isso os fatos precisam ser sempre ser checados.

Está listada a seguir uma seleção de alguns recursos da Internet que têm se comprovado tanto confiáveis quanto informativos.

AlzheimerMed – Informação e Solidariedade
http://www.alzheimermed.com.br/

Estatuto do Idoso
http://www.planalto.gov.br/ccivil/LEIS/2003/L10.741.htm

Ministério da Saúde
http://portal.saude.gov.br/saude/

Portal do Envelhecimento
http:www.portaldoenvelhecimento.net

Portal Terceira Idade
http://www.portalterceiraidade.com

Psiqweb – Psiquiatria Geral
http://virtualpsy.locaweb.com.br/
Há um link dedicado à Geriatria que apresenta textos sobre a doença de Alzheimer e outras demências relacionadas.

Websites internacionais sobre a doença de Alzheimer

Todos os centros de DA financiados com verba federal nos Estados Unidos operam *websites*; seus nomes e endereços na internet estão listados na primeira seção dos recursos. Outros *websites* excelentes são apresentados abaixo, e estão, por sua vez, ligados a outros *sites* de interesse.

The Alzheimer's Disease Education and Referral Center

www.alzheimers.org

Este órgão centralizador é financiado por The National Institute on Aging, uma agência do governo dos Estados Unidos com sede em Bethesda, Maryland. Um Banco de Dados de Informações de Saúde Combinadas (Combined Health Information Database – Chid) neste *site* contém referências a – e resumos de – mais de 7 mil materiais educacionais sobre DA. Também estão disponíveis informações sobre drogas que estão sendo testadas. Panfletos informativos, relatórios de pesquisa e boletins informativos do Centro podem ser vistos e baixados.

The Alzheimer's Association

www.alz.org

Esta organização de saúde voluntária baseada em Chicago coordena os esforços de mais de cem divisões nos Estados Unidos, promove mudanças nas políticas públicas e financia pesquisas. Este *site* proporciona muitas informações úteis e pode vinculá-lo às divisões locais, muitas das quais operam seus próprios *websites*. Podem ser encontradas muitas publicações e listas de leitura da Associação sobre mais de duas dúzias de tópicos de interesse.

Alzheimer Society of Canada

www.alzheimer.ca

Esta organização de saúde voluntária baseada em Toronto coordena os esforços das sociedades provinciais em todo o Canadá, promove mudanças políticas e financia pesquisas. O *site* oferece informações sobre DA em inglês e francês.

Alzheimer's Disease International

www.alz.co.uk

Esta é uma associação internacional sediada em Londres com mais de sessenta países-membros com associações de Alzheimer. Este *site* oferece *links* para muitos desses países-membros e contém informações úteis sobre o escopo mundial da DA.

Alzheimer Europe

www.alzheimer-europe.org

Este *site* é mantido pela organização que serve países europeus e, por isso, tem muitas informações em muitas línguas, incluindo inglês, francês, alemão, espanhol, holandês, português, sueco, dinamarquês e finlandês.

Alzheimer Web

www.alzweb.org

Este foi um dos primeiros *sites* dedicados à DA e continua a proporcionar informações atualizadas sobre os avanços médicos e informações sobre o cuidado de alguém com a doença.

Alzheimer's Research Forum

www.alzforum.org

Embora este *site* seja principalmente para pesquisadores, ele apresenta artigos novos, organiza fóruns e lista recursos que podem ser de interesse geral para todos.

Dementia Advocacy and Support Network

www.dasninternational.org

Este *site* foi estabelecido por uma pequena mas crescente organização de pessoas com DA e outras demências. Atua como um fórum para promover o respeito e a dignidade a indivíduos com demência e para a troca de informações. Também apresenta um *link* para um grupo de apoio eletrônico a pessoas com demência.

Dementia Web

http://dementia.ion.ucl.ac.uk

Este *site* é patrocinado pelo Dementia Research Group, e compreende vários cientistas e profissionais de saúde de Londres. Contém informações, conselhos e achados de pesquisa sobre DA e tem uma seção especial sobre a forma rara da doença que afeta pessoas de meia-idade.

Doctor's Guide to Alzheimer's Disease Information and Resources

www.pslgroup.com/alzheimer.htm

As informações disponíveis neste *site* são direcionadas a médicos, mas evidentemente podem interessar também a outras pessoas. Você pode desejar recomendar este *site* a seu médico.

Medline Plus

www.nlm.nih.gov/medlineplus/alzheimersdisease.html

Um serviço da U.S. National Library of Medicine, em que são colocados os últimos achados de pesquisa sobre DA.

National Institute of Neurological Disorders and Stroke

www.ninds.nih.gov/health_and_medical/disorders/alzheimersdisease_doc.htm

Parte dos Institutos Nacionais de Saúde dos Estados Unidos, este *site* oferece muitas informações sobre DA e outras demências.

Websites sobre demências relacionadas

Doença de Parkinson/Associação Parkinson Brasil

www.parkinson.org.br

Doença de Pick

Esta é também uma forma rara de demência em que primeiro são observadas mudanças comportamentais ou de personalidade, seguidas de perda de memória e outras deficiências cognitivas.

Doença de Creutzfeldt-Jakob
Esta é uma forma rara de demência que em geral progride rapidamente e afeta sobretudo a memória e as funções motoras.

Afasia progressiva primária
Este é outro transtorno cerebral raro marcado inicialmente pela perda gradual da fala e, na maioria dos casos, finalmente deterioração da memória.

Doença de Huntington
Este é um transtorno raro devido a uma mutação genética manifestada por deteriorações progressivas motoras e da memória que ocorrem antes da meia-idade.

Associação Brasil Huntington
http://www.abh.org.br

Síndrome de Down e Doença de Alzheimer
A síndrome de Down é uma forma de retardo mental associada a uma mutação genética. Muitas pessoas com essa síndrome desenvolvem DA na meia-idade.

Índice remissivo

A

AARP (American Association of Retired Persons), 209, 227
absenteísmo, 206
aceitação, 82, 97, 105, 128, 172-4, 191, 194, 196
acetilcolina, 67
aconselhamento, 54, 174, 175, 196, 206, 207
acupuntura, 71
Administration on Aging, 209
Advil (ibuprofeno), 67, 69
advogado, poder do, 140, 142, 193, 195
afro-americanos e doença de Alzheimer, 58, 59
agnosia, 45
agressão, 47
ajudantes, remunerados, 118, 148
álcool, 28, 160, 171
Aleve (naproxeno sódico), 69
alienação, 81, 82
Alternativa do Éden, 163
alumínio e doença de Alzheimer, 59
Alzheimer, Alois, 27, 90
Alzheimer's Association, 23
    artigos de boletins informativos, 90, 91
    como um recurso para cuidadores
    e a escolha de um médico, 177
    e grupos concentrados na atividade, 196
    e o encontro de cuidado de longo prazo, 175
    e o encontro de grupos de apoio, 220
    e o Safe Return Program, 189
    elevação da consciência do público, 251
    sobre cuidadores, 202, 238
Alzheimer's Disease Research Center, 218, 222
Alzheimer's disease: inside looking out, 106, 219
ambiente social, 89
amigos, 29, 30, 32, 39, 40, 41, 61, 76, 77, 80, 83, 87, 905, 104-9, 110, 113, 116, 117, 120, 128, 129, 130, 141, 144, 151, 152, 155, 157, 1613, 168, 172, 174, 178, 179, 180, 181, 183, 190, 193-7, 199, 200, 203
andar, 171, 180
Angels don't die (Davis), 129, 220
animais de estimação, 91, 92, 163
Anthony, James, 86, 87
anti-inflamatórios não esteroides (Aine), 69, 67
antioxidantes, 69, 70, 71
ApoE4, 54
apoio para os cuidadores, 151-2
apolipoproteína, 54
aposentadoria por invalidez, 142
Aricep, 66
aromaterapia, 71
arranjos de vida, 144, 145, 147, 163, 206
    comunidades de aposentados, 144, 145
    comunidades de retiro com cuidado continuado, 144, 145
    instituições de vida assistida (ALF), 144, 146
assistência para cuidadores, 183, 184, 185
atenção à saúde
    papel do governo, 205, 206
    política da, 8, 204, 230
atividades, 923, 151, 152-65
    animais de estimação, 163-4
    atividades voluntárias, 162
    cotidianas, 1545
    escolha de, 152-4
    eventos sociais, 157-8
    grupos de apoio, 1613
    intelectuais, 156-7
    jardinagem, 163-4
    música, 159
    relembrando, 158-9
    viagens, 157
atorvastatina, 69
autocuidado para cuidadores, 168, 169
autópsia, cerebral, 30

B

Barlow, Dick, 124
Baron, Donald, 85
bens, financeiros, 116, 117
benzeno e doença de Alzheimer, 59
biópsia cerebral, 29, 30
Boden, Christine, 83, 93
　sobre a cobertura dos sintomas, 106
　sobre a sobrecarga sensorial, 128
　sobre as atividades intelectuais, 156
　sobre as dificuldades de linguagem, 125
　sobre o medo, 82
boletins informativos sobre doença de Alzheimer, 80, 231
Bow, Judy, 132
Bronson, David, 86
Brown, Fern, 169
Butler, Robert, 205

C

"Cafés de Alzheimer", 207
caminhada, 92, 134, 153, 155, 160, 164, 171
campos eletromagnéticos e a doença de Alzheimer, 59
capacidade para dirigir, 112
Caring about Howard (Hoffman), 96
casais com Alzheimer, 145
casais do mesmo sexo e a doença de Alzheimer, 102
casamento e a doença de Alzheimer, 47, 48, 55, 85, 91, 100, 101, 102, 104, 157. *Ver também* relacionamentos
casas de repouso, 141, 191
Celebrex, 69
Celexa, 63
Centro de Pesquisa de Nutrição Humana do Ministério da Agricultira dos Estados Unidos, 170
centros-dia para idosos, 147, 148, 183, 186, 197
cérebro
　anormalidades no, 25-6
　autópsia, 30
　biópsia, 30
　e derrames, 58

e o envelhecimento normal, 22-4
mudanças com a doença de Alzheimer, 24-8
Chicago Sun-Times, 85
cigarros e a doença de Alzheimer, 56, 59, 60
Clinton, Hillary Rodham, 204
Cognex, 66
colesterol, 51, 54, 57, 61, 69
Complaints of a dutiful daughter (Hoffman), 129
Comprehensive Health Enhancement Support System (CHESS), 206
comunicação, 120-1, 12237
　aceitação do silêncio, 136
　ajuda com os problemas, 135
　dificuldades na comunicação, 123-8
　distração, 134
　eliminação do ruído de fundo da comunicação, 131
　encorajamento da compreensão, 1323
　escuta ativa, 132
　manutenção de um tom de voz calmo, 132
　obtenção da atenção, 131
　princípios da boa comunicação, 130-6
　proporcionando lembretes, 1345
　uso de dicas não verbais, 131
comunidade, necessidade da, 91-2
comunidades de aposentados, 144, 145
comunidades de retiro com cuidado continuado, 145, 146
conexão corpo-mente, 169
cônjuge com doença de Alzheimer, 100, 102
coordenação, perda da, 42, 44, 46, 49
correspondência inútil, 181
Counting on kindness: the dilemmas of dependency (Lustbader), 98
crianças e pessoas com doença de Alzheimer, 103, 156, 162, 163, 164, 165
cuidado domiciliar, 142, 143, 146
　escolhendo serviços, 181, 182, 184
cuidadores, 95-101-20
　ajuda para cuidadores, 150-2
　autocuidado para cuidadores, 168-79
　cônjuges, 100-2
　escrita de diário, 177-8
　espiritualidade, 175-7

estratégias de enfrentamento, 197-8
grupos de apoio, 1813
humor, 178-9
pais, 1025
tristeza, 1723
curatela, 140
custos do cuidado, 142-4

D

Davidson, Ann, 39, 136
Davis, Patti, 129
Davis, Robert
   sobre dificuldades de comunicação, 1245
   sobre música, 159
   sobre o medo, 83
   sobre sentimentos de alienação, 81
   sobre sobrecarga sensorial, 127
decisões legais, 139
deduções de impostos, 143-4
   e cuidado domiciliar, 184
deficiência cognitiva leve (DCL), 15, 24, 67, 69
deficiência de vitamina, 28, 60
demência, 24, 25, 28, 29, 31, 32
   testes para, 29
   tipos de, 28
Dementia reconsidered (Kitwood), 123
dependência, 17, 62, 91, 96, 97, 99, 103, 105, 141, 188
depressão, 46, 623
   como fator de risco para a doença de Alzheimer, 61
   nos cuidadores, 171-2, 1723
derrames, 9, 31, 57, 58, 61
desorientação, 42, 43, 90, 160
DHEA, 71
diagnóstico da doença de Alzheimer, 28-34, 1923
   aceitação do, 923
   razões para, 31-2
   reações ao, 191-2, 1945
   revelação, 325, 105-8
   testes, 2930
dieta
   e a memória, 71
   e o desenvolvimento da doença, 60

para cuidadores, 170
para pessoas com doença de Alzheimer, 115-6, 159-60
dificuldade de linguagem, 17, 25, 27, 30, 35, 42, 44, 56, 67, 102, 122
   divagação na fala, 126
   repetição na fala, 125-6
dificuldade de concentração, 45
dificuldade de raciocínio, 42, 43
dificuldades na resolução de problemas, 127, 135, 139
dignidade, importância da, 98, 108, 120, 199, 232
Dignified life, A: the best friends approach to Alzheimer's care (Bell & Troxel), 137
DNA, 52
doença cerebral, 10, 103, 108
doença de Alzheimer
   como uma questão política, 2045
   diagnóstico, 2834, 96-7, 105-8
   efeito sobre o cérebro, 24-8
   familiar (início precoce), 53-4
   fatores de risco, 51-64
   orientação sobre, 187-9
   sintomas, 3550, 85-9
   tratamento, 65-77
   vacina, 65, 71
doença de Parkinson, 57, 58, 66
Donepezil, 66
drogas antidemência, 65, 66, 68, 72
drogas, anti-inflamatórias, 67, 69
Procuração Plenipotenciária (PP), 140
Dutch: a memoir of Ronald Reagan (Morris), 37

E

Early Alzheimer's: a forum for early stage dementia care, 80
efeitos colaterais, 67, 68, 69, 74, 75, 192, 195
emaranhados neurofibrilares, 27
envelhecimento, normal, 22-4
escândalo Irã-Contras, 37
escrita de diário, 122, 134, 177, 178
especialistas médicos, 32, 63, 147, 192
espiritualidade, 175, 176
   atividades espirituais, 176-7
esquecimento benigno, 23, 24

esquecimento. *Ver* perda de memória
estágios da doença de Alzheimer, 147, 177, 180, 182
estatinas, 69, 70
estimulação, excessiva, 127
estratégias de enfrentamento para cuidadores, 161, 189, 191, 197
estresse, 57, 61, 175, 178, 179, 194, 201
    relaxamento, 197
estrógeno, 58
etnia e doença de Alzheimer, 57-9
eventos sociais, 46, 153, 157
Ewing, Wayne, 176
Exelon, 67
exercício e doença de Alzheimer, 60, 72, 73, 156, 159, 160
exercícios mentais, 72, 73, 156
exigências de sono, 171
exploração, financeira, 47, 116, 141

F

fala
    dificuldades com, 44, 123-4
    divagação, 126
    repetição, 125-6
Family Caregiver Alliance, 206
fatores de risco para a doença de Alzheimer, 51-64
    colesterol, 61
    depressão, 61
    derrames, 58
    dieta, 60
    doença de Parkinson, 58
    estresse, 61
    etnia, 58-9
    exercício, falta de, 60
    genética, 51-2, 53-5
    história familiar, 53-5
    idade, 53
    raça, 58-9
    sexo feminino, 57-8
    síndrome de Down, 55-6
    status educacional, 56-7
    status ocupacional, 56-7
    toxinas ambientais, 51, 59-60
    trauma craniano, 56
Fish, Sharon, 176

fluvastatina, 69
folato, 70
Food and Drug Administration (FDA), 66, 67
    e testes de drogas, 74, 75
From Here to Hope, 103

G

Galantamina, 67
gênero e doença de Alzheimer, 57
genética e doença de Alzheimer, 54
gerenciamento do dinheiro, 30, 43, 115, 116, 120, 143
gerenciamento do tempo, viagens, 157, 163
geriatras, 32, 147
Gingko biloba, 71, 195
governo, papel do, 205, 206
graduação da atividade, 154
grupos de apoio, 161-3
    grupos da Internet, 183
    para famílias, 181-3
grupos de apoio na Internet, 183
Guidry, Stella, 176

H

Harvard, Faculdade de Medicina de, 53
Henderson, Cary
    sobre a alienação, 81
    sobre a música, 159
    sobre animais de estimação, 91
    sobre as expectativas, 88
    sobre o medo, 82
Heston, Charlton, 15, 84
hispânicos e a doença de Alzheimer, 59
história familiar e doença de Alzheimer, 40, 53, 55, 57, 158
hobbies. *Ver* atividades
Hoffman, Deborah, 129
Hoffman, Gloria, 96
homens japoneses e a doença de Alzheimer, 59
humor, mantendo, 8, 178, 179
huperzina, 72

I

ibuprofeno, 69

idade, como fator de risco para doença de Alzheimer, 59, 60, 96, 135
identificação, 157
Imagem por Ressonância Magnética (RM), 28
infartos, 28, 58
inibidores de colinesterase, 67, 69, 72
Inibidores Seletivos de Recaptação de Serotonina (ISRS), 63
início precoce da doença de Alzheimer, 53
instituições de vida assistida (ALF), 146
intimidade, 90, 91, 93, 101, 150, 200
ioga, 171, 176
irmãos de cuidadores, 104, 105, 106, 152, 190, 200
irritabilidade, 47, 62

J

Janusak, Ruth, 33
jardinangem, 162, 164, 171, 196
Jordan, Everett, 149
Julgamento deficiente, 46

K

Kitwood, Tom, 13, 123
Kübler-Ross, Elisabeth e os estágios do sofrimento, 172

L

L'Engle, Madeleine, 103
Lee, Burton, 36
lei do idoso, 140, 142
linguagem abstrata, dificuldade com, 42, 44, 45, 94, 123, 124
Link2Care, 206
Living in the labyrinth (McGowin), 82, 83
lovastatina, 69
Lustbader, Wendy, 98
Luvox, 63

M

massagem, 71
McGowin, Diana, 82, 83
medicação antidepressiva, 613
medicações, 142, 143, 146, 181, 182, 184

antioxidantes, 70-1
benefícios das, 67
custos das, 67-8
drogas anti-inflamatórias, 67, 69
medicina alternativa, 71, 189
medicina chinesa, 71, 72
médicos, 32
 e o diagnóstico da doença de Alzheimer, 31-2, 1923
 escolha, 147-9
medo, 105, 108, 117, 121, 127, 151, 153, 173, 182, 191
memória recente, 36, 41, 42, 43, 47, 49, 61, 188
memória, de curto prazo, 26, 30
memória, de longo prazo, 26, 69, 70, 124, 159
mercúrio, 59
miniderrames, 44
Miniexame do Estado Mental, 30
Morris, Edmund, 36
Motrin (ibuprofeno), 69
mudanças de personalidade, 42, 46, 47, 61
mulheres e a doença de Alzheimer, 162, 205, 57, 58, 59, 70
Murdoch, Dame Iris, 57
Murphy, Beverly Bigtree, 120
música, 25, 73, 131, 135, 155, 158, 159, 163, 176, 177
Muskie, Edmund, 37
My journey into Alzheimer's disease (Davis), 81, 82, 83, 124, 127, 159, 180

N

naproxeno sódico, 69
Centro Nacional de Medicina Complementar e Alternativa (National Center for Complementary and Alternative Medicine), 71
National Institute on Aging (Instituto Nacional do Idoso), 9, 205
Instituto Nacional de Saúde (National Institutes of Health), 62
necessidades das pessoas com doença de Alzheimer, 146, 163
negação, 83, 86, 87, 96, 105, 172, 191, 194, 196, 205

Nelson, Miriam, 160
neurologista, 32, 41, 44
nicotina, 60
nutrição, 71, 72, 115, 169, 170
    para cuidadores, 2045. *Ver também* dieta; suplementos

O

obturações dentárias, 59
olfato, sentido do, 42, 46, 49, 159
Sobre a morte e o morrer (Kübler-Ross), 172
Organização Mundial da Saúde, 53
orientação sobre a doença de Alzheimer, 20, 24, 30, 35, 43, 93, 102, 112, 118, 119, 121, 142, 143, 153, 162, 176, 182, 188, 194, 206
Osler, William, 76

P

pais com Alzheimer, 102, 103, 104, 105, 107, 108
papéis, mudanças nos, 19, 95, 99, 100, 102, 110, 136, 168
paroxetina (Paxil), 63
Partial view: an Alzheimer's journey (Henderson), 81
Pathfinders (Sheehy), 179
Paxil, 63
perda da mobilidade física, 49
perda de memória
    e deficiência cognitiva leve, 15, 24, 67, 69
    e o envelhecimento normal, 15, 24
    padrão da, 38-42
    persistência da, 35
Perspectives: a newsletter for individuals diagnosed with Alzheimer's disease, 80, 86
pesquisa médica, 5, 75
pesquisa
    testes clínicos, 74
    vacina, 65, 69, 73
Pirâmide Alimentar, 169, 170
placas amiloides, 27
planejamento financeiro, 195, 139, 1403, 149, 182
    custos do cuidado, 73, 142, 146, 185, 204

planejando o futuro, 138-49, 195-6
    diretrizes antecipadas, 139-40
    gerenciamento do tempo, 138-9
    planejamento financeiro, 142-4
    poder do advogado, 140, 142
poder do advogado, 140, 142, 193, 195
Post, Stephen, 84
pravastatina, 69
preparo de refeições, 35, 115, 116, 185
problemas visuais, 131
profissionais da atenção à saúde, 52, 149, 172
    seguro para cuidado prolongado, 207
profissionais de saúde mental, escolha, 143, 147, 149, 194, 206, 232
Projeto Genome Humano, 55
Prozac, 63

R

raça e doença de Alzheimer, 57, 58, 59
radicais livres, 70
raiva, 86, 136, 172
Raushi, Thaddeus, 83, 125
reações à doença de Alzheimer, 62, 86, 162, 172, 187, 188, 191
Reagan, Nancy, 36, 37
Reagan, Ronald, 15, 18, 35, 36, 37, 83, 84, 129, 207
recursos da comunidade, 181
relacionamentos, 90
    com o cônjuge, 100-2
    com os pais, 102-4
    mudanças nos, 95-110, 128-130
relacionamentos familiares, 93-4, 1645
    e o aconselhamento familiar, 1745
    enfrentando a doença de Alzheimer, 190-202
relações espaciais, dificuldade com, 45-6
relembrando, 158
religião, 159, 175-7
remédios fitoterápicos, 71-2, 114
Reminyl, 67
Renda Previdenciária Suplementar, 142
renda, 116-7, 140, 141, 142, 143
repetição na fala, 125-6
resultados de pesquisa (sobre viver com doença de Alzheimer), 190-202

revelação da doença de Alzheimer, 325, 105-8
   exemplo de carta, 107-8
Rivastigmina, 67
Rockwell, Norman, 57
Rose, Larry, 82, 83, 91
Russell, Robert, 170

S

saúde física, manutenção, 159-60
segurança no carro, 108, 1113
   testes de direção, 40, 43, 45, 49, 87
seguro para cuidado prolongado, 207
seguro, saúde, 29, 31, 55, 142, 148, 175
selênio, 70
senilidade, 27
serotonina, 62, 63
sertralina (Zoloft), 63
sexualidade, mudanças na, 42, 46, 48
Sheehy, Gail, 179
Show me the way to go home (Rose), 82, 91
síndrome de Down, 53, 55-6, 233
sintomas da doença de Alzheimer, 3550, 188
   alucinações, 47-8
   compensação para, 37-8
   consciência dos, 85-8
   coordenação, perda de, 49
   depressão, 46
   desorientação, 43-4
   dificuldade com as relações espaciais, 45-6
   dificuldade de concentração, 45
   dificuldade de linguagem, 44
   dificuldade de raciocínio, 43
   julgamento deficiente, 46
   mudanças de personalidade, 46-7
   olfato, perda do, 49
   perda da memória, 35-6
   perda da mobilidade física, 49
   sexualidade, alterações 48-9
   sinais iniciais, 36-8
sobrecarga sensorial, 127, 128
solidão, 81, 82, 91, 117
Soukop, Jan, 88
status educacional e a doença de Alzheimer, 53, 56-7

status ocupacional e a doença de Alzheimer, 53, 56-7
Sterin, Gloria, 86
Summer of the great-grandmother, The (L'Engle), 103
suplementos, nutricionais, 70
susceptibilidade à doença de Alzheimer. *Ver* fatores de risco para a doença de Alzheimer

T

Tacrine, 66
tarefas domésticas, 38, 68, 153, 160, 165
Tears in God's bottle (Ewing), 176
técnicas de autorrelaxamento, 197
técnicas de imagem, 28, 30
telefone, dificuldades com, 123, 125-6
Tennis, Letty, 44
terapia de reposição de estrógeno, 69, 70
terapia, 61, 63, 65, 71, 72
testes clínicos, 69, 74
testes de drogas, 74
testes, 2831
   autópsia, 30
   biópsia, 30
Tilleli, Dick, 100
tomada de decisão, 111-21
   capacidade para dirigir, 1113
   medicações, 1145
   nutrição, 115-6
   planejamento financeiro, 116-7
Tomografia por Emissão de Pósitrons (PET), 28, 29
toxinas ambientais, 51, 57, 59, 63
tratamentos com drogas, 31, 65, 66-71, 195
   antioxidantes, 70-1
   benefícios dos, 67
   custos dos, 67-8
   drogas anti-inflamatórias, 69
   efeitos colaterais, 66
   estatina, 69-70
   inibidores de colinesterase, 65-8, 72
terapia de reposição de estrógeno, 70
tratamento da doença de Alzheimer, 63-79
   antioxidantes, 70-1
   drogas anti-inflamatórias, 69
   estatinas, 69

exercícios mentais, 73-4
inibidores de colinesterase, 65-8
medicina alternativa, 713
suplementos, 70-1
terapia de reposição de estrógeno, 70
vacina, 73
trauma craniano, 53, 56
tristeza, 82, 89, 101, 171, 172, 173, 174, 191, 192, 194, 201

V

vacina, 65, 69, 73
View from within, A (Raushi), 83
Vioxx, 69
vitamina B_6, 70
vitamina B_{12}, 70

vitamina C, 70
vitamina E, 70
vocabulário, perda de, 126

W

Walsh, Lawrence, 37

Y

You are one of us: successful clergy/church connections to Alzheimer's families, 159

Z

Zgola, Jitka, 153, 154
Zoloft, 63

Leia também:

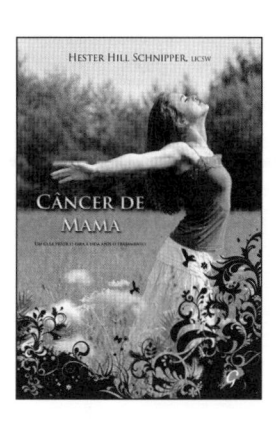

Câncer de Mama
Um guia prático para a vida após o tratamento

Edição atualizada, apresenta as recentes mudanças no tratamento padrão contra o câncer de mama e uma variedade de tópicos para ajudar na descoberta de possibilidades e desafios como: drogas poderosas para a quimioterapia coadjuvante e seus complexos efeitos colaterais; grandes mudanças nos tratamentos hormonais; novas preocupações no acompanhamento médico; que perguntas se deve fazer ao médico; como voltar a ter intimidade emocional e sexual; como lidar com problemas financeiros e no ambiente de trabalho; teste genético: por que fazê-lo, quando e em que condições; como vencer o medo da recidiva.

Sobre todos esses assuntos, Hester Hill Schnipper traz tanto sua experiência profissional, como reconhecida assistente social na área de oncologia, quanto sua recente realidade pessoal, por sobreviver duas vezes ao câncer de mama. Este livro indispensável ajudará todas as mulheres a redescobrirem sua capacidade de ter alegria enquanto continuam em direção ao futuro – como sobreviventes.

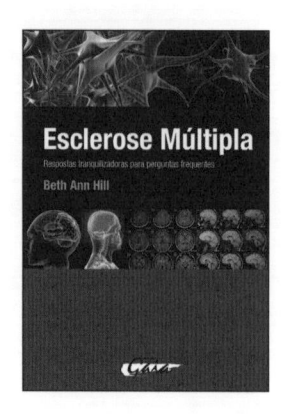

ESCLEROSE MÚLTIPLA

Respostas tranquilizadoras para perguntas frequentes

Após extensa revisão da literatura disponível, Beth Hill nos oferece um manual abrangente e inspirador, escrito especificamente para pacientes com esclerose múltipla (EM), cujas perguntas mais comuns ela responde com fatos, em tom otimista.

Lastreada nas mais recentes descobertas científicas e em suas experiências pessoais, a autora apresenta ampla variedade de sintomas e exames, termos médicos, tratamentos convencionais e terapias alternativas complementares, assim como as mudanças de vida associadas à esclerose múltipla, abordando de maneira clara e concisa muitas questões importantes em todos os estágios da doença. Fornece, ainda, uma lista de clínicas, websites, livros e publicações para pacientes, que podem servir de referência e fonte de mais informações. Mas, o mais importante, transmite esperança aos pacientes e a seus familiares para que possam novamente olhar o futuro com otimismo e ir em busca de seus sonhos, sabendo que a cura da EM está muito próxima.

Beth Ann Hill, diagnosticada em 1999 como portadora de esclerose múltipla, é escritora *freelance* e defensora incansável dos pacientes com EM, atuando na Sociedade Nacional de Esclerose Múltipla dos Estados Unidos. Vive em Rockford, Michigan.

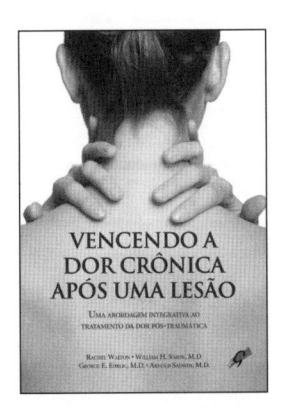

VENCENDO A DOR CRÔNICA APÓS UMA LESÃO

Uma abordagem integrativa ao tratamento da dor pós-traumática

Todos conhecemos pessoas que sofreram durante anos após um sério acidente de carro ou uma lesão relacionada ao trabalho. Um cirurgião ortopédico (dr. Ehrlic) e um neuropsiquiatra (dr. Sadwin) escreveram este livro particularmente útil, que aborda soluções dos pontos de vista físico, emocional e metafísico para acabar com o mistério da dor crônica após as lesões.

Esses habilidosos médicos acadêmicos se baseiam em especialistas que, em geral, não combinariam suas habilidades em um único empreendimento. Este livro é único porque aceita metodologias e técnicas de diversas fontes com o propósito de produzir a abordagem mais holística de todos os tempos para a solução da dor crônica pós-traumática.

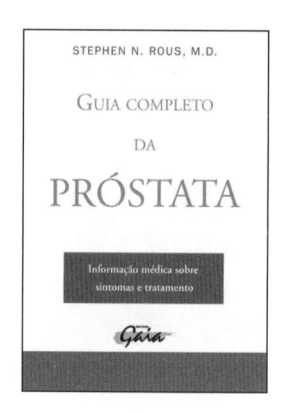

Guia Completo da Próstata

Informação médica sobre sintomas e tratamento

Sem nenhuma dúvida, a próstata parece gerar mais dúvidas, mal-entendidos, preocupações e ansiedade do que qualquer outra parte do trato geniturinário masculino. Isso na verdade não é nenhuma surpresa, porque ela realmente causa mais preocupação a muitos homens do que qualquer outra estrutura do corpo, e os sintomas e as dificuldades que surgem na próstata acompanham quase toda a vida adulta do homem.

Neste livro, o autor explica como surgem os problemas na próstata, discute as razões do tratamento recomendado, seja clínico, seja cirúrgico, e principalmente põe por terra muitos mitos e grandes mentiras que os pacientes "sabem" sobre o assunto. Assim, ajuda a entender a próstata o máximo possível, com explicações detalhadas, porém simples, para que o paciente e seu médico sejam capazes de superar, lidar ou, pelo menos, conseguir aprender a viver com o problema.

Stephen N. Rous, M.D., é professor de cirurgia da Dartmouth Medical School e ex-chefe de urologia do Veterans Affairs Medical Center, em Vermont.

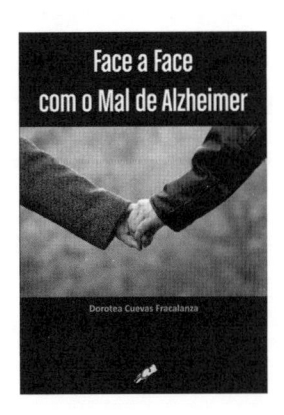

FACE A FACE COM O MAL DE ALZHEIMER

Longe de pretender ser um manual didático ou um passo a passo sobre como lidar com pessoas que sofrem do Mal de Alzheimer, este livro é uma narrativa comovente e realista de uma filha diante da doença que gradualmente se apossou de sua mãe.

Ao fim da leitura, no entanto, é impossível deixar de perceber o quanto foi possível aprender com a experiência da autora, permanentemente empenhada, como todos aqueles que se veem na mesma situação, em garantir conforto e bem-estar a seu ente querido.

GRÁFICA PAYM
Tel. (011) 4392-3344
paym@terra.com.br